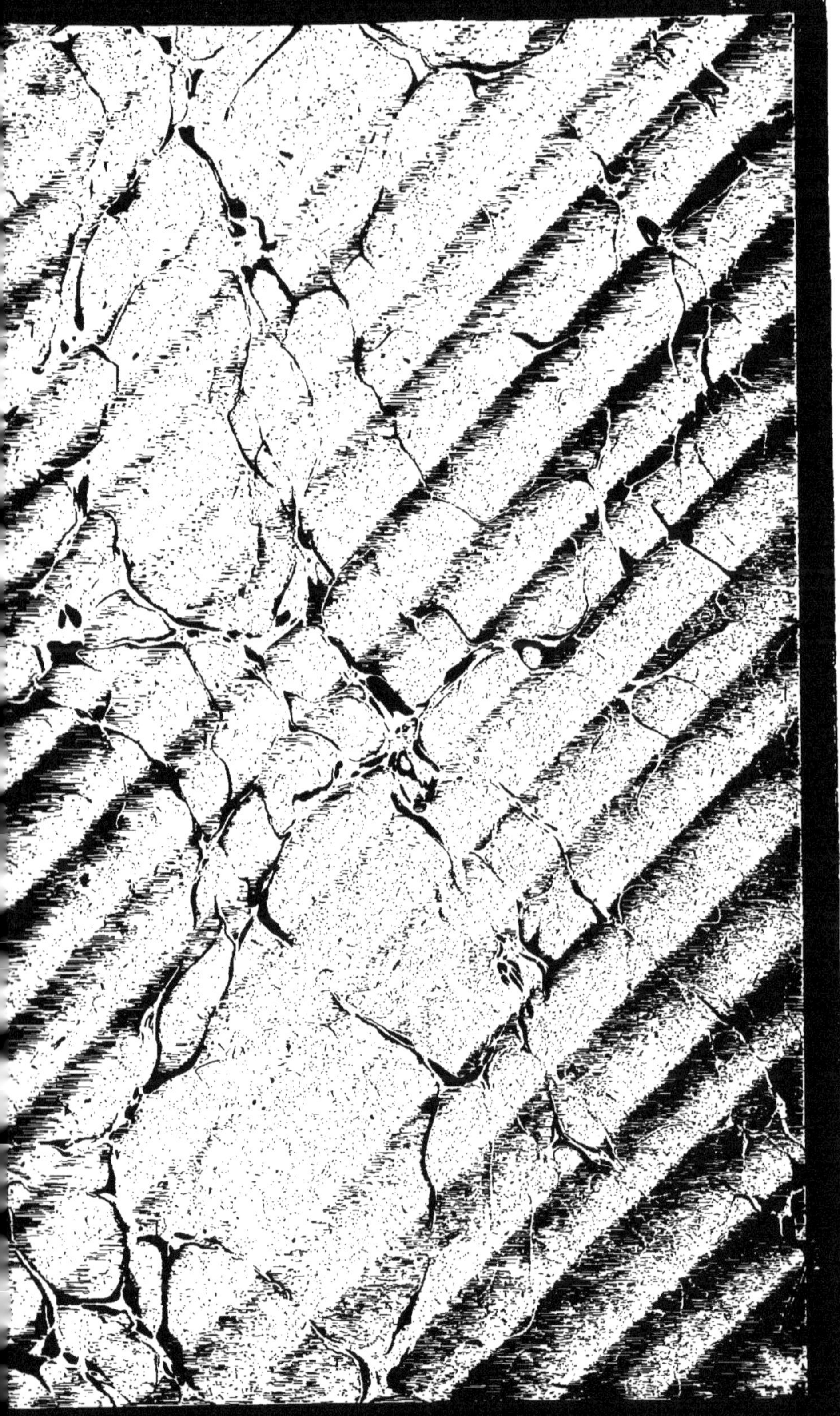

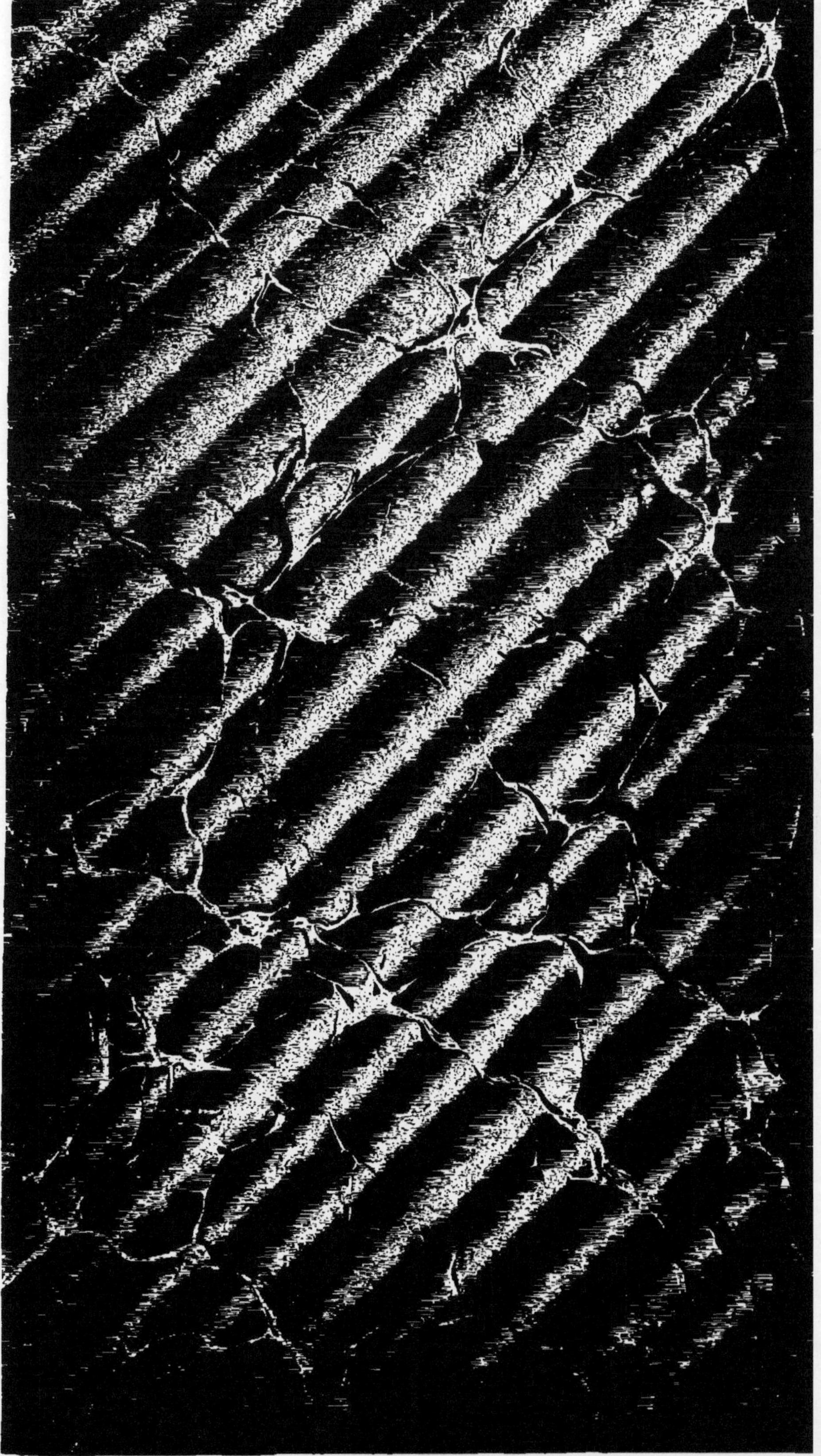

LEÇONS

D'ANATOMIE GÉNÉRALE

FAITES AU COLLÈGE DE FRANCE

Ouvrages du même Auteur.

LEÇONS D'ANATOMIE GÉNÉRALE FAITES AU COLLÈGE DE FRANCE

Année 1877-1878. Appareils nerveux terminaux des muscles de la vie organique : cœur sanguin, cœurs lymphatiques, œsophage, muscles lisses. Leçons recueillies par MM. Weber et Lataste, revues par le professeur et accompagnées de figures et de tracés intercalés dans le texte. Paris, 1880. In-8°.

Année 1879-1880. *Terminaisons nerveuses sensitives, Peau.*

Traité technique d'histologie. Paris, 1 vol. grand in-8°. En cours de publication.

Manuel d'histologie pathologique (en collaboration avec M. V. Cornil), 2e édition. 1880, 2 vol. grand in-8°.

Leçons sur l'histologie du système nerveux, recueillies par Ed. Weber. 2 vol. grand in-8°, avec 10 planches chromolithographiées.

Leçons sur le système musculaire, recueillies par J. Renaut.

Travaux du laboratoire d'histologie du Collège de France, 1874, 1875, 1876, 1877-1878. 4 vol. grand in-8°, avec planches.

PARIS. — IMPRIMERIE ÉMILE MARTINET, RUE MIGNON, 2.

LEÇONS
D'ANATOMIE GÉNÉRALE

FAITES AU COLLÈGE DE FRANCE

PAR

L. RANVIER

Professeur au Collège de France

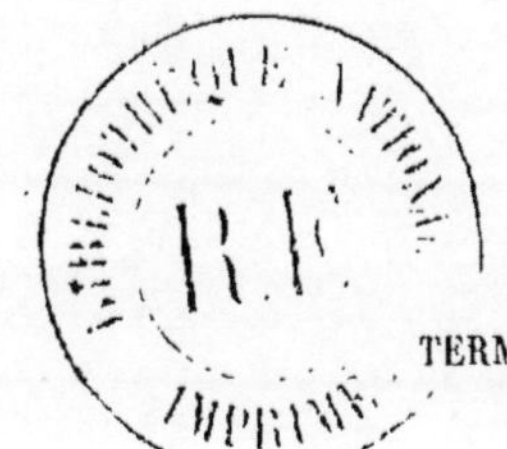

ANNÉE 1878-1879

TERMINAISONS NERVEUSES SENSITIVES

CORNÉE

Leçons recueillies par M. Weber

REVUES PAR LE PROFESSEUR

ET ACCOMPAGNÉES DE FIGURES INTERCALÉES DANS LE TEXTE

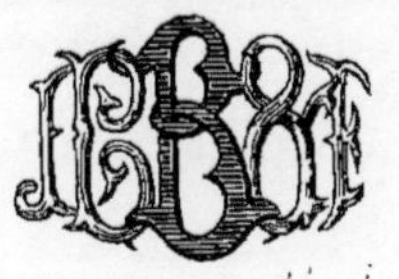

PARIS

LIBRAIRIE J. B. BAILLIÈRE ET FILS

Rue Hautefeuille, 19, près le boulevard Saint-Germain

1881

Je dédie ce volume à la mémoire de mon illustre et regretté maître CLAUDE BERNARD.

L. RANVIER.

AVANT-PROPOS

Ce volume renferme la première partie des recherches que j'ai faites sur les terminaisons nerveuses sensitives. Ces recherches m'ont conduit à étudier non seulement les appareils nerveux terminaux, mais encore les organes dans lesquels ils sont compris.

La cornée est assez transparente et assez mince, au moins chez quelques animaux, pour qu'il soit possible de l'examiner au microscope dans son entier et sans lui faire subir l'action d'aucun réactif. Ces conditions excellentes en apparence ont depuis longtemps attiré l'attention des histologistes. Leur intérêt fut même singulièrement excité quand ils eurent découvert que cette membrane a une structure fort complexe : qu'elle appartient au système connectif par son stroma, qu'elle possède un double revêtement épithélial et qu'elle contient un grand nombre de fibres nerveuses.

Le stroma cornéen en particulier fut l'objet de nombreuses recherches, parce qu'on espéra y découvrir des faits qui devaient servir à mieux comprendre la constitution du tissu conjonctif en général. C'est la raison pour laquelle la cornée a joué un rôle si important dans l'édification des diverses théories qui, depuis vingt-cinq ans, ont été proposées pour expliquer la circulation des sucs nutritifs dans l'intérieur des organes : la théorie des cellules plasmatiques et celle des canaux du suc par exemple.

Or, ainsi que le verront sans doute ceux qui liront ces leçons, il est arrivé l'inverse de ce que l'on attendait. Ce n'est pas, en effet, l'analyse du stroma cornéen qui a éclairé la structure du tissu conjonctif diffus et du tissu conjonctif modelé des aponévroses et des tendons; tout au contraire, il a fallu faire une analyse minutieuse de ces tissus pour arriver à comprendre la forme, les rapports et la signification des diverses parties qui composent la charpente de la cornée.

La migration des cellules lymphatiques, dont l'importance paraît si grande aujourd'hui et qui, très probablement, est appelée à en prendre une plus considérable encore, a été découverte dans la cornée. Elle y présente des particularités dignes d'intérêt. Je les ai décrites aussi complètement que possible.

Avant d'aborder l'examen des nerfs de la cornée, j'ai dû perfectionner la méthode de l'or. Si le travail que j'ai fait pour y parvenir n'a pas beaucoup agrandi le champ de nos connaissances, il m'a permis toutefois de préciser quelques faits, et de donner pour les observer des moyens faciles, et plus certains que ceux dont on faisait usage.

Le lecteur trouvera à la fin de ce volume la relation d'une série d'expériences entreprises dans le but de déterminer la signification physiologique de l'appareil nerveux de la cornée, et de rechercher si cette membrane contient réellement des nerfs trophiques.

Ces expériences m'ont conduit à la découverte d'un fait qui me paraît d'une importance assez grande pour être consigné dans cette préface. Lorsque à la suite de la section intracrânienne de la cinquième paire, il s'est produit dans la cornée une régénération des fibres nerveuses, ces fibres affectent une disposition toute nouvelle. Leur régénération ne consiste donc pas dans la restauration des anciennes fibres, mais dans une néoformation complète, dont le point de départ ne doit même pas être cherché dans les éléments dégénérés.

Paris, 9 novembre 1880.

TABLE DES MATIÈRES

QUATRIÈME LEÇON

CINQUIÈME LEÇON

SIXIÈME LEÇON

CHARPENTE FIBREUSE DE LA CORNÉE

SEPTIÈME LEÇON

HUITIÈME LEÇON

NEUVIÈME LEÇON

DIXIÈME LEÇON

CELLULES CONNECTIVES DE LA CORNÉE

ONZIÈME LEÇON

DOUZIÈME LEÇON

TREIZIÈME LEÇON

QUATORZIÈME LEÇON

QUINZIÈME LEÇON

SEIZIÈME LEÇON

CELLULES MIGRATRICES DE LA CORNÉE

DIX-SEPTIÈME LEÇON

DIX-HUITIÈME LEÇON

ÉPITHÉLIUM ANTÉRIEUR DE LA CORNÉE

DIX-NEUVIÈME LEÇON

ÉPITHÉLIUM POSTÉRIEUR DE LA CORNÉE

VINGTIÈME LEÇON

NERFS DE LA CORNÉE

VINGT ET UNIÈME LEÇON

VINGT-DEUXIÈME LEÇON

VINGT-TROISIÈME LEÇON

VINGT-QUATRIÈME LEÇON

VINGT-CINQUIÈME LEÇON

FIN DE LA TABLE DES MATIÈRES

LEÇONS
D'ANATOMIE GÉNÉRALE
FAITES AU COLLÈGE DE FRANCE

PREMIÈRE LEÇON

(5 décembre 1878)

Introduction.

De la nécessité des hypothèses et de leur rôle dans la science. — Leur importance pour la direction des expériences.

Déterminisme de Claude Bernard. — Sa définition. — Son application en anatomie générale.

Problèmes d'anatomie générale et méthodes pour les résoudre. — Exemples tirés du système musculaire et de la fonction glandulaire des cellules en général.

MESSIEURS,

Avant d'aborder le sujet que je me propose de traiter cette année, permettez-moi, pour vous faire bien comprendre les principes qui me dirigent dans l'enseignement de l'anatomie générale, de jeter un regard sur le chemin que nous avons parcouru ensemble depuis deux ans, c'est-à-dire depuis que nous nous occupons du système nerveux.

Cela est d'autant plus nécessaire que l'étude histologique de ce système présente de grandes difficultés. Les méthodes que nous possédons aujourd'hui sont encore très insuffisantes. De plus, le système nerveux offre une complexité tout exceptionnelle, et, pour en analyser successivement les détails sans perdre la vue de l'ensemble, il convient de revenir de temps en temps en arrière, afin d'assurer notre base d'opérations, de constater si elle est toujours solide, si rien n'est venu l'ébranler.

Cette manière de faire ne vous surprendra certainement pas, car vous savez que tout ce que nous considérons aujourd'hui comme des vérités n'est que relativement vrai. Les faits eux-mêmes n'ont pas toujours été constatés avec une rigueur suffisante : pour les observer nous nous laissons bien souvent guider par des théories, et en anatomie générale les théories ne sont que des hypothèses. Cependant, lorsque nous avons accepté une théorie, nous devons y tenir tant qu'elle n'a pas été renversée, car l'abandonner sans avoir une raison solide pour le faire, et en adopter une autre qui ne serait pas mieux établie, serait faire preuve d'une grande légèreté, sinon d'une extrême faiblesse. Mais il faut nous garder de croire que la théorie que nous avons admise pour nous guider dans nos recherches soit absolument vraie, et, si elle n'est pas d'accord avec les faits, il faut savoir y renoncer immédiatement, quand bien même elle nous aurait séduits, quand bien même elle devrait laisser dans nos esprits le vide d'une illusion disparue.

Cette doctrine est celle qui était enseignée ici, au Collège de France, par l'illustre maître que nous avons eu le malheur de perdre cette année. Se rattachant a la philosophie de Bacon, et en opposition avec son maître Magendie qui ne voulait voir que les faits, Claude Bernard a toujours soutenu que, dans les sciences expérimentales et dans la physiologie en particulier, l'hypothèse est nécessaire, qu'elle est indispensable.

L'expérience pour l'expérience, l'expérience sans guide, l'expérience sans but, ne conduit à aucun résultat scientifique définitif, et, lorsqu'elle est érigée en système, elle ne peut aboutir qu'à la stérilité. Les faits simplement enregistrés restent le plus souvent sans valeur. Les observations cliniques, par exemple, prises au jour le jour, demeurent d'ordinaire infructueuses entre les mains de ceux qui les ont recueillies. J'en connais qui depuis trente à quarante ans collectionnent leurs observations, les enregistrent et les classent avec soin. Qu'en ont-ils tiré ? Une idée de recherches leur vient ; le plus souvent, il se trouve que le fait relatif à leur idée n'y est même pas consigné.

Tout en étant partisan de l'hypothèse, Claude Bernard avait gardé de son maître la notion de l'importance des expériences bien faites, et son esprit en était entièrement pénétré.

Vous savez qu'à une certaine époque de sa vie il fut atteint d'une maladie grave qui l'obligea à un repos de plusieurs années. Ce repos, qui eût été bien cruel pour tout homme habitué comme lui à une vie scientifique active, fut pour son esprit méditatif si élevé l'occasion de philosopher sur les choses en général et surtout sur la science qui l'avait absorbé jusque-là.

Ses réflexions l'amenèrent à formuler une doctrine scientifique. Je dois vous dire d'abord qu'il était convaincu de la bonne foi des expérimentateurs. Il la considérait comme nécessaire. Si un homme de science manque de sincérité, on le reconnaît tôt ou tard, et alors à quoi lui a servi son mensonge? Il est perdu pour jamais dans l'opinion de ses confrères. Si un tel homme, et je n'en connais pas, venait me demander conseil, je l'engagerais à cesser toute occupation scientifique et à se livrer à quelque négoce.

Claude Bernard croyait donc à la bonne foi des hommes de science. Lorsque deux observateurs ne sont pas d'accord sur un fait scientifique, c'est, disait-il, parce qu'ils ne se sont pas placés dans des conditions identiques. — *Déterminer* les conditions d'un phénomène est la chose importante; c'est la base de toute discussion scientifique, le fondement de toute entente entre les hommes de science, la seule voie possible pour progresser dans la connaissance des lois de la nature

Aussi Claude Bernard attachait-il une importance extrême au soin que devaient avoir les physiologistes de déterminer bien exactement les conditions de tout genre qui pouvaient modifier les résultats observés. Il éleva ces principes à la hauteur d'une doctrine, à laquelle il donna le nom de *déterminisme.* Claude Bernard tenait au mot déterminisme dans l'acception qu'il lui avait donnée, et si ce mot n'avait pas déjà été employé pour désigner un système philosophique il eût été excellent.

Mais, Messieurs, le déterminisme compris à la façon

de Claude Bernard n'est pas le fondement de la science. Cela est de toute évidence, et Claude Bernard lui-même ne s'y est jamais trompé. En effet, je prends une pierre, je la soulève, j'écarte la main, elle tombe. Le même fait se reproduit indéfiniment selon la volonté de l'expérimentateur. C'est là une expérience dont toutes les conditions sont déterminées. Cette expérience a-t-elle une signification scientifique véritable? Non, à coup sûr.

Ce fait n'a pris une valeur scientifique que le jour où il a été comparé à d'autres, bien différents en apparence, la fumée qui s'élève dans les airs, la révolution des astres, etc., et que l'on a reconnu qu'ils sont sous la dépendance d'une même loi : tous les corps s'attirent en raison directe de leur masse et en raison inverse du carré de leur distance.

La notion de la gravitation universelle, voilà de la vraie science. Pour la trouver, il fallait être Newton. Il fallait avoir l'idée, il fallait faire l'hypothèse, il fallait la vérifier par l'expérience et surtout par le calcul.

Le déterminisme de Claude Bernard n'en reste pas moins une doctrine importante qu'il faut reconnaître et appliquer dans toutes les sciences et particulièrement dans celle dont nous nous occupons. Il importe en effet, et à un haut degré, dans une science telle que l'anatomie générale, de bien assurer l'exactitude des observations. Il faut pouvoir les reproduire à coup sûr, et il est indispensable pour cela de déterminer exactement les conditions dans lesquelles on doit se placer. Cela n'est pas toujours facile, car ces conditions sont multiples, et l'absence d'une seule d'entre elles peut faire varier les résultats de l'observation.

Mais ce n'est là qu'une partie de notre tâche, car les faits connus sont en bien petit nombre, eu égard à ceux qui nous restent à découvrir, et pour ces derniers, que nous ignorons absolument, il ne peut être question d'appliquer simplement le déterminisme de Claude Bernard. Pour nous avancer dans le champ de l'inconnu, nous n'avons d'autre guide que l'hypothèse. Partant d'une idée que nous nous faisons sur la structure d'un tissu ou d'un organe, ou sur l'action de telle ou telle substance, nous procédons par tâtonnement, nous faisons des essais variés, jusqu'à ce que l'un ou l'autre de ces essais nous amène à acquérir un premier fait, une première notion nouvelle.

Tantôt ce fait acquis cadre avec l'hypothèse première dont nous étions partis et vient la confirmer, tantôt il s'en éloigne ou même il la renverse. Dans l'un et l'autre cas, il est également intéressant pour nous. Nous devons le dégager des circonstances accessoires, le mettre en saillie et déterminer les conditions de sa production, afin de le retrouver à coup sûr. Pour cela, les premiers procédés employés doivent presque toujours être perfectionnés, ou bien il faut en appliquer d'autres, imaginés spécialement à cet effet ou empruntés à des observations antérieures sur des objets analogues.

Vous comprenez, Messieurs, combien ces recherches exigent souvent de manipulations longues et laborieuses. Elles obligent à un travail manuel, à une besogne d'ouvrier, qui rebute bien des personnes habituées jusque-là aux seuls efforts intellectuels. Et, ne le perdons pas de vue, l'ouvrier est stimulé par le salaire, tandis que nous, nous avons un seul mobile, c'est la découverte de la vérité, c'est la solution d'un problème.

Mais, allez-vous me demander, qu'est ce qu'un problème d'anatomie générale ?

Tout ce que nous ne savons pas et dont cependant nous avons le pressentiment est un problème. C'est là où je voulais en venir, parce que, dans les sciences expérimentales et surtout dans celle dont nous nous occupons ici, tout problème bien posé est résolu. C'est une question de temps et de perfectionnement des méthodes.

Il y a un instant, je vous exposais comment on est conduit à découvrir les faits qui appartiennent à cette science, et combien il est nécessaire de les mettre en évidence en les soumettant aux préceptes du déterminisme de Claude Bernard. Mais tous les objets, tous les organes, tous les tissus que nous soumettons à nos investigations ne sont pas également favorables à la solution du problème que nous nous sommes posé. Le choix de l'objet d'étude est basé soit sur des observations antérieures dont on a conservé le souvenir, soit sur des recherches faites par tâtonnement, comme je vous le disais tout à l'heure. Or, cet objet, nous pouvons l'examiner dans des conditions bien différentes. C'est en cela que consistent les méthodes histologiques.

Parmi ces méthodes, celle qui paraît être la plus simple consiste à l'observer absolument vivant dans son propre plasma. Mais, en réalité, c'est là l'observation microscopique la plus difficile, la plus sujette à erreur, celle pour laquelle il faut être le mieux préparé. Notons d'abord que, si nous appliquons cette méthode, les parties que nous observons étant vivantes, sont soumises, par cela même, aux modifications évolutives de la vie, et qu'avant d'étudier les organes à l'état dynamique, il convient toujours de les considérer à l'état statique, c'est-à-dire immobilisés dans leur forme et dans leurs rapports réciproques à un moment donné de leur évolution.

Si nous ajoutons que les éléments qui composent un tissu, dans les conditions où nous les examinons au microscope, à la lumière transmise, ont des indices de réfraction très voisins les uns des autres, on comprendra qu'il soit difficile de reconnaître leurs limites et par conséquent leurs véritables rapports. On pourra le faire cependant si l'on est déjà éclairé sur ces formes et sur ces rapports par des observations antérieures d'objets fixés définitivement dans leur forme, ou dont les détails ont été bien accusés par certains modes de préparation.

Aujourd'hui, Messieurs, comme vous le savez, nous possédons des réactifs qui se combinent avec la matière qui compose les éléments des tissus, de façon à les métalliser pour ainsi dire, et cela avec une rapidité si grande, que leurs formes, même les plus transitoires, sont admirablement fixées. Parmi ces réactifs, l'acide osmique occupe le premier rang. Il nous permet, par exemple, de conserver des cellules lymphatiques telles qu'elles se rencontrent quand elles sont en pleine activité amiboïde, et des animaux extrêmement délicats, tels que l'hydre d'eau douce, saisis et immobilisés dans leurs diverses attitudes.

Les réactifs qui modifient la réfringence des tissus anatomiques sont encore bien plus nombreux. Les uns agissent en diminuant la réfringence de certains éléments, tandis qu'ils conservent à peu près celle des autres, comme le font l'acide acétique, l'acide formique, etc.; d'autres, au contraire, comme la glycérine, l'essence de térébenthine, ramènent les éléments d'un tissu au même indice de réfraction et, le rendant ainsi transparent, permettent de distinguer certaines parties qui en occupent l'épaisseur et qui sont caractérisées par une coloration spéciale.

Cette coloration est naturelle, comme pour les cellules pigmentaires, ou bien on la détermine par l'application de quelques-unes des nombreuses matières colorantes employées aujourd'hui en histologie, matières colorantes introduites par injection dans des cavités naturelles (vaisseaux sanguins, conduits glandulaires), ou s'étant fixées d'une manière élective sur certains des éléments du tissu qui a été soumis à leur action.

Je dois vous rappeler enfin la méthode anatomique par excellence, celle qui consiste à séparer par la dissection minutieuse (dissociation) les éléments histologiques et à les examiner complètement isolés.

L'objet d'étude a été trouvé, la préparation en a été faite à l'aide d'un des moyens que je viens d'indiquer sommairement, ou d'autres dont je ne vous ai pas parlé et qui vous sont certainement présents à l'esprit. Nous en avons réalisé l'analyse aussi bien que le permettent les méthodes connues aujourd'hui. Notre travail est-il achevé? Messieurs, c'est à peine s'il est commencé. Si nous nous bornions, en effet, à constater quelle est la disposition des parties qui composent l'organisme et à les classer en suivant le plan de l'anatomie descriptive, nous ferions simplement de l'anatomie microscopique, sans nous élever aux conceptions autrement plus importantes de l'anatomie générale.

Cette science repose, comme vous le savez, sur la connaissance des systèmes organiques, que nous devons à Bichat. Lorsque nous avons observé dans un département de quelqu'un de ces systèmes une disposition histologique, il importe de la comparer avec celles que l'on peut reconnaître dans d'autres départements du même système. Il convient ensuite d'aller plus loin encore et d'établir la généralité des faits observés en les comparant entre eux dans les divers systèmes de l'organisme. C'est en cela que consiste essentiellement l'anatomie générale, puisqu'elle a pour objet non seulement la structure et la texture des tissus, mais encore et surtout leurs rapports.

En cherchant la définition de cette science, je vous ai déjà dit que l'anatomie générale pouvait être considérée comme l'anatomie comparée limitée à un seul organisme.

C'est, par excellence, la science qui s'occupe du plan de l'organisation. Son domaine s'étend sur l'anatomie comparée elle-même. La physiologie en fait partie, ou du moins la physiologie générale, celle qui s'occupe des propriétés des éléments et des tissus.

Je vais vous montrer maintenant le sens que j'attache à la définition que je viens de vous donner, en prenant mes exemples dans certaines des études que j'ai faites avec vous.

Voici d'abord en quelques mots comment j'ai considéré les éléments musculaires. Examinant en premier lieu le plus parfait de ces éléments, le faisceau musculaire strié, je vous ai montré qu'il correspond tout entier à une cellule qui est l'analogue d'une cellule musculaire de la vie organique, l'analogue également d'un des segments du réseau myocardique.

Les propriétés physiologiques de ce faisceau sont des propriétés communes à tous les éléments cellulaires, qu'ils soient adultes ou en voie de développement. Seulement, l'une d'entre elles, la contractilité, y est exagérée de telle sorte qu'elle masque plus ou moins toutes les autres. C'est là ce que l'on désigne sous le nom de différenciation organique.

Considérant la striation dans le système musculaire, je vous ai fait remarquer que les muscles de la vie organique, c'est-à-dire ceux qui se contractent en dehors de la volonté, peuvent être lisses ou striés (cœur, œsophage, estomac), que ceux de la vie animale sont toujours striés chez les vertébrés, mais qu'ils peuvent être lisses chez les animaux inférieurs.

Tous les muscles striés, qu'ils appartiennent à la vie animale ou à la vie organique, ont une propriété physiologique qui leur est commune : leur contraction est brusque, tandis que les muscles lisses se contractent lentement. La striation paraît donc être en rapport avec le mode de la contraction.

Constatant ensuite que, parmi les muscles striés, il en est qui se contractent moins rapidement que les autres, par exemple les muscles rouges du lapin, si on les compare aux muscles blancs du même animal, j'ai cherché à établir un rapport entre la structure de ces deux espèces de muscles et leur fonction. Je vous ai montré que dans les muscles rouges les disques minces sont relativement plus épais que dans les muscles blancs, que cette partie du faisceau musculaire semble jouer dans la contraction le rôle d'un élément élastique, et que c'est précisément au développement plus considérable de cet élément dans les muscles rouges qu'il faut attribuer la lenteur relative de leur contraction.

Il n'est pas jusqu'à la disposition des vaisseaux sanguins dans ces deux espèces de muscles qui ne doive être comparée.

Pendant qu'un muscle est contracté, la circulation du sang y est interrompue. Le travail mécanique s'y produit sous l'influence de combinaisons de substances accumulées au préalable (combustibles et comburants). Le comburant semble emprunté à l'oxygène du sang compris dans le muscle au moment de la contraction. Si le muscle reste longtemps à l'état de contraction, il doit avoir une provision plus considérable d'oxygène. Aussi avons-nous constaté dans les muscles rouges l'existence de capillaires volumineux, tortueux et munis de dilatations comme anévrysmales.

Abordant l'appareil nerveux des muscles, je vous ai fait voir que le mode de terminaison des nerfs n'est nullement en rapport avec la vie animale ou organique de ces organes. En effet, dans la musculature de l'œsophage et des cœurs lymphatiques, qui appartiennent à la vie organique, les nerfs se terminent sur les faisceaux striés par des éminences et des arborisations terminales semblables à celles que l'on observe dans les muscles du tronc et des membres. Ce qui, dans l'appareil nerveux d'un muscle, paraît être en rapport avec la vie organique, c'est l'existence d'un plexus et surtout la présence de cellules ganglionnaires qui agissent comme centres périphériques et qui sont les organes essentiels des réflexes. En effet, chez certains animaux, ce plexus, très accusé dans les muscles lisses de la vie organique, n'existe pas dans les muscles lisses de la vie animale.

J'emprunterai encore quelques exemples aux leçons que j'ai faites à la fin de la dernière année scolaire, c'est-à-dire cette année même, sur le système glandulaire. L'élément glandulaire est une cellule différenciée dans un but déterminé, la sécrétion d'une substance spéciale utilisable dans l'organisme ou qui doit en être éliminée. Une cellule ainsi différenciée est-elle absolument spécifique? J'ai cherché à vous montrer qu'il n'en est rien, et que toute cellule est plus ou moins glandulaire. En effet, les cellules lymphatiques et les protozoaires non différenciés ont toutes les propriétés essentielles des animaux complexes et même des animaux supérieurs.

Sans m'occuper de leur motilité et de leur sensibilité

qui sont aujourd'hui bien connues, je vous ai fait remarquer qu'ils absorbent des particules alimentaires de composition variée et qu'ils les digèrent. Cette digestion ne peut s'effectuer qu'à la condition de transformer les substances amylacées, protéiques et graisseuses au moyen de ferments diastasiques, peptiques et pancréatiques, et dès lors les cellules lymphatiques, qui accomplissent cette digestion, doivent pouvoir sécréter à un moment donné de la diastase, de la pepsine et de la pancréatine. A ce propos, je vous disais : Donnez à un bon chimiste une quantité suffisante de cellules lymphatiques, il y trouvera de la pepsine.

Aujourd'hui, en préparant cette leçon et en réfléchissant à ces propriétés générales des éléments cellulaires, il m'a semblé que l'on pouvait y trouver la raison d'un phénomène jusqu'ici difficile à expliquer, l'apparition, après la mort, des noyaux dans l'intérieur des cellules, alors qu'on ne les distinguait pas tandis qu'elles étaient vivantes. Il serait possible que les liquides digestifs, parqués pour ainsi dire dans certaines portions des cellules, vinssent à diffuser après la mort pour déterminer une sorte d'autodigestion du protoplasma cellulaire et produire une diminution de sa réfringence. Dès lors, le noyau qui conserverait la sienne deviendrait apparent.

Je vois déjà la possibilité de soumettre cette hypothèse au contrôle de l'expérience ; c'est ce que je ferai par la suite.

DEUXIÈME LEÇON

(7 décembre 1878)

Théories sur le développement du système nerveux.

Théorie de Hensen ou de l'étirement. Faits sur lesquels elle s'appuie. — Cellules de l'épendyme chez les batraciens anoures et urodèles. — Cellules épithéliales sensorielles de Max Schultze.
Théorie de Schwann. Les nerfs seraient formés par des cellules soudées bout à bout.
Théorie du bourgeonnement du centre vers la périphérie. Faits qui viennent à l'appui. — Difficulté d'expliquer l'association entre la perception et la réception.

Messieurs,

Je m'occuperai avec vous cette année des terminaisons des nerfs sensitifs.

Cette étude forme la suite naturelle de celles que j'ai entreprises les années dernières. J'ai commencé l'analyse histologique du système nerveux par l'étude des nerfs ; puis je me suis occupé des terminaisons des nerfs moteurs dans l'organe électrique de la torpille et dans les muscles striés volontaires. L'an dernier, les terminaisons des nerfs dans le cœur sanguin, dans les cœurs lymphatiques, dans l'œsophage et dans les muscles lisses, ont fait l'objet de nos investigations.

Nous voici arrivés aux nerfs sensitifs.

Il est impossible de séparer l'étude des terminaisons nerveuses sensitives de celle des téguments.

C'est en effet dans les téguments que sont placés les organes du tact, et c'est aux dépens du feuillet externe du blastoderme que se développent les organes des sens spéciaux.

L'organe de la vue paraît seul faire exception, mais en réalité la rétine est également d'origine ectodermique.

En effet, les vésicules oculaires primitives, aux dépens desquelles elle se forme, ne sont que des dépendances des vésicules cérébrales, qui proviennent elles-mêmes du feuillet externe du blastoderme. Chez les invertébrés cette origine est plus directe, la rétine étant simplement formée par un enfoncement de l'ectoderme. C'est pour cela que chez eux l'extrémité des bâtonnets est tournée en avant, tandis que chez les vertébrés elle est dirigée en arrière.

Les organes des sens supérieurs ou plutôt leurs éléments essentiels se développent donc aux dépens du feuillet externe du blastoderme, soit directement, soit d'une façon indirecte, comme cela a lieu pour la rétine des animaux vertébrés.

Ce sont là des faits que je reprendrai par la suite, lorsque je m'occuperai du sens de la vue. Vous voyez donc déjà, messieurs, combien l'anatomie comparée est utile à la solution des grands problèmes d'anatomie générale. Vous vous rendrez encore bien mieux compte de cette utilité, lorsque je m'occuperai avec vous de l'histogenèse des centres nerveux. Bien que je sois encore loin du moment où je compte vous en entretenir, je dois cependant vous communiquer dès aujourd'hui quelques notions qui s'y rattachent, et qui vous seront utiles pour comprendre la morphologie des organes des sens.

Vous savez que, chez les vertébrés, le système nerveux apparaît d'abord sous la forme d'une gouttière, le sillon dorsal. Cette gouttière est tapissée de cellules épithéliales dépendant de l'ectoderme, et qui sont les premiers éléments nerveux qui apparaissent dans le corps. Elles sont analogues aux cellules des autres régions de l'ectoderme, sauf qu'au lieu d'être cubiques ou plus ou moins aplaties, elles sont allongées, plus hautes que larges; elles peuvent être appelées des cellules cylindriques.

Au fur et à mesure que le développement se continue, ces cellules prolifèrent, tout en gardant une forme cylindrique ou dérivée de cette dernière. Alors on y remarque un arrangement qui leur est commun avec les épithéliums cylindriques complètement développés. Chaque cellule s'allongeant de manière à conserver la même hauteur que la couche épithéliale tout entière, certaines s'amincissent à leur partie supérieure, tandis que leur noyau se trouve situé plus ou moins loin de la superficie; d'autres, au contraire, ont leur noyau situé superficiellement et se terminent par une extrémité profonde effilée qui s'insinue entre les portions renflées de leurs voisines. Il résulte de là que les noyaux des cellules peuvent se montrer disposés en trois ou quatre rangées successives et faire croire, au premier abord, à l'existence d'un épithélium stratifié; mais en réalité il n'y a qu'une seule rangée de cellules qui atteignent toutes jusqu'à la surface et jusqu'à la base de la couche épithéliale.

D'après Hensen (1), ce serait aux dépens de ces cellules épithéliales proliférées et plus ou moins étirées que se produiraient toutes les cellules nerveuses et toutes les fibres nerveuses, non seulement celles qui existent dans les centres cérébro-spinaux, mais aussi celles qui sont distribuées à la périphérie de l'organisme. En un mot, toute cellule nerveuse aurait une origine épithéliale.

Avant de vous exposer la théorie de cet auteur et pour vous la faire bien comprendre, je dois revenir sur certains faits aujourd'hui parfaitement établis.

Hannover est le premier, du moins à ma connaissance, qui ait observé que les cellules épithéliales cylindriques de l'épendyme chez la grenouille adulte portent à leur extrémité profonde un prolongement extrêmement long. J'ai disposé sous un de ces microscopes une préparation sur laquelle vous reconnaîtrez bien ce détail de structure. Vous verrez les cellules cylindriques de l'épendyme donner naissance à de longs filaments, qui s'enfoncent dans la profondeur de la masse cérébrale et que l'on a désignés sous le nom de fibres radiées.

Chez les urodèles (triton, salamandre, axolotl), la disposition des cellules épithéliales est la même et leurs

(1) Hensen, *Beobachtungen über die Befruchtung und Entwicklung des Kaninchens und Meerschweinchens* (*Zeitchr. f. Anat. u. Entwicklungsgeschichte*, t. I, 1876, p. 213).

prolongements sont encore beaucoup plus nets. En examinant les préparations que j'ai disposées sous ces microscopes, vous constaterez l'importance considérable des cellules de l'épendyme par rapport aux autres cellules des centres nerveux.

Sur une coupe faite au niveau du plancher du quatrième ventricule chez un triton, vous remarquerez que les cellules de l'épendyme sont courtes et qu'elles possèdent un noyau volumineux, analogue à celui des cellules nerveuses. Au lieu du prolongement filiforme très allongé qui existe chez la grenouille, ces cellules possèdent à leur extrémité profonde un pédicule assez court et assez épais, sur lequel on peut reconnaître, surtout après l'action de l'acide osmique, une striation longitudinale bien marquée. Cette striation longitudinale des prolongements des cellules de l'épendyme les rapproche des cylindres-axes. Nous avons vu en effet que les cylindres-axes sont striés longitudinalement et que cette striation est due, comme Remak l'avait dit il y a longtemps déjà, à ce qu'ils sont constitués par un grand nombre de fibrilles.

Les prolongements des cellules de l'épendyme possèdent donc un caractère cylindraxile. La coloration brune légère que leur donne l'acide osmique suffit à prouver que ce ne sont pas des fibres banales, élastiques ou conjonctives.

Ces prolongements ont encore un autre caractère important. Il en part de petits rameaux, qui souvent ont été coupés par le rasoir à peu de distance de leur origine, mais que l'on voit aussi quelquefois se mettre en rapport avec les cellules nerveuses situées plus profondément.

Du reste, chez les urodèles, les cellules nerveuses sont situées immédiatement au-dessous des cellules épithéliales de l'épendyme, comme pressées contre elles et les unes contre les autres, entremêlées avec les fibres qui partent des cellules épithéliales. Plus loin, vers la profondeur, on n'en rencontre plus ; elles sont remplacées par une couche de fibres nerveuses transversales.

Chez la grenouille, au contraire, comme vous avez pu vous en convaincre, les cellules cérébrales sont déjà beaucoup plus éloignées des cellules épithéliales du ventricule et beaucoup plus dispersées dans toute l'étendue du cerveau, ce qui correspond à un stade de développement plus avancé.

Une disposition différente, que vous observerez aussi sous un de ces microscopes et qui se rencontre également dans le plancher du quatrième ventricule chez les urodèles, est celle-ci : Les tiges qui partent des cellules épendymaires et qui se dirigent d'abord parallèlement vers la profondeur, forment, à un moment donné, par leur entre-croisement une sorte de guillochage ou de treillis, au delà duquel elles se poursuivent dans le cerveau.

Je n'insisterai pas davantage sur les variétés diverses d'arrangement que présentent les cellules nerveuses chez les urodèles. Je tiens seulement à vous faire remarquer que cette accumulation de toutes les cellules nerveuses dans le voisinage immédiat de l'épithélium épendymaire correspond à un des premiers stades du développement des centres nerveux chez les animaux supérieurs, et montre que chez les urodèles ces centres sont arrêtés à une phase de développement tout à fait rudimentaire. Je vous ferai observer aussi que cette disposition sépare profondément les batraciens urodèles des batraciens anoures.

Toutefois, ce n'est pas simplement en vue de ces conclusions que je vous ai montré ces préparations des centres nerveux et des cellules de l'épendyme. Mon but était d'attirer votre attention sur cet épithélium singulier, dérivé du feuillet externe, formé par des cellules à la fois épithéliales et nerveuses, et qui se rapproche par ces caractères du revêtement épithélial de l'hydre d'eau douce, dont j'ai eu l'occasion de vous entretenir dans une de mes leçons d'il y a deux ans (1). Mais les cellules de l'épendyme nous intéressent encore plus par le prolongement qu'elles envoient dans la profondeur des centres cérébro-spinaux, et par lequel, ainsi que vous venez de le constater, elles se mettent en relation directe avec les cellules nerveuses proprement dites.

Envisagées de cette façon, les cellules de l'épendyme présentent une grande analogie avec les cônes et les bâtonnets de la rétine, avec les cellules de l'odorat, les cellules du goût, les cellules de l'organe de Corti. En un mot, elles rentrent dans le type généralement accepté aujourd'hui de l'épithélium sensoriel.

Le type de l'épithélium sensoriel a été créé par Max Schultze dans un travail remarquable, fondamental même, sur l'organe du sens de l'odorat (2).

(1) Voy. *Leçons sur l'histologie du système nerveux*, t. I, p. 11.

(2) Max Schultze, *Untersuchungen ueber den Bau der Nasenschleimhaut* (*Abhandlungen der naturforschenden Gesellschaft zu Halle*, 1862).

Étudiant la muqueuse olfactive, Max Schultze y découvrit des cellules spéciales, dispersées entre les cellules épithéliales ordinaires. Ces cellules se composent d'un prolongement phériphérique qui aboutit à la surface de la membrane muqueuse, d'une portion moyenne renflée contenant un noyau, et enfin d'un prolongement central grêle et variqueux. Vous pourrez remarquer tous ces détails sur une de ces cellules isolée et placée sous un de ces microscopes.

Max Schultze considéra le prolongement central muni de varicosités comme l'analogue d'une fibrille nerveuse. Vous savez, en effet, que les fibrilles nerveuses présentent souvent, après l'action de certains réactifs et même à l'état frais, des varicosités semblables. Il pensa que l'extrémité de cette fibrille nerveuse devait être en rapport avec un nerf de sensibilité spéciale, le nerf olfactif, et que la cellule en question n'était autre chose qu'une cellule sensorielle olfactive. Max Schultze ne put cependant pas établir objectivement, je veux dire constater par une observation directe, la continuité de ces cellules avec les fibres du nerf olfactif. Mais son hypothèse était tellement séduisante qu'elle fut admise sans contestation par tous les histologistes. Quelques-uns même ont exagéré et ont cru que la continuité avait réellement été démontrée.

Quoi qu'il en soit, l'existence de cellules spéciales intercalées aux cellules épithéliales ordinaires est incontestable et incontestée. Il y a des cellules analogues dans tous les organes des sens supérieurs, et l'on a admis, comme pour celles de l'organe de l'odorat, qu'elles sont en relation directe avec les fibres nerveuses, en un mot qu'elles sont de nature nerveuse, et constituent une classe à part à laquelle on a donné le nom de cellules sensorielles.

Je ne suis entré dans ces détails au sujet des cellules de l'épendyme, de leurs prolongements profonds et de leur analogie avec les cellules sensorielles, que pour vous préparer à comprendre la théorie de Hensen sur le développement du système nerveux.

Nous venons de voir que, selon toute probabilité, les nerfs de sensibilité spéciale se termineraient, non pas *dans*, le terme ne serait pas exact, mais *par* des cellules épithéliales. D'un autre côté, la fibre nerveuse sensitive a évidemment pris naissance dans une cellule nerveuse des centres cérébro-spinaux. Il y a donc, d'une part, dans les centres une cellule nerveuse de perception, d'autre part, à la périphérie, une cellule de réception. Entre les deux, la fibre nerveuse formerait comme une sorte de pont extrêmement allongé. C'est en partant de là que Hensen a construit sa théorie du développement du système nerveux.

On sait depuis longtemps que, lorsqu'une cellule quelconque se divise, les deux cellules nouvelles qui en procèdent restent pendant un certain temps unies par un pont protoplasmique, qui s'allonge plus ou moins avant de se rompre. D'après Hensen, la fibre nerveuse qui se trouve placée entre la cellule nerveuse centrale et la cellule sensorielle ne serait autre chose qu'un pont intercellulaire de ce genre extrêmement allongé, résultant de la division incomplète d'une cellule primitive à la fois nerveuse et épithéliale. En d'autres termes, la cellule sensitive ou sensorielle périphérique et la cellule nerveuse centrale ne seraient en réalité qu'une seule et même cellule en voie de division, d'une division qui ne s'effectuerait jamais d'une façon complète.

Cette théorie de Hensen, à laquelle conviendrait assez le nom de théorie de l'étirement, s'appuie sur le fait embryologique connu et suffisamment illustré pour vous par les préparations que je vous ai montrées tout à l'heure, à savoir, que toutes les fibres et toutes les cellules nerveuses des centres proviennent des cellules de l'épendyme par voie de division.

Hensen a simplement étendu à tout le système nerveux ce mode de développement. Il a supposé que toutes les terminaisons nerveuses, sensitives ou motrices, étaient des cellules, ou plutôt des moitiés de cellules, reliées par les fibrilles des nerfs à leur autre moitié, les cellules nerveuses centrales. Le pont résultant de la division se serait étiré sans se rompre, au fur et à mesure du développement.

Fondée sur les considérations de morphologie que je viens de vous exposer, la théorie de Hensen a, dans sa simplicité, quelque chose de séduisant. Son auteur a cherché à en augmenter le crédit par des preuves indirectes ou d'ordre négatif. Les voici :

Personne, dit-il d'abord, n'a jamais observé l'extrémité d'un nerf en voie de croissance, ce qui indiquerait, d'après lui, que cette extrémité libre n'existe pas et serait en faveur de son hypothèse que la terminaison nerveuse se fait toujours par une cellule.

En second lieu, ce qui confirmerait cette opinion, c'est qu'il n'y a jamais d'erreur dans la distribution des nerfs périphériques aux organes terminaux.

Pour répondre au premier argument de Hensen, je vous rappellerai que, dans les expériences sur la dégénération et la régénération des nerfs après les sections transversales, on voit très nettement les fibres nerveuses nouvelles bourgeonner à partir du segment central du nerf sectionné.

Ces expériences, du reste, nous fournissent également la réponse au second argument de Hensen, car nous avons vu, dans le bourgeonnement des nerfs en voie de régénération, les fibres nerveuses néoformées suivre dans leur croissance les trajets les plus extraordinaires, jusqu'à remonter même dans le nerf d'où elles émanent. Il peut donc parfaitement y avoir erreur dans la distribution des fibres nerveuses (1).

Comme vous le voyez, ces observations suffisent pour réfuter les arguments de Hensen, et c'est en général ce qui constitue le peu de force de ces preuves dites négatives, elles tombent devant le premier fait bien observé qui les contredit.

Nous trouverons bientôt d'autres faits, plus décisifs encore, contre la théorie de l'étirement. Quant à présent, je me contenterai de vous rappeler la terminaison des nerfs dans les muscles et dans les organes électriques, terminaison qui ne saurait être considérée comme se faisant dans des cellules.

(1) *Leçons sur l'histologie du système nerveux*, t. II, p. 77.

Nous avons donc ici une occasion d'appliquer la doctrine traditionnelle du Collège de France, telle que je vous l'exposais dans la précédente leçon, à savoir, qu'il faut abandonner une théorie, quelque séduisante qu'elle soit, dès qu'elle est en contradiction avec les faits.

Mais, bien que la théorie de Hensen ne puisse plus être soutenue aujourd'hui, je n'en devais pas moins l'exposer devant vous, à cause de son importance et de sa vraisemblance.

Il était d'autant plus indispensable de la discuter que, dans ces derniers temps, Merkel a publié des faits qui lui sont favorables, et d'après lesquels la terminaison des nerfs dans les organes du tact se ferait par des cellules comparables à celles des sens supérieurs.

Mais, me direz-vous, si cette séduisante théorie de l'étirement n'est pas fondée, en est-il d'autres que nous puissions mettre à la place?

Avant tout, je dois vous parler de la théorie de Schwann, la plus ancienne de toutes celles qui ont été émises sur le développement et sur la croissance du système nerveux.

D'après Schwann, les nerfs s'accroîtraient par des cellules placées bout à bout. A une première cellule il s'en souderait une seconde, à celle-ci une troisième, et ainsi de suite jusqu'à constituer une chaîne continue qui irait depuis la cellule nerveuse centrale jusqu'à la terminaison périphérique. La connaissance récente des étranglements annulaires et des segments interannulaires semblait venir à l'appui de cette ancienne conception. Aussi Engelmann l'a-t-il reprise dans ces dernières années, en soutenant que chaque segment interannulaire est véritablement une cellule.

J'ai démontré (1) que les segments interannulaires correspondent, à la vérité, à des cellules, mais à des cellules qui sont simplement surajoutées à la fibre nerveuse proprement dite. Ces cellules ne font qu'entourer le cylindre-axe, qui les traverse sans en faire partie, comme un fil traverserait un chapelet de perles. Le cylindre axe est une émanation directe de cellules nerveuses. Je dis à dessein *de* cellules nerveuses, parce que les fibrilles qui constituent un cylindre-axe peuvent provenir de plusieurs cellules différentes, et qu'il est absolument impossible, dans l'état actuel de la science, de déterminer le nombre des cellules d'où émanent les fibrilles qui forment un seul cylindre-axe.

Reste une troisième théorie, celle contre laquelle s'élève Hensen, la théorie de la croissance continue vers la périphérie. Cette théorie me paraît la plus probable; c'est la seule qui corresponde aux faits connus aujourd'hui. Les observations que nous avons faites sur la régénération des nerfs sectionnés lui donnent un grand appui. Peut-être aurons-nous, dans le cours de nos recherches, l'occasion de l'établir sur des expériences moins longues à réaliser, et sur des faits plus faciles à reconnaître que ce processus si compliqué de la régénération des nerfs.

Cette théorie n'explique pas, il est vrai, comment il se fait qu'il n'y ait pas erreur de distribution, au moins

(1) *Leçons sur l'histologie du système nerveux*, t. I, p. 128.

entre les fibres sensitives et les fibres motrices. Or, cette erreur ne se produit pas. Schwann a fait pour le démontrer une expérience très intéressante. Il pratique chez une grenouille la section du nerf sciatique, puis il attend que la régénération se soit produite. Mettant alors à nu les racines motrices et sensitives de ce nerf, il constate que les premières, excitées, déterminent exclusivement les mouvements de la patte correspondante. L'excitation des secondes, au contraire, ne produit aucun mouvement direct.

La théorie du bourgeonnement des nerfs du centre vers la périphérie n'explique pas non plus, je l'avoue, comment une fibre nerveuse sensitive atteint à coup sûr sa véritable terminaison, comment, par exemple, une fibre destinée au tact ira rejoindre dans la peau l'organe tactile qui est son appareil de réception. Cette association entre l'organe percepteur et l'organe récepteur, dont on se rendrait parfaitement compte par la théorie de Hensen, nous devons avouer que nous n'en comprenons pas le mécanisme. C'est là un problème dont l'équation n'est pas encore posée et dont on ne saurait par conséquent espérer de trouver la solution. Aujourd'hui nous en sommes réduits à dire que la distribution des nerfs à la périphérie ou tout au moins l'arrivée de ces nerfs dans les organes spéciaux dépend du plan général de l'organisme, c'est-à-dire de cette force qui édifie la forme et la maintient.

TROISIÈME LEÇON

(12 décembre)

Développement de la cornée.

Revue historique des travaux sur la cornée.

Développement de l'œil.

Développement de la cornée. — Distinction dans la cornée d'une partie conjonctivale et d'une partie scléroticale. — Discussion sur la nature de l'épithélium de la membrane de Descemet.

Revue historique des travaux faits sur la cornée. — Distinction de trois périodes : *Période de l'acide acétique*, depuis le début des recherches histologiques jusqu'en 1861. — Justification de cette dénomination. — Théorie de Reichert.

Découverte des corpuscules de la cornée par Toynbee.

Théorie de Virchow sur le tissu conjonctif. — Son origine. Le corpuscule osseux devient le type de la cellule plasmatique. — Succès de cette doctrine. — Opinion contraire de Henle.

Messieurs,

Je vous ai exposé dans la dernière leçon des considérations sur la disposition des éléments du système nerveux, sur le développement de ce système et sur les théories diverses que l'on a émises pour l'expliquer. Je me suis contenté sous ce rapport de rester dans les généralités, sans négliger toutefois aucun des faits importants sur lesquels sont basées les différentes hypothèses dont je vous ai parlé. Vous avez pu examiner, à la fin de la leçon, un certain nombre de préparations relatives au sujet dont je vous avais entretenus, c'est-à-dire à la structure de la couche épithéliale de l'épendyme de la moelle et du cerveau.

Ces préparations, à cause de l'analogie frappante que présentent l'épithélium de l'épendyme d'une part et l'épithélium sensoriel de l'autre, ont dû vous suggérer des hypothèses sur la signification physiologique ou, si vous préférez, sur la signification fonctionnelle d'une organisation si intéressante. Vous avez dû vous demander si l'épithélium de l'épendyme ne serait pas également sensoriel, et s'il ne devrait pas être rattaché à la perception de quelque sensation spéciale. Jusqu'à présent aucun fait n'est venu, à ma connaissance, jeter quelque lumière sur cette question encore nouvelle; aussi je considérerais comme prématurées, je dirai même comme tout à fait gratuites, des hypothèses qui rattacheraient cette disposition à ce que les philosophes appellent le sens intime, ou bien qui tendraient à attribuer à cet épithélium un rôle dans la connaissance que nous avons de la position du corps.

Je passe maintenant à l'étude du tégument externe et à l'analyse de la terminaison des nerfs sensitifs.

Ce sujet est très vaste; il est si étendu, que beaucoup de parties en sont encore très peu explorées; d'autres, au contraire, ont été fouillées avec une ardeur et une assiduité tout à fait exceptionnelles.

Ainsi, la cornée transparente de l'œil, que nous allons

étudier d'abord, a été, à cause de sa transparence d'une part, et de l'autre à cause de la facilité que l'on a de l'examiner à l'état vivant, l'objet de l'attention d'un très grand nombre d'observateurs. Ils ont trouvé tant d'intérêt à cette étude, que la collection des mémoires publiés sur cet organe suffirait à faire une bibliothèque assez considérable. Ainsi, dans l'article que Waldeyer a consacré à la cornée dans le Manuel d'ophthalmologie de Graefe et Saemisch, il y a une liste des mémoires publiés sur la cornée, la conjonctive et les paupières, qui ne comprend pas moins de deux cent cinquante-huit travaux ; et encore cette liste n'est-elle pas complète, car je connais plusieurs mémoires qui n'y sont pas cités.

La cornée appartient au système tégumentaire externe ; c'est la première partie de ce système que nous allons analyser. Nous en ferons une étude expérimentale complète, sur le modèle de celles que nous avons faites jusqu'à présent.

Je dois tout d'abord vous rappeler en quelques mots les notions les plus générales sur le développement de l'œil. J'y ajouterai l'exposé des opinions récentes sur le développement de la cornée en particulier.

Sous ce microscope j'ai fait disposer un embryon de poule à la quarante-huitième heure d'incubation. Vous y distinguerez la tête, la moelle épinière ; puis, de chaque côté de l'axe spinal, les vertèbres primitives, etc. Mais je veux attirer votre attention particulièrement sur la tête. En avant et sur les côtés du cerveau, vous remarquerez deux saillies arrondies ; ce sont les vésicules oculaires primitives. Sous un autre microscope, vous pourrez examiner une coupe d'un embryon de trois jours faite au niveau des vésicules oculaires ; vous y constaterez que ce sont vraiment des vésicules, c'est-à-dire qu'elles présentent une cavité à leur intérieur ; enfin, vous reconnaîtrez que leur paroi est formée de cellules analogues aux cellules épithéliales de l'épendyme.

Vers la soixante-cinquième heure environ, la vésicule oculaire, au lieu d'être une simple protubérance du cerveau, s'est pédiculisée et n'est plus réunie à la vésicule cérébrale que par un prolongement assez mince et très rétréci en un point. A ce moment, comme vous le remarquerez sur la même préparation, cette vésicule n'est plus recouverte que par le feuillet épidermique, ou, si vous aimez mieux, par le feuillet ectodermique. A cette période ou dans les heures qui suivent, on voit, d'après Remak, se produire au niveau du pôle antérieur de cette vésicule un épaississement de l'ectoderme sous la forme d'un bourgeon. Ce bourgeon de l'ectoderme déprime la vésicule oculaire primitive qui prend alors autour de lui la forme d'un calice (fig. 1, B).

Quelques heures plus tard, le bourgeon épithélial ainsi développé s'est détaché du feuillet ectodermique qui lui avait donné naissance et se présente comme une vésicule ovoïde, vésicule cristallinienne, toujours embrassée par la vésicule oculaire primitive refoulée en forme de calice.

Vers le cinquième jour, la dépression de la vésicule oculaire primitive est telle, que sa partie antérieure refoulée et réfléchie vient presque au contact de sa partie postérieure et qu'elle est ainsi invaginée sur elle-même à la façon d'un bonnet de coton (fig. 1, C). Le cristallin est placé au niveau du point de réflexion et séparé

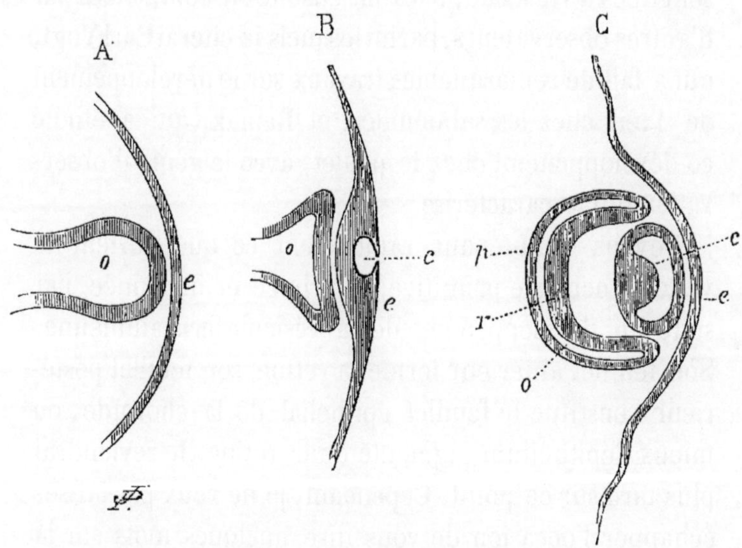

Fig. 1. — Développement de l'œil.

A. Premier stade. *o*, vésicule oculaire primitive encore en rapport avec la vésicule cérébrale ; *e*, feuillet externe du blastoderme.

B. Deuxième stade. Le feuillet externe du blastoderme s'est renflé au niveau de la vésicule oculaire primitive et l'a refoulée de manière à la transformer en cupule ; *c*, première trace de la vésicule cristallinienne.

C. Troisième stade. Après s'être agrandie, la vésicule cristallinienne *c* s'est séparée du feuillet externe ; la vésicule oculaire primitive, complètement séparée de la vésicule cérébrale, s'est repliée sur elle-même ; *p*, sa moitié postérieure, qui deviendra l'épithélium pigmenté de la rétine ; *r*, sa moitié antérieure réfléchie qui deviendra la rétine ; *o*, fente qui correspond à la cavité de la vésicule oculaire primitive.

du fond de la cupule par un espace qui sera plus tard occupé par le corps vitré. Tout autour du cristallin et en dehors de la vésicule oculaire primitive, se trouve le tissu du mésoderme, qui est destiné à proliférer, à pénétrer entre ces parties de l'œil d'origine ectodermique et à compléter, en s'interposant à elles, la formation du globe oculaire proprement dit.

Les premières notions sur le développement de l'œil sont dues à Huschke ; elles ont ensuite été complétées par d'autres observateurs, parmi lesquels je citerai Carl Vogt, qui a fait de remarquables travaux sur le développement de l'œil chez les salmonidés, et Remak, qui a étudié ce développement chez le poulet, avec le génie d'observation qui le caractérise.

Voyons maintenant rapidement ce que devient la vésicule oculaire primitive, déprimée et invaginée par suite du développement de la vésicule cristallinienne. Son feuillet antérieur forme la rétine, son feuillet postérieur constitue le feuillet épithélial de la choroïde, ou mieux l'épithélium pigmenté de la rétine. Je reviendrai plus tard sur ce point. Cependant, je ne veux pas laisser échapper l'occasion de vous dire quelques mots sur la structure du feuillet réfléchi de la vésicule oculaire primitive. En l'examinant sur la préparation que j'ai fait disposer devant vous, vous reconnaîtrez qu'il est constitué par des cellules épithéliales cylindriques, analogues à celles que vous avez observées dans l'épendyme. Cela ne doit pas vous surprendre, puisque vous savez que la vésicule oculaire primitive est une dépendance de la vésicule cérébrale.

Cette origine de la vésicule oculaire primitive vous fera comprendre aussi pourquoi, dans la rétine des vertébrés, l'extrémité libre des bâtonnets regarde en arrière. Dans la vésicule cérébrale et dans la vésicule oculaire primitive, qui n'était au début qu'un diverticule de la première, l'extrémité libre des cellules épithéliales était dirigée du côté de la cavité. En se séparant de la vésicule cérébrale, la vésicule oculaire primitive n'a pas changé de structure, l'extrémité libre de ses cellules épithéliales regarde en dedans. Plus tard, lorsqu'elle est déprimée en forme de cupule, les cellules épithéliales sensorielles de sa partie réfléchie ont, par suite, leur extrémité libre en arrière, et les bâtonnets de la rétine, qui naîtront de cet épithélium, regarderont également en arrière.

Revenons maintenant au développement de la cornée. A l'époque où le cristallin se détache de l'ectoderme pour former un organe séparé, il se fait aux dépens du mésoderme une prolifération d'éléments cellulaires qui, pénétrant entre le cristallin et le feuillet externe d'une part, de l'autre enveloppant la vésicule oculaire, donnent naissance à la cornée et à la sclérotique, et constituent ainsi le globe de l'œil.

Entre l'ectoderme et le cristallin, il apparaîtrait d'abord, d'après Kessler (1) (qui a fait récemment des études approfondies sur cette question), une membrane anhiste, claire, ne contenant aucune espèce d'éléments figurés. Cette membrane, élaborée par les cellules ectodermiques, serait le premier vestige de la cornée, ce que Kessler nomme la cornée propre, *cornea propria*. Mais bientôt après se montreraient, à la surface postérieure de cette cornée propre, des cellules venues du

(1) Kessler, *Zur Entwicklung des Auges*, Leipzig, 1877, voy. Kölliker, *Entwicklungsgeschichte der Menschen und der höheren Thiere*, 2e édition, p. 668.

mésoderme et qui s'y disposeraient en une couche endothéliale ou épithéliale continue. A ce moment, la cornée serait composée de trois couches : une couche antérieure constituée par les cellules ectodermiques, une couche moyenne amorphe, la cornée propre, et enfin une couche interne formée par une seule rangée de cellules endothéliales provenant du mésoderme.

Ce stade n'aurait qu'une très courte durée. Bientôt, en effet, des cellules venant du mésoderme pénétreraient du bord vers le centre dans la cornée propre et, envahissant sa couche moyenne dans toute son étendue, ne laisseraient à l'état de membranes anhistes que sa partie antérieure et sa partie postérieure qui formeraient la membrane basale antérieure et la membrane basale postérieure.

La cornée correspondrait alors au schéma suivant : une couche épithéliale appartenant au feuillet externe, une couche anhiste provenant également du feuillet externe, mais indirectement ; une couche cellulaire, ou du moins infiltrée de cellules provenant du mésoderme ; une seconde couche anhiste, membrane basale postérieure, dépendant du feuillet externe ; enfin un épithélium plat à une seule couche originaire du mésoderme.

Ce schéma est séduisant. Il permet d'entrer d'emblée dans l'exposé de la constitution des différentes couches de l'organe.

Il nous fait connaître l'épithélium antérieur, dépendance de l'ectoderme, qui donnerait naissance, suivant une conception favorite des histologistes anglais, à une membrane basale (*basement membrane*), la lame élastique antérieure; le tissu propre de la cornée qui serait d'origine mésodermique; la lame élastique postérieure, qui serait également une membrane basale, faisant partie originairement de la membrane basale antérieure; enfin l'endothélium ou le pseudo-épithélium de la membrane de Descemet, qui serait d'origine mésodermique.

Une première objection à faire à cette conception embryologique est celle-ci. La membrane de Descemet, peu épaisse après la naissance, s'accroît progressivement avec l'âge, et chez le vieillard, ainsi que l'a observé Henri Müller, elle présente même à sa face interne, au niveau de son bord, des excroissances verruqueuses. Le développement de cette membrane se continue donc pendant la vie, ce qui ne serait pas possible si elle était une dépendance de l'épithélium antérieur, dont elle se trouve séparée par tout le tissu propre de la cornée.

Du reste, Kölliker, cherchant à vérifier directement la théorie de Kessler, a constaté que, chez un embryon de lapin de vingt jours, il n'y a ni lame élastique antérieure, ni lame élastique postérieure (1). Au moment de la naissance, la lame élastique antérieure existe, mais il est impossible de voir une lame élastique postérieure.

De plus, Kölliker, tout en admettant la *cornée propre* de Kessler, donne à cette couche anhiste une tout autre signification. Ce serait une substance semi-liquide (la substance fondamentale mésodermique) interposée au

(1) Kölliker, *Entwicklungsgeschichte des Menschen und der höheren Thiere*, 2e édition, p. 668 et 669.

pôle antérieur du cristallin et à l'épithélium de la cornée. Cette couche serait bientôt infiltrée, dans toute son épaisseur, par des cellules mésodermiques. Dans la cornée proprement dite, des fibres ou des lames s'ajouteraient à ces cellules pour donner naissance au tissu cornéen, tandis que, à sa face postérieure, la plus voisine du cristallin, il resterait une couche de cellules non séparées par de la substance intermédiaire, qui formeraient plus tard l'épithélium de la membrane de Descemet.

Je dois ajouter que Kölliker, dans la dernière édition de son Traité d'embryologie (1), confirme, en partie du moins, une opinion émise par Waldeyer (2). Cette opinion est la suivante : le tissu propre de la cornée des vertébrés adultes serait constitué par trois feuillets : un feuillet antérieur ou conjonctival, provenant de la conjonctive oculaire ; un feuillet moyen, scléroticale, se développant en même temps que se forme la vésicule oculaire secondaire ; et enfin un feuillet interne choroïdal, provenant de la choroïde. Waldeyer s'appuie sur des observations antérieures de Manz et sur des recherches faites dans son propre laboratoire par Lorent.

Kölliker admet sans difficulté la distinction des deux premières couches : conjonctivale et scléroticale. Il pense, comme Waldeyer, que la conjonctive, loin de s'arrêter au bord de la cornée, ainsi qu'on l'admet d'habitude, pour laisser seulement son épithélium se continuer avec

(1) Kölliker, *loc. cit.*, p. 698.

(2) Waldeyer, *Cornea*, in *Handbuch der gesammten Augenheilkunde* de Sæmisch et Græfe, t. I, p. 170.

l'épithélium cornéen, se prolonge elle-même dans les couches les plus antérieures de la cornée.

En revanche, il n'admet pas la troisième couche indiquée par Waldeyer, la couche choroïdale. D'après lui, Waldeyer et les observateurs sur lesquels il s'appuie ont pris pour une couche de la cornée la membrane pupillaire.

A propos de cette distinction dans la cornée d'une partie scléroticale et d'une partie conjonctivale, Kölliker rappelle que, d'après les observations de Langerhans et de W. Müller, la cornée du Pétromyzon serait conjonctivale presque dans sa totalité, la partie scléroticale n'y étant représentée que par la membrane de Descemet.

Enfin Kölliker donne le dessin d'une coupe de la cornée d'un embryon de lapin de dix-huit jours (1), dans lequel il figure très nettement une partie antérieure plus transparente se continuant avec la conjonctive; il ajoute toutefois que la limite des deux parties n'est pas très nette et qu'il est difficile de les séparer l'une de l'autre.

Quelle que soit la manière dont on conçoit le développement de la cornée, cette membrane n'en est pas moins une dépendance du tégument externe. Nous aurons à y considérer, comme j'ai eu l'occasion de vous l'indiquer déjà à propos du schéma de Kessler :

Un épithélium antérieur stratifié, analogue à l'épiderme ;

(1) *Loc. cit.*, fig. 429.

Une lame élastique antérieure, dont je ne cherche pas encore à établir la structure et la signification ;

Un tissu propre, tissu connectif, dans lequel nous distinguerons des fibres et des cellules;

Une membrane élastique postérieure;

Enfin ce que l'on appelle l'endothélium et ce que je nommerai l'épithélium de la membrane de Descemet.

A propos de cet épithélium, quelques explications sont nécessaires. Il est établi qu'il procède du mésoderme ou du feuillet moyen. Or, vous savez que His a soutenu qu'il y avait, entre les épithéliums provenant du feuillet externe et du feuillet interne d'une part et les épithéliums provenant du feuillet moyen d'autre part, une très grande différence. Il a proposé de leur donner deux noms différents; de réserver le nom d'épithélium pour les premiers, tandis que l'on donnerait à ceux qui appartiennent au feuillet moyen le nom d'endothéliums.

Le défaut de cette conception théorique, séduisante d'ailleurs, est dans ce fait que certains épithéliums n'y cadrent pas parfaitement. Ainsi, par exemple, les reins et les organes génitaux ne proviennent certainement pas du feuillet externe, et généralement on attribue leur origine au feuillet moyen. Dès lors, les épithéliums du rein, de l'ovaire, du testicule devraient être appelés des endothéliums, et cependant il est évident qu'ils se rapprochent bien plus des épithéliums proprement dits.

Il en est de même pour l'épithélium de la membrane de Descemet. Ses cellules ont, en effet, une épaisseur qui les fait rentrer dans le type de l'épithélium cylindrique bas. Je continuerai donc à l'appeler épithélium, car j'estime qu'il vaut mieux donner à un tissu un nom en rapport avec sa forme et avec son type, qu'avec une origine qui n'est souvent connue que d'une manière imparfaite.

Il existe chez l'embryon un réseau vasculaire dans la couche superficielle de la cornée au-dessous de l'épithélium antérieur. Chez les mammifères, il disparaît avant la naissance; mais on connaît quelques animaux chez lesquels il persiste pendant toute la vie.

Enfin, il convient d'ajouter que la cornée possède un appareil nerveux d'une richesse extraordinaire. Je me propose d'en faire une étude complète. Mais il est indispensable de connaître auparavant d'une façon détaillée la structure de la cornée elle-même, et c'est pourquoi je me vois obligé de m'en occuper tout d'abord. Du reste, il y a encore dans cette structure un certain nombre de points discutés, sur lesquels je m'efforcerai de jeter quelque lumière. J'y serai porté d'autant plus que chacun des problèmes soulevés à propos de la cornée a une importance considérable en anatomie générale.

Nous possédons maintenant les notions les plus essentielles sur le développement et la structure de la cornée; je ne m'y suis pas arrêté davantage, parce que je n'a pas à faire ici un cours élémentaire et qu'il me suffisait de cet exposé rapide pour vous rappeler des faits connus. Nous allons maintenant aborder l'étude expérimentale de la cornée, et je commencerai par un exposé historique des opinions des auteurs sur la structure de cet organe.

HISTORIQUE.

Comme je vous l'ai dit au début de cette leçon, la cornée est un des objets favoris des histologistes. Aussi cette partie de ce que j'appellerais volontiers, suivant une expression allemande, la littérature histologique, est-elle une des plus encombrées.

Je ne vous parlerai pas de tous les travaux qui ont été publiés sur la cornée ; cela serait inutile et même nuisible, car sans fil conducteur vous vous perdriez, je finirais par me perdre moi-même dans ce dédale d'opinions diverses et contradictoires. Du reste, je n'ai pas lu tous ces mémoires, et il y en a, surtout parmi les anciens, dont je devrai vous parler par ouï-dire.

Je diviserai cette revue historique des travaux sur l'histologie de la cornée en trois périodes : une période ancienne, que j'appellerai période de l'acide acétique et qui s'étend depuis l'origine des recherches histologiques jusqu'en 1861 ; une seconde période, que j'appellerai période de l'argent et qui s'étend de 1861 à 1867 ; enfin une période à laquelle je donnerai le nom de période de l'or et qui va depuis 1867 jusqu'en 1878.

Vous voyez que je distingue ces périodes d'après les réactifs que l'on a employés. Je ne veux pas dire par là que jusqu'en 1861 on n'ait appliqué à l'étude de la cornée que l'acide acétique, ni que le nitrate d'argent ait été seul mis en usage de 1861 à 1867 ; mais ce que je veux dire, c'est que, dans chacune de ces périodes, l'emploi du réactif dont je lui ai donné le nom a été pour beaucoup dans la manière de comprendre, non seulement la cornée, mais encore un grand nombre de tissus de l'organisme.

En effet, comme la minceur et la transparence de la cornée y rendaient les recherches plus faciles, on se servait des faits que l'on y découvrait pour interpréter la structure d'autres tissus moins aisés à observer, en particulier la structure du tissu conjonctif.

Je n'ai jamais accepté cette manière de comprendre l'anatomie générale et je l'accepterais aujourd'hui moins que jamais. Il ne saurait être permis de transporter le résultat des observations faites sur un objet à un groupe de tissus auquel on suppose appartenir l'objet que l'on examine. D'une part, en effet, on ne sait d'une façon certaine le groupe auquel appartient un tissu que lorsque celui-ci est bien complètement connu ; d'autre part, il est impossible de ranger en un groupe un certain nombre de tissus sans avoir une connaissance exacte et immédiate de chacun d'eux.

Du reste, j'aurai souvent encore l'occasion de vous faire remarquer combien une généralisation basée sur un seul objet peut être nuisible au développement de la science. Bien des erreurs nées de l'observation insuffisante de la cornée ont été étendues ainsi à tout le tissu conjonctif ; elles subsistent même aujourd'hui pour une part et ne disparaissent qu'avec une extrême lenteur.

La période que j'ai appelée période de l'acide acétique date du début des recherches histologiques. A cette époque, lorsque l'on voulait étudier au microscope les tissus animaux, le tissu conjonctif par exemple, on en prenait un fragment aussi mince que possible, on le portait sur une lame de verre, on y ajoutait de l'eau, on recouvrait d'une lamelle et l'on examinait. Comme généralement l'objet était encore relativement épais et que sa transparence n'était pas suffisante, on pressait sur la lamelle pour l'amincir. On a même, à cette époque, inventé une série de compresseurs pour cet usage. On voyait alors des fibrilles plus ou moins groupées en faisceaux, des gouttelettes de graisse de dimensions variées sorties de cellules adipeuses qui avaient éclaté par l'action du compresseur, et souvent même des objets de toute nature étrangers au tissu et provenant du monde extérieur.

Lorsque la compression ne suffisait pas, on ajoutait sous la lamelle de l'acide acétique. L'acide acétique était en effet à cette époque le seul réactif ou du moins le réactif fondamental dont on faisait usage. Sous son influence, on voyait disparaître toutes ces fibres dont l'enchevêtrement donnait de l'opacité à la préparation, et il apparaissait une quantité de noyaux.

Quant aux coupes avec le rasoir, elles étaient faites après dessiccation du tissu. On peut même dire que la dessiccation a été à peu près la seule méthode de durcissement employée à l'origine. La coupe était disposée sur une lame de verre; on y ajoutait de l'eau, elle se gonflait; on la comprimait et, si elle n'était pas encore assez transparente, le flacon d'acide acétique était là. On y voyait alors des noyaux et des fibres élastiques; tout le reste avait disparu.

D'autres fois, on modifiait légèrement ce procédé : on

traitait tout d'abord le tissu par l'acide acétique ou par un mélange d'eau et d'acide acétique, puis on le faisait sécher ; ou bien encore on le faisait bouillir pendant un certain temps dans un mélange d'eau et d'acide acétique avant de le soumettre à la dessiccation ; on en faisait des coupes minces qui étaient de nouveau soumises à l'action de l'acide acétique. Parcourez, soit les traités, soit les mémoires d'histologie des années 1840 à 1860, dans lesquels les auteurs indiquent leur mode de préparation, vous rencontrerez toujours les mêmes procédés, et vous conviendrez que j'ai raison d'appeler cette période, période de l'acide acétique.

Cette manière de faire était si universellement répandue, elle était tellement passée dans l'habitude des histologistes, elle leur inspirait une si grande confiance, qu'il en est résulté une théorie histologique qui s'est répandue dans le monde savant et qui aujourd'hui encore conserve un certain crédit : je veux parler de la théorie de Reichert.

D'après Reichert, les fibres connectives que l'on observe dans un tissu à l'état vivant, ou à l'état frais et dans l'eau, n'existent pas. C'est une illusion d'optique qui nous fait prendre pour des fibres de simples plis dans une substance homogène. La véritable structure du tissu conjonctif correspondrait à ce que l'on observe après l'action de l'acide acétique, alors que toutes les fibrilles ont disparu et que l'on ne distingue plus que les noyaux et les fibres élastiques. On en était venu, vous le voyez, à avoir plus de confiance dans l'acide acétique que dans l'observation du tissu à l'état vivant.

La théorie de Reichert a exercé une influence considérable sur la manière de comprendre le tissu conjonctif en général, et en particulier le tissu propre de la cornée, comme vous allez le voir dans l'exposé que je vais faire des différents travaux qui ont trait à sa structure.

Déjà en 1842, Toynbee avait fait remarquer que la cornée n'était pas une simple membrane homogène comme du verre. Il l'avait rappelé du moins aux histologistes, car ceux qui avaient lu Leeuwenhoek n'ignoraient pas que cet auteur avait signalé l'épithélium antérieur de la cornée et parlé de la structure fibrillaire de cet organe. Toynbee ajouta à ces premières connaissances celle des corpuscules de la cornée.

Plus tard, Virchow donna à ces corpuscules une très grande importance en les comparant à ceux du tissu conjonctif en général et en les ramenant à un type bien connu. Ce type fut le corpuscule osseux (1), c'est-à-dire une cellule creuse nucléée, munie de prolongements ramifiés également creux et s'anastomosant avec ceux des cellules voisines, de manière à former par leur ensemble un système canaliculé continu au sein d'une substance fondamentale intercellulaire, la substance osseuse.

D'après Virchow, tout le tissu conjonctif, y compris

(1) Virchow fut amené à cette conception d'une manière assez singulière. Examinant un jour, par hasard, une pièce d'anatomie pathologique conservée depuis un temps indéterminé au Musée de Würzburg, il en détacha une parcelle d'os, sur laquelle il observa les corpuscules osseux et leurs prolongements ramifiés. Frappé de la netteté de l'image qu'il apercevait, il en fit le type des corpuscules dans les tissus de substance conjonctive. Cette histoire est racontée tout au long dans les Bulletins de la Société des naturalistes de Würzbourg et j'en ai dit quelques mots dans mon Traité technique (p. 312).

la cornée, serait construit sur ce type, c'est-à-dire constitué par des cellules creuses anastomosées et formant un système canaliculé continu, système plasmatique. La substance fondamentale ou intercellulaire seule varierait pour former les différents tissus de substance conjonctive : cartilage, tissu cellulaire sous-cutané, tendons, etc.

Cette théorie fut admise peu à peu par l'ensemble des histologistes. Ils se rangèrent presque tous, les uns après les autres, à la suite de Virchow et acceptèrent sa doctrine, qui devint pour ainsi dire un article de foi. Je dois avouer que j'ai été moi-même un des adeptes de cette religion, et que pendant un temps j'ai cru au système plasmatique. Kölliker, esprit sceptique et d'une critique serrée, adopta également la théorie de Virchow, mais c'est Leydig qui lui donna son expression la plus haute. Dans son *Traité d'histologie de l'homme et des animaux*, il représente schématiquement cette conception par la figure que je vous montre ici (fig. 211 de la traduction française). Entre des espaces de forme variée, se trouvent de grandes cellules creuses étoilées anastomosées les unes avec les autres, de manière à constituer un système canaliculé continu, venant déboucher finalement dans un vaisseau lymphatique à tunique musculaire.

Ce fut là, du reste, l'apogée de la doctrine de Virchow ; depuis lors, elle a constamment perdu du terrain. Pendant sa belle période, Henle avait été le seul qui ne s'y fût pas rallié. Ce maître des histologistes modernes resta dans son scepticisme et vécut indépendant à côté des doctrinaires qui adoptaient et exagéraient la conception de Virchow. Il soutint constamment que cette conception était fausse et qu'il n'existe pas dans le tissu conjonctif des cellules creuses et anastomosées. Il avait même été jusqu'à nier complètement l'existence de cellules quelconques dans le tissu conjonctif, et à n'y reconnaître que deux espèces d'éléments : les fibres de cellules et les fibres de noyaux.

Ces noms n'étant plus guère employés aujourd'hui, je dois entrer dans quelques détails pour vous en faire comprendre la signification.

Ce fut Schwann qui eut le premier la conception des fibres de cellules. Il admettait, comme vous le savez, que les tissus, à une certaine période de leur évolution, sont constitués uniquement par des cellules, aux dépens desquelles se développent ensuite tous les autres éléments. Pour former le tissu conjonctif fibrillaire, la substance des cellules conjonctives embryonnaires se fendrait dans sa longueur, s'effilerait pour ainsi dire en un grand nombre de fibres ; et les fibres conjonctives seraient ainsi des *fibres de cellules*. Henle adopta cette opinion et il ajouta que les noyaux des cellules s'allongent pour donner naissance à une seconde espèce de fibres, les *fibres de noyaux*. L'acide acétique détruirait les fibres de cellules et respecterait au contraire les fibres de noyaux. Et en effet, lorsqu'on a traité une préparation de tissu conjonctif par l'acide acétique, on n'y rencontre plus que des noyaux et des fibres élastiques, c'est-à-dire les éléments que Henle appelait fibres de noyaux.

Si vous lisez ce qu'il a écrit sur la cornée dans son *Anatomie générale* (1), vous verrez qu'il y a admis l'existence de fibres de cellules et de fibres de noyaux. Les premières correspondent, comme il est facile d'en juger par sa description, au stroma fibrillaire de la cornée, les secondes aux corpuscules de Toynbee.

En somme, Henle avait donc déjà reconnu l'existence des corpuscules de la cornée, mais il n'admettait pas que ce fussent des cellules.

Je dois maintenant passer à une nouvelle étape des progrès dans la connaissance de la cornée, en vous parlant de l'article que Bowman a consacré à cet organe (2).

Dans cet article, vous trouverez signalée, non pas comme une découverte, mais comme chose dès longtemps connue, l'opacité que prend la cornée lorsque l'on comprime le globe de l'œil, tandis qu'elle redevient transparente dès que l'on cesse la compression. L'auteur ajoute que ce changement ne provient pas de ce qu'il sortirait de la cornée un liquide quelconque par suite de la pression ; en effet, l'opacité se produit de même et se reproduira aussi souvent que l'on voudra sur un fragment détaché. Voici des yeux de bœuf sur lesquels je vais vous montrer ce phénomène, et je crois qu'il est assez nettement visible pour que vous puissiez le constater, même de loin.

D'après Bowman, la cornée serait composée d'une série de lamelles superposées. Sur des coupes transver-

(1) Henle, *Anatomie générale*, *Encyclopédie anatomique*, trad. Jourdan, Paris 1843, t. VI, p. 342.

(2) Todd et Bowman, *The physiological Anatomy and Physiology of man*. London, 1845.

sales faites après dessiccation, il en a compté environ soixante chez l'homme. Ces lames, en s'entre-croisant, limiteraient des espaces de forme tubulaire, les *corneal tubes*, que l'on démontrerait facilement en injectant par piqûre dans la cornée de l'air, du mercure ou de l'huile ; ces tubes seraient rectilignes et se produiraient dans diverses directions.

Sur les coupes après dessiccation, Bowman constata aussi l'existence d'une membrane élastique antérieure qui porte aujourd'hui son nom. D'après lui, elle donnerait naissance par sa face profonde à des fibres, élastiques comme elle, qui traverseraient la cornée sous forme d'arcs. La preuve, dit-il, que ces fibres sont élastiques, c'est que l'acide acétique ne les fait pas disparaître.

QUATRIÈME LEÇON

(4 décembre 1878)

Revue historique des travaux sur la cornée.

Bowman (1845). Découverte de la membrane élastique antérieure. *Corneal tubes* ou tubes de Bowman. — *His* (1856).

Deuxième période ou période de l'argent : Recklinghausen (1860 et 1862). Théorie des canalicules du suc. — *His* (1862). Conditions dans lesquelles se produisent les imprégnations positives et négatives. Isolation du réseau cellulaire au moyen de l'acide sulfurique. — *Recklinghausen* (1863). Distinction des cellules fixes et des cellules migratrices. Expériences qui établissent que les cellules migratrices viennent de la lymphe. — *Kühne* (1864). Observations qui démontreraient la contractilité des cellules de la cornée.

MESSIEURS,

Dans l'exposé historique que j'ai commencé à vous présenter, j'ai suivi une marche que j'avais déjà adoptée à propos d'une question presque aussi complexe, la terminaison des nerfs dans les muscles.

La division de mon sujet est faite d'après les méthodes qui ont été employées pour examiner la cornée. Il est de toute évidence, en effet, que les progrès en histologie sont subordonnés aux perfectionnements des méthodes, et nous avons déjà pu reconnaître souvent que l'introduction d'un procédé nouveau dans la technique jette subitement un jour éclatant sur une question restée jusque-là dans une obscurité profonde.

C'est ainsi que l'anatomie générale, considérée dans l'ensemble de son développement historique, peut être divisée en deux grandes périodes : celle où l'on n'employait pas encore le microscope, et celle où l'on a fait usage de cet instrument.

Bichat appartient encore à la première de ces deux périodes; et cependant le microscope était appliqué à l'anatomie depuis plus d'un siècle. Il me suffira pour vous en convaincre de vous citer les noms de Malpighi et de Leeuwenhoek. Mais Bichat n'avait probablement à sa disposition que des instruments très imparfaits, et ce fut pour cette raison qu'il en dédaigna l'emploi. Néanmoins, sur le terrain où il est resté, il a fait de l'anatomie générale une étude aussi complète et aussi brillante qu'il était possible.

Dans cet exposé historique, je ne suis pas remonté jusqu'à cette première période de l'anatomie générale, et c'est pour cela que je vous ai rappelé seulement en passant la découverte que Leeuwenhoek avait faite de l'épithélium antérieur de la cornée et de la structure fibreuse de cet organe.

Je vous ai montré comment la connaissance des corpuscules de Toynbee permit à Virchow de faire rentrer la cornée dans le type qu'il proposa pour tous les tissus de substance conjonctive.

A la fin de la leçon je vous parlais de l'article de Bowman et j'y relevais quatre faits importants : l'opacité produite dans la cornée sous l'influence de la pression, l'existence de la lame élastique antérieure, les fibres de soutien qui procéderaient de cette lame et qui seraient également de nature élastique, et enfin les tubes démontrés par injection interstitielle, *corneal tubes* ou tubes de Bowman.

Ces différentes observations de Bowman, bien qu'elles remontent à plus de vingt ans, méritent de fixer votre attention. Elles n'ont pas encore toutes reçu aujourd'hui une explication satisfaisante. C'est ainsi que, dans les auteurs les plus récents, vous trouverez encore des discussions sur les tubes de Bowman, les uns prétendant qu'ils correspondent à une disposition physiologique, les autres, au contraire, qu'ils sont des produits artificiels, et que la matière injectée refoule simplement certaines parties entre lesquelles elle s'insinue.

Je ne vous donnerai pas maintenant mon opinion sur la nature de ces tubes, mais je discuterai cette question en temps opportun, et je vous présenterai alors des faits qui lui donneront, je l'espère, une solution définitive.

Avant d'aborder la deuxième période de cet historique, je dois vous parler encore d'un travail qui marque la fin de la première. Il contient tous les faits qu'il était possible de reconnaître avec les méthodes que l'on possédait alors. C'est le plus complet qui ait paru avant l'application du nitrate d'argent à l'étude de la cornée.

Dans ce mémoire, publié par His (1) en 1856, vous trouverez l'affirmation la plus complète de la doctrine de Virchow sur les canaux plasmatiques. Vous y re-

(1) His, *Beiträge zur normalen und pathologischen Histologie der Cornea*. Basel, 1856.

marquerez également une affirmation favorable à la théorie de Reichert, à savoir, que la substance de la cornée est divisible en lamelles, mais qu'elle n'est pas fibrillaire.

Le travail de His contient encore une bonne description des nerfs de la cornée, la meilleure qui ait été donnée dans cette première période. Déjà Schlemm avait signalé des nerfs pénétrant de la sclérotique dans la cornée ; plus tard, Bochdalek, Pappenheim, Purkinje, en employant des acides faibles, avaient reconnu que ces nerfs pénétraient bien plus avant que Schlemm ne l'avait dit, et qu'ils formaient un réseau dans l'épaisseur de la cornée. Pappenheim avait même indiqué l'existence sur leur trajet de noyaux qu'il considérait comme des noyaux du névrilème. His estime que ces noyaux pourraient bien appartenir à des cellules ganglionnaires. Les nerfs de la cornée se termineraient ainsi pour lui par un plexus portant des cellules nerveuses à ses points nodaux.

L'opinion de His fut combattue par Remak (1). Néanmoins elle a été reprise et mise en avant de nouveau par des auteurs récents. Quelques-uns ont considéré ces cellules comme des centres d'innervation auxquels se rattacheraient même des mouvements réflexes.

Deuxième période ou période de l'argent. — La deuxième période, que je désigne sous le nom de période de l'argent, commence en 1860.

Le nitrate d'argent avait été, il est vrai, appliqué déjà plusieurs années auparavant à l'étude de la cornée, puisque c'est en 1854 que Coccius fit faire à Flinzer,

(1) Voyez la note de Remak dans les *Archives de Müller*, 1856, p. 472.

l'un de ses élèves, une thèse inaugurale sur cette question. Mais à cette époque les connaissances sur la structure de la cornée étaient encore trop incomplètes pour permettre de comprendre les résultats obtenus au moyen du nitrate d'argent. Aussi Coccius et Flinzer croyaient-ils que ce réactif détruisait toutes les cellules de la cornée et que les figures que l'on aperçoit après son action étaient des produits artificiels.

En 1860 parut, dans les *Archives de Virchow*, le premier mémoire de Recklinghausen sur l'imprégnation au moyen du nitrate d'argent. Ce mémoire est très court, je vais vous en donner lecture :

« *Méthode pour distinguer les uns des autres les objets microscopiques creux ou pleins.*

» Si l'on place des tissus animaux frais ou mieux en-
» core des tissus desséchés dans des solutions faibles de
» nitrate d'argent, et qu'on les plonge ensuite dans une
» solution faible de chlorure de sodium, on obtient,
» après les avoir exposés à l'action de la lumière, un
» précipité d'argent noir, fin et serré, dans les parties
» qui contiennent surtout des solutions aqueuses, tandis
» que les substances plus solides (substances intercellu-
» laires) ne présentent que des grains dispersés ou une
» coloration diffuse ; elles peuvent même n'être pas mo-
» difiées du tout. Je me réserve de poursuivre ce sujet
» et de déterminer plus exactement la méthode (1). »

(1) Recklinghausen, *Archives de Virchow,* 1860, t. XIX, p. 451.

Comme vous le voyez, ce mémoire ne contient rien qui soit spécialement relatif à la cornée, mais son titre seul a exercé et exerce encore aujourd'hui une influence considérable sur la manière de comprendre la structure de cet organe.

En 1861, His écrit à Virchow une lettre (1) destinée à être publiée dans son journal. Il lui rappelle que déjà en 1857 il lui avait montré des cornées traitées par le nitrate d'argent et présentant des dépôts intracellulaires et extracellulaires (ce que nous appellerions aujourd'hui des imprégnations positives et négatives). D'après His, le dépôt intracellulaire se ferait dans l'intérieur de cellules creuses et anastomosées. Il se rattache donc encore à la théorie de la cellule plasmatique de Virchow.

En 1862, Recklinghausen fit paraître un grand travail « sur les vaisseaux lymphatiques et leurs rapports avec le tissu conjonctif (2) ».

Ce mémoire contient un grand nombre d'observations relatives à la cornée et appliquées au tissu conjonctif en général. La conclusion à laquelle Recklinghausen est amené, c'est que la cellule plasmatique de Virchow n'existe pas en réalité. Il ne s'exprime pas, il est vrai, aussi nettement, ne pouvant contredire trop directement les idées de son maître ; mais il interprète d'une manière toute différente les images qui avaient donné naissance à la conception de la cellule plasmatique.

(1) His, *Ueber das Verhalten des salpetersauren Silberoxyds zu thierischen Bestandtheilen* (*Arch. de Virchow*, t. XX, p. 207).

(2) Recklinghausen *Die Lymphgefässe und ihre Beziehung zum Bindegewebe*. Leipzig, 1862.

Dans le tissu de la cornée (et partant, dans le tissu conjonctif en général) seraient creusés des espaces sans parois propres et cependant nettement délimités. Ces espaces, reliés entre eux par des canaux de même nature, les canalicules du suc (*Saftkanälchen*), contiendraient dans leur intérieur les cellules proprement dites. Recklinghausen ajoute que, ces cellules n'ayant pas de membrane limitante, on ne saurait comprendre comment leur réunion pourrait constituer un système canaliculé.

Pour se rendre mieux compte des conditions dans lesquelles Recklinghausen imagina sa théorie des canaux du suc, il est essentiel de savoir que peu de temps aupavant avait paru un travail qui avait fait en histologie une petite révolution. C'est le mémoire de Max Schultze « sur le corpuscule musculaire et sur ce que l'on doit appeler une cellule (1) ».

Dans ce mémoire, Max Schultze, partant de l'analyse des noyaux que l'on observe dans l'intérieur des faisceaux musculaires et qui correspondent évidemment à des cellules, entre dans des considérations sur la notion de la cellule en général. Il reconnaît que la définition de Schwann, d'après laquelle toute cellule posséderait une membrane d'enveloppe contenant la substance cellulaire et le noyau, n'est plus en rapport avec les observations modernes; citant quelques exemples bien connus, il montre qu'il est absolument nécessaire de modifier cette définition, attendu qu'en réalité elle ne peut plus servir. La cellule n'a pas nécessairement une membrane ; le

(1) Max Schultze, *Ueber Muskelkoerperchen und das, was man eine Zelle zu nennen habe* (*Arch. de Müller*, 1861, p. 1).

noyau et le protoplasma sont ses seules parties essentielles, et l'on doit définir la cellule : une masse protoplasmique contenant un noyau. Cette notion nouvelle de la cellule existait donc dans la science quand Recklinghausen fit son travail, et édifia sa conception des canalicules du suc.

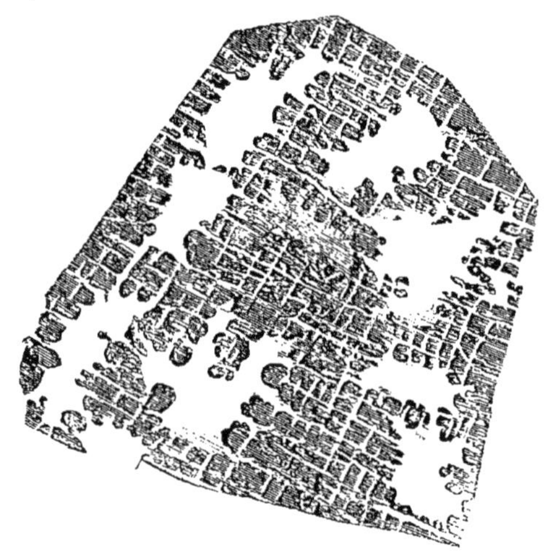

Fig. 2. — Cornée de la *Rana esculenta* traitée par le nitrate d'argent. Imprégnation négative.

Cette conception était fondée sur l'observation de la cornée, et surtout de la cornée de la grenouille traitée par le nitrate d'argent et ayant subi l'imprégnation négative ou extracellulaire. C'est l'imprégnation qui se produit le plus fréquemment : les cellules restent ménagées en blanc sur un fond coloré en brun par le dépôt d'argent.

J'ai disposé sous un de ces microscopes une cornée de grenouille ainsi imprégnée (fig. 2). Il n'est peut-être pas d'image microscopique qui soit plus nette et plus séduisante. Les prolongements des cellules, dont la blancheur tranche sur le fond plus ou moins coloré de la préparation, font absolument l'impression de canaux creusés dans une substance homogène; en les examinant, vous vous expliquerez sans peine comment Recklinghausen a été amené à sa théorie.

Bien qu'elle conduisît à la négation de la cellule plasmatique, cette théorie ne modifiait cependant pas la conception physiologique de Virchow. Au réseau des cellules plasmatiques se substituait le réseau des canalicules du suc, qui, comme le premier, servait d'origine aux vaisseaux lymphatiques.

Je dois vous dire par avance que la doctrine de Recklinghausen, qui n'a pas été adoptée aussi universellement que celle de Virchow, a eu sur la marche de la science une influence heureuse. Elle a ébranlé la première la doctrine des cellules plasmatiques et contribué pour une forte part à la renverser. Il est vrai que, si elle l'a poussée dans la tombe, elle y a disparu également, et toutes deux aujourd'hui n'appartiennent plus qu'à l'histoire.

Je passe à un second mémoire que His publia en 1862 pour défendre les idées de Virchow contre les attaques de Recklinghausen (1).

Après avoir confirmé les faits contenus dans sa première note, l'auteur cherche à établir les conditions dans lesquelles il faut se placer pour obtenir des dépôts

(1) His, *Ueber die Einwirkung des salpetersauren Silberoxyds auf die Hornhaut* (*Schweizerische Zeitschrift für Heilkunde*, t. II, 1862).

d'argent intracellulaires ou extracellulaires, en d'autres termes des imprégnations positives ou négatives. Il avait cru d'abord que les dépôts extracellulaires étaient produits par des solutions fortes de nitrate d'argent, tandis qu'en opérant avec des solutions faibles on obtenait plutôt le dépôt intracellulaire; mais les exceptions à cette règle devinrent bientôt si nombreuses, qu'il dut renoncer à sa première opinion.

Le moyen qu'il donne pour obtenir une imprégnation positive est le suivant : lorsque l'on a produit dans une cornée une imprégnation négative, on la met à macérer dans une solution faible d'acide chlorhydrique ou de chlorure de sodium. Au bout d'un certain temps, le dépôt d'argent devient intracellulaire.

His reprend ensuite la défense de la cellule plasmatique. Il soutient que le dépôt dit intracellulaire se fait bien en réalité à l'intérieur de cellules creuses et non dans des canaux du suc. Pour le prouver il emploie une méthode dont j'aurai l'occasion plus tard de vous montrer les résultats. Il place une cornée de bœuf dans un mélange à parties égales d'acide sulfurique et d'eau, et il constate qu'au bout de quelques heures la cornée ramollie ne montre plus que la lame élastique antérieure et un réseau cellulaire. La cornée contiendrait donc bien un réseau de cellules plasmatiques et non un système de canaux, puisque ce réseau persiste lorsque toute la substance fondamentale est dissoute.

J'arrive maintenant à un travail qui contient des faits d'une haute importance et qui suffirait à lui seul à consacrer la réputation d'un homme de science, d'autant plus que la voie qu'il frayait était absolument nouvelle : c'est le mémoire de Recklinghausen sur les corpuscules du pus et du tissu conjonctif (1).

Dans ce travail est signalée pour la première fois la migration des éléments cellulaires dans les tissus. C'est à Recklinghausen que nous devons la connaissance de ce fait aujourd'hui banal, mais que l'on ne soupçonnait pas avant 1863. Je suis heureux de l'occasion qui s'offre à moi de rendre justice à un savant dont j'honore profondément la conscience, la bonne foi et l'assiduité.

La connaissance de la migration des cellules a changé de fond en comble les théories histologiques et remis sur le tapis la plupart des questions d'histogenèse. Or, c'est dans la cornée de la grenouille que Recklinghausen l'a observée d'abord. Ce fait vient s'ajouter à ceux dont je vous ai parlé antérieurement pour vous montrer combien les recherches que l'on a entreprises jusqu'ici sur la cornée ont été fructueuses et vous faire comprendre pourquoi je donne un si grand développement à son étude.

La migration cellulaire n'a pu être découverte que grâce à la création d'une méthode nouvelle, qui permet d'observer des tissus vivants pendant plusieurs heures de suite.

Si l'on plaçait simplement des fragments de tissu entre la lame et la lamelle, ils se dessécheraient rapidement, et, si l'on cherchait à les mettre à l'abri de l'évaporation en bordant la préparation avec de la paraffine

(1) Recklinghausen, *Ueber Eiter und Bindegewebskörperchen* (*Arch. de Virchow*, 1863, t. XXVIII, p. 157).

ou tout autre mastic, il n'y aurait bientôt plus une quantité suffisante d'oxygène pour maintenir l'activité et la vie des éléments que l'on se propose d'étudier.

Pour faire une observation de longue durée sur des tissus vivants, il fallait donc les conserver dans leur propre plasma et les empêcher de se dessécher, tout en leur laissant une provision suffisante d'oxygène.

Ces conditions sont réalisées au moyen de la chambre humide. Voici celle que Recklinghausen a imaginée d'abord et qui a été employée par lui et par ses successeurs immédiats. Elle se compose, comme vous le voyez, d'un anneau de verre soudé sur une lame porte-objet. Autour de cet anneau on applique un tube de baudruche dont l'autre extrémité est fixée autour de l'objectif.

Le tissu placé sur le porte-objet dans son propre plasma se trouve ainsi mis à l'abri de l'évaporation, tout en restant en contact avec une certaine quantité d'air atmosphérique. Il va sans dire qu'il faut faire usage d'un objectif à immersion, puisqu'il doit baigner dans le plasma qui contient le fragment de tissu ou les éléments qu'il s'agit d'observer. Je n'insiste pas sur la description de cette chambre humide; vous la trouverez figurée dans tous les traités techniques d'histologie.

Le travail de Recklinghausen a surtout pour objet, comme je vous l'ai dit, la cornée de la grenouille. L'auteur commence par étudier la cornée enflammée. Il la place, la face postérieure en haut, dans la chambre humide, baignant dans une goutte d'humeur aqueuse dans laquelle vient plonger l'objectif. Il y reconnaît la présence de deux espèces de cellules : les unes, fixes, étoilées, correspondant aux corpuscules de Toynbee ; les autres, migratrices, tout à fait semblables aux cellules lymphatiques et douées de mouvements amiboïdes aussi marqués que ceux que présentent les cellules dans la lymphe de la grenouille. Il remarque que ces cellules circulent au sein de la cornée aussi facilement, plus facilement peut-être, que dans une préparation de lymphe entre deux lames de verre.

La facilité avec laquelle s'opère cette migration tiendrait, d'après Recklinghausen, à ce que les cellules migratrices cheminent dans des voies creusées d'avance, les canaux du suc, et ce fait apporterait par là même une confirmation de l'existence de ces canaux.

Si vous examinez les dessins que Recklinghausen donne de la cornée dans les planches annexées à son travail, vous distinguerez facilement les deux sortes de cellules dont je viens de vous parler. Mais, si vous cherchez à vous rendre compte du trajet parcouru par les cellules migratrices, vous reconnaîtrez qu'elles occupent des espaces tout à fait différents de ceux qui sont réservés aux cellules fixes, et que dès lors elles ne parcourent pas nécessairement des canaux dans lesquels ces dernières seraient comprises.

Recklinghausen fait remarquer encore que les figures réservées en blanc dans l'imprégnation négative au nitrate d'argent ne correspondent pas exactement à la forme des cellules fixes observées à l'état vivant. Elles seraient toujours un peu plus étendues. Il resterait donc entre les cellules et les canaux qui les contiennent des espaces qui ne seraient autre chose que les canaux du suc.

Enfin Recklinghausen essaye de répondre à l'argument que His a tiré de l'isolation d'un réseau cellulaire par l'acide sulfurique. Il a reconnu, dit-il, qu'une solution de phosphate de soude à 4 pour 100 détermine le retrait des cellules fixes, dont les prolongements rentrent dans la masse protoplasmique ; or, si, après l'action du phosphate de soude et la rétraction de tous les prolongements cellulaires, on fait agir sur la cornée le mélange d'acide sulfurique et d'eau, on obtient encore le réseau complet que His regarde comme un réseau cellulaire. Ce réseau serait donc simplement le réseau des canalicules du suc dans lesquels l'acide sulfurique a déterminé un précipité.

Poursuivant ses recherches sur les cellules migratrices, Recklinghausen se demanda si elles s'étaient formées dans la cornée aux dépens des cellules fixes, ou si au contraire elles y étaient venues du dehors. Pour résoudre cette importante question, il entreprit toute une série d'expériences qui depuis lors ont été répétées bien souvent.

Détachant la cornée d'une grenouille, il l'introduisit dans le sac lymphatique dorsal de l'animal. Au bout de quelques jours, il l'en retira et, l'examinant au microscope, constata qu'elle renfermait un grand nombre de cellules migratrices.

Pour savoir si ces cellules migratrices ne s'étaient pas formées aux dépens des cellules fixes de la cornée, Recklinghausen modifia son expérience. Il laissa mourir tous les éléments cellulaires d'une cornée, il laissa même pourrir une cornée avant de l'introduire dans le sac lymphatique. Lorsqu'il l'en retirait, il la trouvait encore toute remplie de cellules migratrices.

Recklinghausen fut conduit ainsi à admettre que les cellules migratrices viennent du dehors et ne sont autres que des cellules lymphatiques. Pour le démontrer d'une façon plus complète, il imagina l'expérience suivante. Il injecta du vermillon en poudre dans le sac lymphatique dorsal d'une grenouille, quelques heures avant d'y introduire la cornée. Lorsqu'il en retira cette membrane plusieurs jours après, il constata que les cellules migratrices qui s'y trouvaient contenaient des grains de vermillon. Elles étaient donc bien évidemment venues de la lymphe.

Je reviendrai plus tard sur les découvertes de Recklinghausen et je passe à un autre travail à peu près de la même époque : le mémoire de Kühne sur le protoplasma et la contractilité (1).

La partie de ce mémoire où il est question de la cornée, la seule qui m'occupera ici, contient des faits très extraordinaires. Certains auteurs les admettent sur l'autorité de Kühne, les autres les nient absolument, parce qu'ils n'ont pu les vérifier. Tout étranges qu'ils soient, ces faits méritent d'appeler l'attention. Je suis convaincu que Kühne est de bonne foi, et qu'il a vu ou du moins cru voir ce qu'il décrit et figure. Il est donc important de contrôler sérieusement les assertions de cet auteur.

(1) W. Kühne, *Untersuchungen ueber das Protoplasma und die Contractiität.* Leipzig, 1864.

et, s'il a été la victime d'une illusion, il faut en rechercher la cause.

Pour étudier la cornée, Kühne emploie la chambre humide de Recklinghausen. On trouve dans son mémoire quelques détails intéressants sur la manière d'opérer. La cornée est enlevée avec une lancette ou un couteau à cataracte, après que l'on a recueilli au moyen d'un tube de verre effilé une quantité d'humeur aqueuse suffisante pour l'y baigner. Elle est placée dans la chambre humide, convenablement étalée dans la goutte d'humeur aqueuse et disposée la face profonde en haut.

D'après Kühne, cette manipulation a irrité les éléments cellulaires, et, si on les examine immédiatement après, ils sont revenus sur eux-mêmes et présentent la forme en fuseau.

Au bout de deux ou trois heures, l'irritation ayant cessé de faire sentir son influence, les cellules s'étendent et se montrent alors avec leur forme étoilée. Si, à ce moment, on enlève la cornée de la chambre humide et que, par une manipulation un peu brusque, on irrite de nouveau les cellules, elles reprennent la forme en fuseau; après quelques heures de repos, elles présentent de nouveau leur forme étoilée normale.

Si l'on soumet la cornée disposée sur le porte-objet à l'action d'un courant d'induction qui ne soit pas trop intense, on voit les cellules revenir sur elles-mêmes.

Dans une autre partie de son mémoire, Kühne s'occupe des nerfs de la cornée. Il décrit leurs plexus et leurs branches; de leurs derniers rameaux partiraient des fibrilles dont on verrait quelques-unes se terminer dans le protoplasma des cellules de la cornée en se fondant avec lui. Toutes les cellules ne recevraient pas directement une fibre nerveuse, mais, comme elles sont toutes en relation les unes avec les autres par leurs prolongements, il suffirait que quelques-unes d'entre elles fussent en communication avec des nerfs pour que l'excitation portée sur ces derniers pût exercer son action sur tout le réseau cellulaire.

Enfin, dans une troisième partie, Kühne s'occupe de l'action des nerfs sur le protoplasma. Il se demande quelle est la nature des cellules de la cornée. Elles ne sont pas des cellules conjonctives ; elles ne sont pas des cellules nerveuses, puisqu'elles sont contractiles ; elles doivent donc être placées hors cadre (p. 146). Je ne comprends pas pourquoi Kühne n'en fait pas simplement des cellules musculaires, d'autant plus qu'il essaye d'appliquer aux nerfs de la cornée le fait que Pflüger avait découvert pour les nerfs moteurs en général, c'est-à-dire qu'ils sont d'autant plus excitables que l'on agit sur eux dans un point plus éloigné de leur terminaison.

Dans le but de déterminer si cette loi est vraie pour les nerfs de la cornée, il pratique successivement l'excitation sur un fragment de la sclérotique adhérent à la cornée et contenant des nerfs, et sur la cornée elle-même. Il arrive à cette conclusion, qu'en opérant sur le nerf il faut, pour faire contracter ces cellules, un courant moins puissant que lorsqu'on agit sur la cornée directement.

Comme il n'est pas possible de distinguer les nerfs des prolongements cellulaires avec lesquels ils se confondent, Kühne cherche à déterminer s'ils ne seraient pas contractiles comme les cellules. Il croit reconnaître que certaines varicosités qu'ils présentent se déplacent peu à peu, et il en conclut à la contractilité des nerfs. Il y aurait ainsi dans la cornée trois espèces d'éléments motiles : les cellules migratrices, les cellules fixes et les nerfs.

CINQUIÈME LEÇON

(9 décembre 1878)

Revue historique des travaux sur la cornée.

Hoyer (1865). Nature endothéliale des cellules de la cornée. — *Hoyer* (1866). Plexus nerveux de la cornée. Pénétration des nerfs dans l'épithélium antérieur.

Troisième période, période de l'or : Cohnheim (1866). Terminaison des nerfs à la surface de l'épithélium antérieur. Plexus nerveux dans la membrane de Bowman. — *Kölliker* (1866). Confirmation et critique des résultats obtenus par Cohnheim. — *Cohnheim* (1867). — *Engelmann* (1867). Observations sur la cornée à l'état vivant à l'aide d'une nouvelle chambre humide. — *C. Fr. Müller* (1867). Mécanisme de production des tubes de Bowman. — *Schweigger-Seidel* (1869).

Origine de la conception des crêtes d'empreinte. — *Waldeyer* (1874), *Fuchs* (1876), *Swaen* (1876).

MESSIEURS,

Dans la dernière leçon, continuant la revue historique des travaux sur la cornée, j'étais arrivé à la période que j'ai appelée période de l'argent. Deux courts mémoires, l'un de His, l'autre de Recklinghausen, ont ouvert cette période. De la lecture de ces mémoires et des renseignements que l'on peut obtenir dans le monde histologique, il résulte que, si His n'a pas la priorité de la publication, c'est lui néanmoins qui a fait les premières préparations de la cornée à l'argent. Il rappelle, en effet, dans une lettre à Virchow, que déjà en 1858 il lui a montré des imprégnations positives et négatives de la cornée. Kölliker affirme même avoir vu les préparations de His un an auparavant.

Du reste, cette question de priorité a perdu aujourd'hui toute son importance. Les deux auteurs dont il s'agit ont fait depuis lors des travaux si remarquables et ont acquis une notoriété telle, que cela ne pourrait pas ajouter grand'chose à la réputation de l'un ou de l'autre.

Je ne reviendrai pas sur les mémoires successifs de His et de Recklinghausen. Vous avez vu comment His essaya de défendre la cellule plasmatique de Virchow contre la théorie nouvelle des canalicules du suc. Je vous ai montré aussi comment l'examen de la cornée vivante conduisit Recklinghausen à l'importante découverte de la migration des cellules lymphatiques, et comment il établit par des expériences ingénieuses que les cellules migratrices pénètrent du dehors dans la cornée.

J'ai commencé à vous parler des observations de Kühne, d'après lesquelles les cellules de la cornée seraient douées de contractilité.

A propos de l'action des nerfs sur ces cellules, Kühne soutient qu'il suffit de la communication d'un petit nombre de cellules avec des fibrilles nerveuses pour que tout le réseau cellulaire soit innervé, grâce à la communication des cellules entre elles par leurs prolongements. Mais, lorsque sous l'influence d'une irritation mécanique ou électrique ces cellules se rétractent et retirent à elles leurs prolongements, leurs communications se trouvent interrompues, et l'influx nerveux ne pourrait plus se transmettre. Kühne a prévu cette objection que l'on ferait à sa théorie, et voici sa réponse : «Dans les parties d'où les prolongements cellulaires se sont retirés se trouve une couche capillaire liquide, invisible mais suffisante pour transmettre de cellule à cellule l'incitation motrice. »

Cette couche liquide correspondrait donc, d'après Kühne, au nerf lui-même, puisqu'elle en remplit la fonction. Admettre une pareille opinion serait consentir au renversement de toutes les connaissances acquises en histologie et en physiologie. Il ne saurait être permis à un histologiste, sous prétexte qu'il étudie des éléments microscopiques, de tenir aussi peu de compte des grands faits d'anatomie et de physiologie. Si l'hypothèse de Kühne était vraie, il suffirait, après la section transversale d'un nerf, de mettre en contact les deux surfaces de la section pour que la communication fût aussitôt rétablie entre les centres et les organes sensitifs ou contractiles de la périphérie, car il y aurait alors entre les tubes nerveux divisés une couche capillaire liquide invisible, semblable à celle que Kühne suppose capable de transmettre l'incitation motrice aux cellules de la cornée.

Je suis l'ordre chronologique. En 1865, je trouve dans la littérature histologique un important mémoire de Hoyer (1).

Bien que le titre de ce mémoire ne l'indique pas,

(1) Hoyer, *Ein Beitrag zur Histologie bindegewebiger Gebilde* (*Archiv. de Müller*, 1865, p. 204).

Hoyer s'y occupe spécialement de la cornée. Des études antérieures faites à l'aide du nitrate d'argent sur les corpuscules de Pacini lui avaient démontré que chacune des capsules qui forment l'enveloppe de ces corpuscules possède un revêtement endothélial, dont les limites cellulaires sont nettement marquées par le dépôt d'argent. Ayant traité de la même façon la cornée de jeunes chats, il vit dans les couches postérieures de cette membrane des taches claires contenant un noyau et séparées les

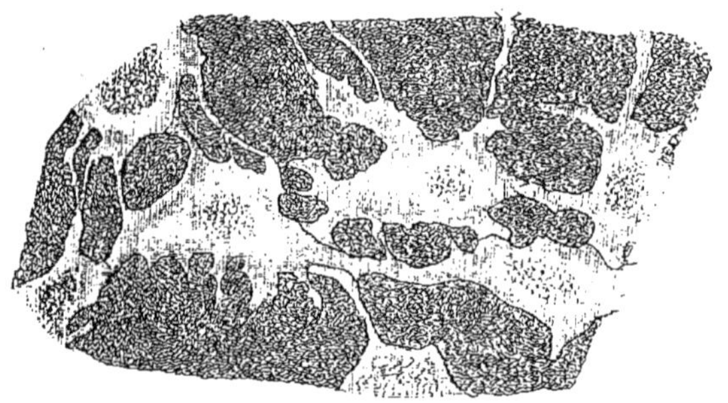

Fig. 3. — Cornée d'un jeune chat, imprégnée par le nitrate d'argent, vue par sa face postérieure. L'épithélium de la membrane de Descemet a été enlevé. Les cellules fixes de la cornée, ménagées en blanc, s'anastomosent par des prolongements sur lesquels on distingue des lignes noires, trace de la limite des cellules.

unes des autres par des lignes noires analogues à celles qui séparent, après le traitement par l'argent, les cellules des endothéliums et des épithéliums. Séduit par l'analogie que présentaient ces figures avec celles qu'il avait observées sur les corpuscules de Pacini, Hoyer pensa que les cellules de la cornée étaient des cellules endothéliales qui revêtaient les différentes lames de cet organe.

J'ai vérifié le fait annoncé par Hoyer. Sous un de ces microscopes, vous pourrez observer une cornée de jeune chat, vue par sa face postérieure après avoir été imprégnée par le nitrate d'argent. Vous y verrez des figures réservées en clair (fig. 3), séparées les unes des autres par de simples lignes intercellulaires telles que Hoyer les a décrites.

Troisième période ou période de l'or. — Je passe, et j'arrive à l'année 1866, à laquelle commence ce que j'ai appelé la période de l'or. A ce moment la plupart des faits relatifs à la structure de la cornée étaient bien établis, mais la constitution des cellules était encore en discussion ; elle a continué à être discutée, comme vous allez le voir, pendant toute la période de l'or. Aujourd'hui même, bien que l'on ait fait de notables progrès dans leur connaissance, on n'est pas encore fixé sur leur nature.

L'emploi de la méthode de l'or souleva une autre question importante, celle de la terminaison des nerfs dans la cornée et surtout dans l'épithélium antérieur de cette membrane.

Un nouveau travail de Hoyer peut servir de transition entre la période de l'or et la période précédente (1).

Hoyer commence par rappeler ce que l'on sait sur les nerfs de la cornée. Il confirme l'existence du plexus nerveux qui occupe toute l'étendue de cette membrane et qui avait déjà été décrit par les auteurs antérieurs et en particulier par His. Puis il emploie pour étudier ces nerfs une série de réactifs divers : acide chromique,

1) Hoyer, *Ueber den Austritt von Nervenfasern in das Epithel der Hornhaut* (*Archiv. de Müller*, 1866, p. 180).

acide chlorhydrique, nitrate d'argent, alcool, iode, iodure de potassium, etc. Je ne saurais entrer dans le détail de tous les procédés dont il s'est servi. Il me suffira de vous dire que d'abord il a examiné la cornée à plat, par sa face postérieure. Il a reconnu que du plexus décrit par His partaient des fibres nerveuses se dirigeant directement en avant, que ces fibres traversaient la membrane de Bowman et allaient se perdre dans l'épithélium antérieur. Il a observé aussi que les points où ces fibres nerveuses perforent la lame élastique antérieure sont distribués avec une certaine régularité, et qu'au delà, dans leur trajet sous-épithélial, les nerfs sont logés dans des sortes de gouttières creusées à la face antérieure de la membrane de Bowman.

Sur des coupes transversales, Hoyer a constaté également que les fibres nerveuses perforent la membrane basale antérieure et cheminent entre les cellules épithéliales. Mais il avoue qu'il les perd de vue à ce niveau et n'a pu les suivre plus loin dans leur trajet. Il fait cependant une hypothèse à leur sujet : elles ne se termineraient pas dans les cellules épithéliales, mais entre elles.

Si vous vous rappelez la théorie de Hensen que je vous ai exposée dans une de mes premières leçons, vous comprendrez l'importance de cette opinion de Hoyer. Il l'a fondée principalement sur ce qu'il n'existe pas dans l'épithélium de la cornée de cellules spéciales qui pourraient correspondre à des terminaisons nerveuses.

Dans le courant de la même année, Cohnheim fit

sur les nerfs de la cornée une communication préalable de quelques pages seulement dans le *Centralblatt* (1).

Stimulé, dit-il, par les travaux de Hoyer, et voulant étudier à son tour la terminaison des nerfs dans la cornée et spécialement dans son épithélium antérieur, il se mit tout d'abord à la recherche d'une meilleure méthode. Sachant que l'or se réduit comme l'argent en présence des matières organiques, il eut l'idée d'appliquer les sels d'or à l'étude de la cornée. Sa tentative fut couronnée de succès.

La méthode nouvelle que Cohnheim a introduite ainsi en histologie a déjà donné de très bons résultats; ils ne sont pas constants, parce que les procédés d'application sont encore imparfaits; néanmoins cette méthode est appelée à un grand avenir.

Cohnheim commença par vérifier l'exactitude des faits annoncés par Hoyer. Il vit comme lui les fibres nerveuses se diriger vers la membrane de Bowman et la perforer pour pénétrer dans l'épithélium, mais, grâce à la supériorité de sa méthode, il put suivre les fibrilles, nerveuses dans leur trajet entre les cellules épithéliales, et les vit se terminer à la surface de l'épithélium par un bouton qui flotterait librement dans le liquide lacrymal.

Cohnheim crut reconnaître également que les nerfs s'infléchissent au niveau de la membrane de Bowman et forment un réseau nerveux dans l'intérieur même de

(1) Cohnheim, *Ueber die Endigung der sensiblen Nerven in der Hornhaut der Säugethiere* (*Centralblatt*, 1866, p. 401).

cette membrane, qu'il proposa de désigner pour cela sous le nom de *stratum nervosum*.

Quelques mois plus tard et dans la même année, Kölliker, qui, dès l'apparition du travail de Cohnheim, s'était mis à en contrôler les résultats, publia un mémoire (1) dans lequel il reconnut l'exactitude de la plupart des faits annoncés par cet histologiste. Il vit comme lui les fibrilles nerveuses se terminer par un bouton au niveau de l'épithélium antérieur; seulement, au lieu de flotter librement dans le liquide lacrymal, ce bouton serait situé entre les cellules de la couche épithéliale superficielle. Quant au réseau nerveux, il se trouverait, non pas à l'intérieur de la membrane de Bowman, comme l'avait dit Cohnheim, mais à sa surface antérieure. Enfin, Kölliker décrivit encore chez la grenouille un plexus nerveux profond, situé en avant de la membrane de Descemet.

L'année suivante, Cohnheim (2) fit paraître un mémoire assez étendu dans lequel il donna un exposé complet de sa méthode et des résultats qu'elle lui avait permis d'obtenir.

Une cornée tout à fait fraîche est plongée dans une solution de chlorure d'or à 1 pour 200. La durée de l'immersion doit varier suivant les animaux : pour la cornée de la grenouille il suffit d'un quart d'heure, tandis que pour une cornée de lapin il faut attendre une

(1) Kölliker, *Ueber die Nervenendigungen in der Hornhaut* (*Würzb. nat. Zeitschrift*, 1866).

(2) Cohnheim, *Ueber die Endigung der sensiblen Nerven in der Hornhaut* (*Arch. de Virchow*, 1867, t. XXXVIII, p. 343).

heure. La cornée est ensuite placée dans l'eau distillée légèrement acidifiée (deux gouttes d'acide acétique pour 40 grammes d'eau) et abandonnée à la lumière jusqu'à la réduction du sel d'or qui s'effectue en un ou deux jours. Cohnheim a obtenu les meilleurs résultats sur la cornée du cochon d'Inde ; il soutient que chez cet animal l'imprégnation d'or réussit toujours si l'on a soin d'acidifier suffisamment le liquide dans lequel s'opère la réduction.

Après avoir indiqué sa méthode, Cohnheim revient sur les faits qu'il avait signalés dans sa communication préalable.

Je laisse de côté un grand nombre de détails pour ne pas trop allonger cette notice historique. J'ajouterai seulement que Cohnheim critique vivement le travail de Kölliker : il reproche à cet histologiste de l'avoir exécuté dans un temps trop court, ce qui, avouons-le, est une insinuation tendant à faire croire que Kölliker s'est par trop inspiré des recherches nouvelles de Cohnheim lui-même ; il réplique enfin que, si les boutons terminaux sont en effet quelquefois situés dans l'épaisseur de la couche épithéliale, ils sont le plus souvent sus-épithéliaux. Enfin le réseau profond de Kölliker ne serait autre que celui qui avait été décrit antérieurement par Kühne.

Comme on devait s'y attendre, Kölliker ne laissa pas sans réponse les insinuations peu bienveillantes de Cohnheim, et, dans la deuxième édition française de son *Traité d'histologie*, nous lisons à la page 849 : « L'étude des nerfs de la cornée est entrée dans une phase toute nouvelle par suite des recherches de Hoyer et de Cohnheim, dont les premières communications furent bientôt étendues par moi, par Cohnheim lui-même et par Engelmann. J'ai reconnu volontiers le grand mérite que Cohnheim s'est acquis dans cette circonstance, et, si j'ai critiqué les points sur lesquels Cohnheim s'était d'abord trompé, c'est sans personnalité. D'autant plus inexcusable me paraît être le ton que Cohnheim a pris vis-à-vis de moi dans son grand travail. Un tel procédé serait même inconvenant si je m'étais trompé; mais, comme Cohnheim s'est vu dans la nécessité de se ranger à mon avis sur tous les points controversés, sa manière d'agir a été en même temps imprudente. »

La discussion sur la nature des corpuscules fixes de la cornée était loin d'être épuisée. Engelmann la reprit dans un mémoire important qu'il fit paraître en 1867 (1). Il se servit pour étudier la cornée de la méthode de Recklinghausen, mais il perfectionna la chambre humide de cet auteur et la rendit beaucoup plus commode. Voici une chambre humide analogue à celle construite par Engelmann spécialement pour l'observation de la cornée. Elle se compose, comme vous le voyez, d'une lame de verre porte-objet sur laquelle est fixée une seconde lame de verre rectangulaire de 2 millimètres environ d'épaisseur et percée à son milieu d'un trou circulaire qui a environ 8 millimètres de diamètre.

Une lamelle appliquée sur cette lame forme couvercle et limite un petit espace clos qui est la chambre humide. Pour s'en servir, on applique la cornée par sa face pos-

(1) Engelmann, *Ueber die Hornhaut des Auges*. Leipzig, 1867.

térieure contre la lamelle de verre; puis on renverse celle-ci par-dessus la chambre humide, et on la fixe au moyen de la paraffine. La cornée se trouve ainsi à l'abri de l'évaporation, en rapport avec une quantité suffisante d'oxygène, à portée de l'observation au moyen des plus forts grossissements, et cela sans aucun danger d'être comprimée.

L'appareil d'Engelmann est de tous points excellent pour l'examen de la cornée. Aussi cet auteur a-t-il pu, avec son secours, faire de la cornée vivante une étude beaucoup plus complète que ses prédécesseurs. Il fait remarquer d'abord qu'au moment où l'on vient de disposer la cornée dans la chambre humide, les corpuscules ne se voient que d'une manière très imparfaite; mais, lorsque la membrane a séjourné un certain temps dans ce milieu, ils deviennent plus nets et finissent par se montrer avec tous les détails de leurs prolongements qu'il était impossible d'observer d'abord.

Ce fait est exact et très facile à vérifier. En revanche, il est encore tout à fait inexpliqué; lorsque nous aborderons à notre tour l'étude expérimentale de la cornée, nous chercherons à nous en rendre compte, et, si je ne puis pas vous en donner la cause précise, je vous présenterai au moins les hypothèses les plus plausibles que l'on peut faire à son sujet.

Engelmann a repris les expériences de Kühne et cherché à vérifier l'exactitude des faits anatomiques et physiologiques signalés par cet auteur. Il n'a pu en reproduire aucun.

Il n'a pas vu le rapport de continuité entre les fibres

nerveuses et les cellules de la cornée; il n'a pas observé le retrait des cellules par l'excitation mécanique ni par l'excitation électrique. Il n'admet donc la réalité d'aucun des faits avancés par Kühne.

Vous voyez que sous ce rapport nous avons devant nous un champ largement ouvert à l'exploration, puisque ces deux auteurs proclament des résultats absolument contradictoires. Nos expériences nous montreront auquel des deux nous devrons donner raison.

Engelmann a fait encore une observation importante au sujet des nerfs de la cornée. S'attachant à l'examen des branches perforantes, il a pu les suivre, en abaissant peu à peu l'objectif, jusqu'au sein de l'épithélium antérieur; ainsi se trouvaient confirmés, d'une façon indiscutable, les résultats obtenus au moyen de la méthode de l'or.

Enfin, Engelmann a suivi avec attention la migration des cellules lymphatiques dans la cornée. Cette observation l'a conduit à des conclusions opposées à celles de Recklinghausen. Il a constaté que, bien loin de cheminer dans des canaux préformés comme le seraient les canaux du suc, ces cellules se meuvent indifféremment dans toutes les directions, qu'elles passent même facilement d'un plan de la cornée dans un autre en écartant les fibres sur leur passage.

Dans cette même année 1867, si féconde en travaux remarquables sur la cornée, parut un mémoire assez considérable de Charles-Frédéric Müller (1). Cet auteur

(1) C. Fr. Müller, *Histologische Untersuchungen über die Cornea* (*Virchow's Arch.*, 1867, t. XLI, p. 110).

a cherché à reproduire les résultats que Leber disait avoir obtenus sur la cornée.

Leber, que je n'ai pas cité à son rang dans cet historique parce que cela m'aurait mené trop loin, était parvenu à injecter en même temps les tubes de Bowman et les canalicules du suc. Il en concluait que les espaces injectés constituaient par leur ensemble un même système canaliculé. C. Fr. Müller proteste contre ces conclusions. D'après lui, les injections interstitielles ne sauraient montrer une disposition normale; elles pénètrent dans des espaces créés artificiellement par l'écartement et le refoulement des fibres.

Je dois attirer votre attention sur ce point; c'est pour la première fois, en effet, que les tubes de Bowman sont considérés comme résultant de l'écartement des fibres qui constituent les lames de la cornée. Quant à la seconde forme d'injections de Leber, Müller pense que cette forme se produit simplement par séparation des lames dans les régions où leur union offre le moins de résistance à la pression du liquide, et c'est à cela que serait due l'apparence de réseau irrégulier que prend la masse injectée, sans qu'il y ait aucun besoin d'admettre l'existence d'espaces limités.

En ce qui regarde les cellules de la cornée, C. Fr. Müller adopte l'opinion soutenue par Engelmann, par His, par Kühne, à savoir, que les figures ménagées par l'argent correspondent bien à des cellules et non pas à des canaux du suc. Il soutient, contre Hoyer, que ces cellules ne sont pas de nature endothéliale.

J'arrive à l'année 1869, dans laquelle a paru un mémoire qui a causé une certaine sensation. C'est un travail long et consciencieux, dû à un histologiste que la science a eu le malheur de perdre trop tôt, Schweigger-Seidel (1).

Ce travail nous intéressera spécialement par les erreurs qu'il contient. Dans cette revue historique, en effet, nous nous proposons non seulement de nous rendre compte de l'état de la science sur un point à une certaine époque, mais encore de relever les erreurs de nos devanciers et d'en reconnaître l'origine, afin d'éviter d'en commettre de semblables lorsqu'à notre tour nous voyagerons dans l'inconnu.

Il nous sera facile avec les notions que nous possédons aujourd'hui de reconnaître l'erreur dans laquelle Schweigger-Seidel est tombé; mais à l'époque où il faisait ses travaux, il était bien difficile de l'éviter.

D'après Schweigger-Seidel, les cellules fixes de la cornée, qu'il a isolées pour en mieux reconnaître la forme, seraient des plaques endothéliales polygonales, munies à leur centre d'un noyau. Autour de ce noyau se trouverait une masse protoplasmique granuleuse de laquelle partiraient des rayons également protoplasmiques qui atteindraient jusqu'aux bords de la plaque endothéliale. Une belle figure, dessinée par Schweigger-Seidel lui-même, illustre et complète cette description.

Cette conception morphologique était nouvelle en ce qui regarde les cellules de la cornée, mais elle n'était

(1) Schweigger-Seidel, *Ueber die Grundsubstanz und die Zellen der Hornaut des Auges* (*Berichte der Sächsischen Gesellschaft*, 1869, p. 305).

point nouvelle en histologie, et je vais vous dire tout de suite où Schweigger-Seidel l'avait puisée. Plus tard, quand nous étudierons les cellules de la cornée, je vous montrerai les images que Schweigger-Seidel a eues sous les yeux et je vous indiquerai à quoi elles correspondent en réalité. Mais voyons d'abord quelle était l'idée préconçue d'après laquelle Schweigger-Seidel a décrit les cellules de la cornée.

Il était déjà établi à cette époque que l'épithélium pulmonaire est composé de cellules placées les unes à côté des autres et venant se rencontrer par leurs angles dans les fossettes intercapillaires. C'est au niveau de ces angles, et dans la dépression de la fossette, qu'elles présentent un noyau logé dans une masse protoplasmique, tandis que tout le reste de la cellule qui s'étend par-dessus les capillaires est réduit à une lame très mince.

Certains auteurs virent dans cette cellule un type, qu'ils transportèrent à tous les endothéliums, et ils considérèrent toute cellule endothéliale comme constituée par une plaque plus ou moins rigide, un noyau et une couche protoplasmique déterminant l'union entre le noyau et la plaque.

C'est ce type que Schweigger-Seidel crut retrouver dans les cellules de la cornée.

Certaines données introduites récemment dans la science semblaient venir encore à l'appui de cette manière de voir. C'est ainsi que Hoyer avait soutenu la nature endothéliale des cellules de la cornée. D'autre part, la description nouvelle que j'avais donnée du tissu conjonctif, en y démontrant par les injections interstitielles de larges cellules plates se moulant à la surface des faisceaux, devait conduire à chercher dans la cornée, cette variété de tissu conjonctif, des cellules analogues.

Pour vous faire saisir les modifications qui se sont produites depuis lors dans la compréhension des cellules de la cornée, il faut que je vous donne des renseignements plus étendus sur les cellules du tissu conjonctif et en particulier sur les cellules des tendons. Dans un premier travail, j'avais annoncé que ces cellules, soudées bout à bout, étaient enroulées sur elles-mêmes de manière à former des tubes. Boll, reprenant ces recherches, démontra qu'elles étaient enroulées autour des faisceaux connectifs, sur lesquels elles étaient exactement appliquées. En les étudiant attentivement, il remarqua qu'elles présentent généralement une ou deux stries qui se colorent fortement par le carmin; il considéra ces stries comme d'une nature particulière et les appela stries élastiques. Dans les travaux ultérieurs, elles furent l'objet de nombreuses discussions. Certains histologistes admirent l'opinion de Boll; d'autres la combattirent; d'autres enfin allèrent jusqu'à nier l'existence même de ces stries.

Lorsque je fis en 1872, non pas ici, mais dans le laboratoire d'histologie des hautes études, annexé alors à la chaire de médecine, une série de leçons sur la technique histologique, je repris l'étude des cellules des tendons et je fus d'abord assez embarrassé pour interpréter les stries élastiques de Boll. Je cherchai un objet sur lequel, les cellules étant dans d'autres rapports avec les faisceaux, on pût remarquer ce que deviendraient ces stries, et je finis par en trouver un excellent dans l'aponévrose fémorale de la grenouille. Cette aponévrose représente, en effet, un tendon plat, facile à examiner, et d'autre part, les deux plans de fibres dont elle est constituée étant perpendiculaires l'un à l'autre, je devais apprécier plus facilement la forme des cellules dans ses rapports avec la disposition des faisceaux connectifs. En étudiant cette membrane, je vis que les cellules y présentaient des stries saillantes analogues aux stries élastiques de Boll, mais que ces stries étaient perpendiculaires entre elles, c'est-à-dire qu'à une strie longitudinale sur une des faces correspondait sur l'autre face une strie transversale. Il fut facile de constater que ces stries, dont la direction se confondait avec celle des faisceaux conjonctifs, n'étaient autre chose que des saillies de la masse cellulaire se moulant dans les interstices de ces faisceaux. Dès lors, je donnai à la strie élastique de Boll le nom de *crête d'empreinte*, destiné à rappeler à la fois sa forme et son origine.

Je ne publiai pas alors ces recherches. En 1873, Grünhagen fit paraître sur les cellules des tendons un mémoire dans lequel il leur décrivit des ailes plus ou moins longues implantées sur leur surface et se logeant à l'état normal dans les interstices des faisceaux tendineux.

Ce fut seulement après un mémoire critique que je fis paraître, en 1874, sur la structure des tendons, mémoire où je discutais la strie élastique de Boll et les ailes cellulaires de Grünhagen, que la notion de la crête d'empreinte se répandit dans le monde histologique.

Je vais vous en donner la preuve. Dans l'article sur la cornée, publié par Rollett dans le Manuel de Stricker, en 1872, il y a une gravure (1) que voici et qui représente les cellules de la cornée manifestées par le chlorure d'or. Je place à côté un dessin que j'ai fait faire ces temps derniers d'une préparation analogue (fig. 4). En exami-

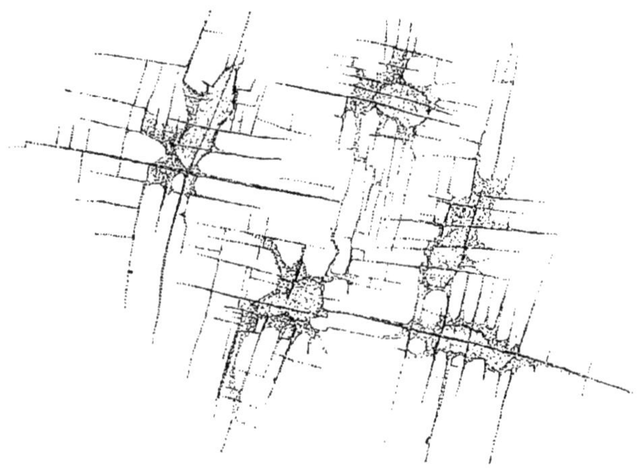

Fig. 4. — Cornée de la grenouille traitée par le chlorure double d'or et de potassium.

nant comparativement la préparation, que je mets également sous vos yeux, vous verrez que Rollett n'a pas dessiné tout ce qu'il voyait. Il y avait certainement dans sa préparation des crêtes d'empreinte comme dans celle que je vous montre, et cependant il n'y en a pas trace dans son dessin.

Depuis lors, la notion de la crête d'empreinte a fait du

(1) Stricker's *Handbuch*, p. 1101.

chemin ; elle s'est étendue à la cornée. Il s'est donc produit là un fait inverse de celui que l'on attendait. Les histologistes pensaient que, grâce à sa minceur et à sa transparence, la cornée était un excellent objet d'étude, qu'on devait y observer facilement tous les détails de structure et obtenir ainsi certaines données qu'on pourrait appliquer ensuite au tissu conjonctif en général. Dans ces derniers temps, on s'est vu obligé, tout au contraire, de transporter à la cornée quelques-unes des notions que l'on avait acquises par l'étude du tissu conjonctif, et c'est ainsi qu'on a été conduit à y reconnaître des crêtes d'empreinte.

Peu de temps après la publication de mon mémoire, Waldeyer les décrivait et les figurait dans son travail sur les cellules du tissu conjonctif (1).

Dans les mémoires de Fuchs (2) et de Swaen (3), publiés tous les deux en 1876, les crêtes d'empreinte sont très nettement dessinées.

Fuchs distingue dans la cornée de la grenouille deux formes de cellules fixes : les unes dont les prolongements rectilignes sont disposés perpendiculairement les uns aux autres, d'où le nom d'*orthoclones* (à rameaux droits) ; les autres dont les prolongements irréguliers se ramifient à la manière des branches d'arbre et auxquelles il donne le nom de *dendroclones*.

Plus tard, lorsque nous examinerons les cellules dans

(1) Waldeyer, *Ueber Bindegewebszellen* (*Arch. f. micr. Anat.* t., XI, p. 176.)

(2) Fuchs, *Ueber die traumatische Keratitis* (*Arch. de Virchow*, 1876, . LXVI, p. 401).

(3) Swaen, *Des éléments cellulaires et des canaux plasmatiques dans la cornée de la grenouille.* Bruxelles, 1876.

la cornée vivante, vous pourrez observer ces deux formes et vous assurer que la description de Fuchs est exacte.

Vous y remarquerez également des cellules en forme d'épieux, pour employer l'expression de Fuchs, cellules qui ont beaucoup préoccupé les pathologistes. Pour Fuchs, comme pour Stricker, ces cellules ne sont autre chose que des cellules migratrices.

Enfin, Fuchs signale l'existence une forme de cellules que j'avais moi-même remarquées depuis des années; car, bien que je n'aie encore rien écrit sur la cornée, il y a longtemps que je m'occupe de la structure de cette membrane. Sur des cornées qui ont été tiraillées, piquées, pincées, ou qui ont été traitées sans ménagements, et dans les points altérés par le traumatisme, les cellules fixes présentent des formes *en oiseaux*, selon l'expression ingénieuse de Retzius, qui les a comparées aux festons que l'on trace dans le ciel sur les paysages pour représenter des oiseaux vus dans le lointain. Tantôt ces cellules font un seul feston de ce genre, tantôt elles en font deux ou trois, et souvent elles affectent des formes encore plus complexes et plus bizarres.

Pour en rechercher l'origine, Fuchs a fait une série d'expériences; elles sont pleines d'intérêt, non seulement en ce qui regarde la structure de la cornée, mais aussi à cause des notions qu'elles nous fournissent sur la constitution des cellules en général et particulièrement sur leur délicatesse. C'est ainsi qu'il suffirait, d'après cet auteur, d'égratigner avec la pointe d'une aiguille la surface de la cornée dans une certaine étendue pour voir se produire, de chaque côté de la ligne ainsi tracée, des cellules en oiseaux.

Le mémoire de Swaen est le meilleur qui ait paru sur les cellules de la cornée. Dans les planches qui l'accompagnent et qui sont exécutées avec beaucoup de soin, vous remarquerez que ces cellules sont figurées avec des crêtes perpendiculaires entre elles et situées, les unes à la face supérieure, les autres à la face inférieure, comme dans les cellules de l'aponévrose fémorale de la grenouille.

SIXIÈME LEÇON

(21 décembre 1878

Revue historique des travaux sur la cornée.

Lipmann (1869). Terminaison des nerfs dans les nucléoles des cellules. — *Lavdowski* (1872). Cellules ganglionnaires aux points nodaux du plexus nerveux. Terminaison des nerfs dans les cellules de la cornée. — *Klein* (1871). — *Hoyer* (1873). — *Rollett* (1872) et *Langerhans* (1873). Forme des cellules de l'épithélium antérieur.
Résumé de la revue historique. — Problèmes à résoudre.

Étude expérimentale de la cornée.

Transparence de la cornée. Conditions de la transparence en général. — La transparence de la cornée ne tient pas à un liquide interposé entre ses différents éléments. — L'opacité de la cornée à la suite de la compression est liée au dérangement de ses parties élémentaires.

MESSIEURS,

Dans la revue rapide que nous avons faite des travaux publiés sur la cornée, j'ai laissé de côté à dessein, et avec l'intention d'y revenir, certains mémoires spécialement relatifs aux nerfs ou à l'épithélium.

Ainsi, Lipmann a publié en 1869 un mémoire sur la terminaison des nerfs dans le tissu propre et dans l'épithélium postérieur de la cornée (1). D'après cet

(1) Lipmann, *Ueber die Endigung der Nerven im eigentlichen Gewebe und im hintern Epithel der Hornhaut des Frosches* (*Archives de Virchow*, t. XLVIII (1869), p. 218).

auteur, les nerfs se termineraient dans les cellules de la cornée, non pas par des branches relativement épaisses comme l'avait dit Kühne, mais par des rameaux d'une ténuité extrême qui, traversant le protoplasma cellulaire et perforant le noyau, iraient aboutir au nucléole.

Cette conception nous paraît aujourd'hui singulière, mais, à l'époque où elle a été émise, elle n'avait rien d'étrange et rentrait assez dans les idées courantes, car déjà Frommann avait fait partir des nucléoles des cellules nerveuses des fibres qui se rendaient dans les cylindres-axes et en constituaient la partie essentielle. De plus, Frankenhaeuser avait fait terminer les nerfs dans les nucléoles des fibres musculaires lisses (1).

On devait donc facilement se laisser aller à voir une disposition analogue dans les cellules de la cornée, d'autant plus que la richesse du réseau nerveux de cette membrane favorise à cet égard toutes les illusions.

Plus récemment enfin, Lavdowski (2), ayant traité par l'or des cornées qu'il avait d'abord soumises à l'injection interstitielle et ayant vu les cellules fixes dans les espaces remplis par la masse à injection, crut avoir établi définitivement l'existence des canaux du suc de Recklinghausen. Il admet, avec His, des cellules ganglionnaires au niveau des points nodaux du plexus nerveux fondamental. Quant à la terminaison des nerfs, elle se ferait, tantôt dans les nucléoles, comme le dit Lipmann, tantôt à la surface même des cellules fixes de

(1) Voy. *Leçons d'anatomie générale* (1877-1878), p. 443.

(2) Lavdowski, *Das Saugadersystem und die Nerven der Cornea* (*Archiv f. micr. Anat.*, 1872, t. VIII).

la cornée, par des plaques spéciales qu'il figure dans ses dessins.

Les fibres sensitives intra-épithéliales d'une part, d'autre part, des fibres motrices se terminant dans les cellules connectives, et enfin les cellules ganglionnaires situées aux points nodaux du plexus fondamental constitueraient un appareil nerveux complet, et l'excitation des nerfs sensitifs de l'épithélium superficiel déterminerait, par l'intermédiaire des cellules ganglionnaires, des mouvements réflexes dans les cellules connectives.

Pour le moment je ne ferai à cette théorie qu'une seule objection : on ne comprend pas à quoi pourrait servir le jeu d'un appareil nerveux aussi complexe, car il ne saurait produire autre chose que la contraction des cellules fixes de la cornée, phénomène inutile, sinon nuisible, aux fonctions de cet organe.

Je citerai encore le mémoire de Klein sur la terminaison intra-épithéliale des nerfs (1). Cohnheim, vous vous le rappelez, admettait une terminaison libre en boutons à la surface même de l'épithélium. Kölliker avait vu également ces boutons, mais logés entre les cellules superficielles de l'épithélium et ne les dépassant jamais. Klein pense que les boutons terminaux n'existent pas en réalité et que l'image que l'on en voit est due à une illusion d'optique : les branches nerveuses, après être montées jusque vers la périphérie, reviendraient vers leur origine, constituant de la sorte une terminaison en anse,

(1) Klein, *On the peripheral distribution of non medullated nerve fibres* (*Quarterly Journal of microsc. science*, oct. 1871, p. 405).

dont la coupe ou la vue de profil simulerait un bouton.

Nous retombons ainsi dans la discussion que nous avons vu se produire à propos de toutes les terminaisons nerveuses, aussi bien dans les organes électriques que dans les muscles striés ou les muscles lisses : terminaisons libres, terminaisons en anses ou en réseau.

Enfin, en 1873, dans les Archives de Schultze (1), Hoyer a publié sur les nerfs de la cornée un travail très étendu.

L'auteur y revient sur les faits consignés dans son mémoire antérieur, en même temps qu'il discute les résultats annoncés par Cohnheim et par Kölliker. Finalement il admet le plexus fondamental, celui qu'ont reconnu tous les auteurs, un plexus sous-basal dont il a fait la découverte, le plexus sous-épithélial et le plexus intra-épithélial décrit par Cohnheim. Quant aux boutons terminaux, Hoyer, ébranlé par le récent mémoire de Klein, hésite à se prononcer sur leur existence.

Je dois vous signaler encore quelques travaux relatifs à l'épithélium antérieur de la cornée. Henle avait soutenu que les cellules de la première rangée de l'épithélium se terminent du côté de la membrane de Bowman par des dentelures qui s'engrènent dans cette membrane. Rollett (2) affirma, au contraire, que ces cellules possèdent à leur partie profonde un bord clair reposant sur la membrane basale antérieure et formant une sorte de plateau. Il remarqua en outre que certaines de ces cellu-

(1) Hoyer, *Ueber die Hornhaut* (*Archiv f. microsc. Anat.*, 1873, t. IX, p. 220).

(2) Rollett, *Ueber die Hornhaut* (Stricker's *Handbuch*, p. 1131-1133).

les plus minces et plus allongées dépassent leurs voisines et en recouvrent le sommet, de telle sorte que, leur corps cellulaire et leur noyau étant distants de la membrane basale, elles ne sont plus en rapport avec cette dernière que par une partie amincie, une sorte de pied, et il leur donna en conséquence le nom de cellules à pied (*Fusszellen*).

Langerhans (1) confirma l'existence de ces cellules et décrivit leur forme à peu près comme Rollett; mais il soutint que le pied ne porte pas un plateau lisse et qu'il est au contraire muni de fortes dentelures.

Cette revue historique vous aura sans doute paru un peu longue. Je ne pouvais cependant la raccourcir, car j'aurais risqué de manquer de clarté. Elle m'a servi, du reste, à vous montrer combien sont nombreuses les questions que l'on peut se poser à propos de la cornée, et quelle importance elles ont pour la solution de quelques-uns des problèmes de l'anatomie générale.

Pour me résumer, je vais vous indiquer les points de la structure de la cornée sur lesquels on est actuellement fixé, et ceux sur lesquels les opinions des histologistes sont encore diverses ou même contradictoires.

Tous les auteurs admettent aujourd'hui la structure fibrillaire de la cornée. On est revenu sur ce point à l'opinion ancienne de Leeuwenhœk, en abandonnant la singulière conception de Reichert (voy. p. 45).

(1) Langerhans, *Ueber mehrschichtige Epithelien* (*Archives de Virchow*, 1873, t. XLVIII, p. 83).

En revanche, on est loin de s'entendre sur la forme et même sur l'existence des lames de la cornée, sur leur mode de formation et sur les rapports qu'elles affectent entre elles.

On n'est pas non plus d'accord sur la nature des tubes de Bowman. D'après Bowman lui-même, ce seraient des espaces préformés existant dans la cornée. D'après Leber, ce seraient des canalicules du suc. Aujourd'hui, la plupart des auteurs les considèrent comme des produits artificiels.

Tous les histologistes admettent l'existence dans l'intérieur de la cornée de cellules fixes, ramifiées; tous y reconnaissent également, même à l'état physiologique, la présence des cellules migratrices. L'observation de ces cellules est d'ailleurs si facile, qu'un auteur qui les nierait serait par là même déconsidéré.

Mais l'accord est loin d'être fait sur la forme des cellules fixes. On peut considérer comme abandonnée aujourd'hui l'opinion d'après laquelle elles seraient creuses, formées d'une membrane et d'un contenu liquide ; mais il faut compter encore avec les auteurs qui en font des cellules endothéliales, comme Schweigger-Seidel et Hoyer. Il est probable que Hoyer conserve encore sur ce point son ancienne manière de voir. Cependant l'opinion qui s'accrédite de plus en plus est qu'elles sont constituées par une masse protoplasmique molle contenant un noyau.

On discute également encore les rapports de ces cellules avec les fibres de la cornée. D'après Recklinghausen et ses élèves, elles seraient situées dans les carrefours des canalicules du suc, mais elles ne les rempliraient pas entièrement. D'autres auteurs au contraire, His, Kühne, etc., pensent qu'elles sont logées simplement dans la substance fondamentale; d'autres enfin, comme Schweigger-Seidel et Hoyer, sont d'avis qu'elles tapissent les lames de la cornée à la façon d'un endothélium.

La divergence des opinions est encore plus grande à propos de la contractilité de ces cellules. D'après Kühne et Rollett, elles seraient capables de revenir sur elles-mêmes pour s'étaler ensuite de nouveau. Engelmann au contraire et avec lui la plupart des histologistes soutiennent que les excitants ne sauraient en modifier la forme.

On ne s'accorde pas plus sur la nature des lames basales antérieure et postérieure. Pour certains auteurs, la membrane de Bowman est une lame bien limitée, de nature élastique; pour d'autres, elle n'est pas élastique du tout; enfin, il y a des observateurs qui en nient complètement l'existence, au moins chez certains animaux.

Quant à la membrane de Descemet, elle serait, d'après les uns, homogène et anhiste; d'après d'autres, elle serait fibrillaire; enfin, Henle admet qu'elle est constituée par une série de lamelles ou de plaques superposées.

Pour les nerfs, il est bien établi aujourd'hui qu'il existe un plexus fondamental et des plexus secondaires; mais les opinions diffèrent sur la nature des cellules ou des noyaux qui se trouvent aux points nodaux de ces plexus. D'après les uns, ce seraient simplement des noyaux du névrilème, d'après les autres, ce seraient des cellules nerveuses.

Tous les observateurs s'entendent sur l'existence des branches perforantes signalées par Hoyer et sur la pénétration des nerfs dans l'épithélium antérieur. Mais il reste à résoudre, à propos de ces nerfs, toute une série de questions.

Les nerfs qui entrent dans la cornée vont-ils tous à l'épithélium antérieur, ou y en a-t-il qui sont destinés à la portion connective de la membrane, et, s'il en est ainsi, ces nerfs s'y terminent-ils librement, ou forment-ils un réseau, comme l'affirme Kölliker? Ou bien encore s'anastomosent-ils avec les prolongements des cellules fixes, comme le soutient Kühne? Ou enfin se rendent-ils dans les nucléoles, comme le suppose Lipmann?

Dans l'épithélium antérieur, les nerfs se terminent-ils par des boutons comme le pensent Cohnheim et Kölliker, ou par des anses, comme le dit Klein?

Dans toutes ces questions, nous devrons prendre un parti. Nous commencerons par essayer de reproduire les faits indiqués par les auteurs, en nous servant des mêmes méthodes et en opérant sur les objets mêmes qu'ils ont choisis. Nous vous montrerons les résultats obtenus dans chaque cas, et lorsque nous en viendrons à établir nos conclusions, vous vous rendrez compte très aisément comment il nous sera possible d'être très affirmatif sur certains points, tandis que sur d'autres nous devrons rester dans un doute prudent.

ÉTUDE EXPÉRIMENTALE DE LA CORNÉE.

Nous entrerons dans l'analyse expérimentale de la cornée, en nous occupant tout d'abord de la partie connective de cette membrane.

Le premier fait qui frappe dans la cornée, c'est sa transparence si complète. Il est bien remarquable qu'une membrane constituée par un épithélium à plusieurs couches de cellules (épithélium antérieur), une première membrane élastique, un tissu connectif formé de fibres et de lames et contenant deux variétés de cellules, les fixes et les migratrices, enfin une seconde membrane élastique doublée d'un épithélium, sans compter un nombre très grand de rameaux nerveux qui se croisent en tous sens, il est, je le répète, bien remarquable qu'une membrane composée de tant d'éléments divers soit aussi parfaitement transparente.

Prenons, en effet, une portion quelconque de la peau dans une région non pigmentée, nous verrons qu'elle est composée des mêmes éléments que la cornée. Sous un épithélium à plusieurs couches se trouvent des fibres et des lames connectives entremêlées de cellules. Et cependant la peau est à peu près opaque ; il faut une forte lumière pour la faire paraître translucide.

Pour comprendre la transparence de la cornée, il est nécessaire de remonter aux conditions de la transparence en général.

Voici un bloc de verre ; il est parfaitement transparent. Nous le brisons de manière à le réduire en un grand nombre de fragments que nous recueillons dans un verre à expériences; ils forment une masse opaque. Nous ajoutons de l'eau ; nous rendons à cette masse une partie de sa transparence. Pour qu'elle devînt absolument transparente, il faudrait faire pénétrer entre ses différents fragments du baume du Canada, dont l'indice de réfraction est à peu près celui du verre.

Un autre moyen de rendre la transparence à l'ensemble de ces fragments consisterait à les replacer dans leur ordre, de manière que leurs surfaces fussent en contact parfait. La transparence serait dès lors aussi complète que si le bloc était d'une pièce.

Par conséquent, lorsqu'un corps composé d'un grand nombre de parties est parfaitement transparent, il faut, ou bien que ces parties soient exactement appliquées les unes sur les autres, ou qu'il s'y trouve interposée une substance d'un indice de réfraction égal à celui de ces parties.

Ces notions vont nous servir de guide dans l'étude de la substance propre de la cornée.

Les éléments constitutifs de la cornée sont transparents, cela est évident. Mais la transparence de cette membrane tient-elle au contact parfait de ses divers éléments ou à la présence d'un liquide interposé ? C'est là une première question qui se présente.

Nous y répondrons par quelques expériences.

Prenons une cornée de bœuf et soumettons-la à la dessiccation. Elle est transparente à l'état frais et conserve sa transparence pendant tout le temps qu'elle met à se dessécher. Lorsqu'elle est complètement sèche, il est encore facile de lire au travers. On ne saurait donc attribuer la transparence de la cornée à la présence d'un liquide interposé aux éléments qui la composent.

Il est cependant un fait d'observation qui semble, au premier abord, favorable à cette interprétation : c'est l'opacité de la cornée que produit la compression du globe de l'œil. On pourrait facilement supposer, en effet, que cette opacité est due au départ d'un liquide compris à l'état normal entre les éléments cornéens. Il n'est pas nécessaire que la cornée soit en place pour que le phénomène se produise. Prenons, par exemple, un fragment de la cornée du bœuf et plaçons-le entre deux lames de verre. Nous constatons d'abord qu'il est parfaitement transparent. Mais si en rapprochant brusquement les deux lames nous déterminons une certaine compression, nous voyons survenir dans la cornée une opacité semblable à celle qui se manifeste lorsqu'on exerce une pression sur le globe de l'œil tout entier. De même que lorsqu'elle est en place, le degré d'opacité est en rapport avec celui de la compression. Une pression faible détermine une opacité peu apparente, une pression forte et brusque une opacité très marquée. La meilleure manière de le constater est de manier les deux lames de verre de telle sorte que la compression la plus forte s'exerce tantôt sur une des extrémités, tantôt sur l'extrémité opposée du fragment de cornée. La partie la plus comprimée est toujours la plus opaque, et chaque fois que l'on déplace le point de la plus forte pression, on voit se déplacer également la tache opaline qui y correspond.

On peut continuer cette expérience assez longtemps et la reproduire un grand nombre de fois sans que l'on voie jamais sortir de la cornée la moindre trace de liquide. Ce n'est donc pas l'issue d'un liquide qui produit l'opacité. Du reste, si l'on fait la même expérience sur une cornée à moitié sèche, on obtient encore les mêmes résultats.

De ces observations on peut déjà conclure que l'opacité de la cornée comprimée doit être attribuée à un dérangement des éléments histologiques qui la composent. Mais on peut aller plus loin et démontrer que, pour amener l'opacité, ce dérangement doit porter sur les dernières parties constitutives de la membrane.

En effet, voici un segment de la cornée du bœuf complètement détaché que je place sur cette lame de verre. J'en saisis l'un des bords avec une pince au niveau de sa face supérieure et le bord opposé, avec une seconde pince, au niveau de sa face inférieure ; je les tire en sens inverse et j'obtiens ainsi un déplacement considérable des différentes couches superposées qui forment la membrane. Si j'opère avec lenteur, je ne détermine aucune opacité. Mais si j'exerce avec une certaine force des tractions brusques, il se produit une opacité passagère. Cette opacité tient donc au dérangement, non pas des lames, mais de leurs dernières parties constitutives, c'est-à-dire des fibres connectives qui les composent.

Je dois vous démontrer maintenant que ces fibres existent en réalité. Vous vous souvenez, en effet, que Reichert a cherché à prouver que la substance propre de la cornée n'est point de nature fibrillaire, pas plus que les autres tissus du système connectif.

Quand bien même ils furent séduits par la conception générale de Reichert sur la substance conjonctive, les histologistes ne se résignèrent jamais à admettre l'absence de fibres dans le tissu conjonctif, d'autant plus qu'elles avaient été décrites et figurées par un grand nombre d'auteurs. Aussi, lorsque Rollett annonça que la macération dans l'eau de chaux ou l'eau de baryte résout le tissu conjonctif et le tissu de la cornée en ses éléments fibrillaires, cette opinion fut-elle admise presque sans conteste. Schweigger-Seidel lui-même, qui était cependant un esprit d'une sage critique et qui d'habitude passait tout au contrôle de l'expérience, indique cette réaction comme démonstrative. C'est là une erreur que je ne comprends pas, et qui doit s'être maintenue par le besoin qu'on avait de combattre la théorie de Reichert.

Les réactifs indiqués par Rollett ont, en effet, une action absolument inverse de celle qu'il a annoncée. Comme ils sont légèrement alcalins, ils ramollissent et gonflent le tissu conjonctif et on font par suite disparaître les fibrilles. Ils ont la même action sur la cornée.

Il est d'autant plus singulier de voir constamment se reproduire la mention de ces réactifs, qu'il suffit de l'observation dans l'eau après l'action de réactifs durcissants, tels que l'acide osmique ou les bichromates alcalins, pour observer de la façon la plus nette les fibrilles du tissu conjonctif.

SEPTIÈME LEÇON

(26 décembre 1878)

Charpente connective de la cornée.

Propriété colloïde des fibres de la cornée démontrée par le gonflement que cette membrane subit dans l'eau. — L'opacité par compression se produit également sur la membrane gonflée.

Démonstration de la nature fibrillaire de la cornée par dissociation des lames après fixation par les vapeurs d'acide osmique.

Les fibrilles sont groupées en faisceaux pour former les lames. — Cornée de grenouille traitée par la chaleur à 55 degrés et par les vapeurs iodées ; elle montre seulement la striation due aux faisceaux de fibrilles. — Tourbillons et fibres de tourbillons de Fuchs.

Texture des lames de la cornée. — Coupes faites après dessiccation. — Coupes après injections interstitielles d'acide osmique. — Coupes après durcissement par les vapeurs d'acide osmique, la gomme et l'alcool. — Les faisceaux connectifs qui constituent les lames se voient nettement quand ils sont coupés transversalement. — Les lames sont unies les unes aux autres par des lames secondaires et forment un système de tentes.

Messieurs,

J'ai commencé dans la dernière leçon l'analyse du tissu propre de la cornée, en m'occupant de sa charpente connective.

Je vous ai fait remarquer, à ce propos, que les réactifs indiqués par Rollett (eau de chaux, eau de baryte) ne produisent pas du tout l'effet annoncé par les auteurs. Pour démontrer les fibrilles, il ne faut pas choisir des alcalis faibles qui les gonflent, mais au contraire des réactifs fixateurs.

Lorsqu'il s'agit du tissu conjonctif ordinaire, il suffit de la macération dans l'eau pour démontrer sa structure fibrillaire : c'est ainsi qu'un fragment de tendon macéré se résout en un véritable pinceau de fibrilles. Il n'en est pas de même pour la cornée; si l'on cherche à la dissocier dans l'eau, on n'en obtient que des lambeaux informes avec une fibrillation vague et incertaine. Cela tient à ce que les fibrilles de la cornée sont très hygrométriques, je dirai même colloïdes, et qu'elles se gonflent lorsqu'elles sont plongées dans l'eau, à la manière de la gélatine desséchée.

Pour mettre cette propriété en évidence, j'ai fait l'expérience suivante : Il y a deux jours, j'ai détaché une cornée de bœuf en laissant tout autour un anneau de sclérotique et je l'ai plongée dans l'eau. En l'examinant aujourd'hui, vous remarquerez que, tandis que la sclérotique a gardé son épaisséur primitive, la cornée s'est gonflée jusqu'à doubler d'épaisseur.

Malgré ce gonflement, elle n'a pas perdu toute sa transparence; elle est seulement légèrement opaline, et en l'appliquant sur des caractères imprimés, vous pourrez encore lire au travers.

Nous allons la soumettre à la compression pour voir si elle devient opaque. Si l'expérience réussit, elle vous confirmera dans l'opinion que l'opacité n'est pas causée par l'issue d'un liquide, puisque, même comprimée, la cornée contiendra certainement encore beaucoup plus d'eau qu'à l'état normal.

Je découpe un fragment de cette membrane que je place entre ces deux lames de verre. Dès que j'exerce une compression, la cornée devient opaque. Si la compression est plus intense sur l'un des points, ce point devient plus opaque que les autres. Vous pourrez répéter cette expérience à loisir. Vous vous convaincrez ainsi que Bowman avait raison et que l'opacité produite par la compression est le résultat du dérangement des fibres de la cornée.

Je reviens aux réactifs fixateurs que l'on peut employer avant de dissocier la cornée pour reconnaître sa constitution fibrillaire. Ce doivent être des substances qui produisent dans les fibres une sorte de tannage, de manière qu'elles ne puissent plus se gonfler ensuite par l'action de l'eau. L'alcool, qui est un excellent fixateur de l'albumine et du protoplasma cellulaire en général, ne donne pas ici de bons résultats, car les fibres de la cornée qu'on a soumises à son action se gonflent encore lorsqu'on les place dans l'eau. On pourrait essayer du tannin, ou encore de l'acide chromique; mais il vaut mieux avoir recours à l'acide osmique, donc l'action est à la fois plus rapide et plus sûre. Il faut se garder d'appliquer ce réactif en solution; les fibres de la cornée sont tellement hygrométriques, qu'elles absorberaient l'eau de la solution avant d'être fixées.

Voici comment j'ai opéré : Dans une chambre humide, formée par une assiette contenant un peu d'eau et recouverte d'une cloche de verre, j'ai placé un petit vase contenant un centimètre cube d'une solution d'acide osmique à 1 pour 100. Au-dessus de ce vase, j'ai suspendu par un fil un fragment de la cornée du bœuf. Ce fragment se colore bientôt en brun, et il suffit d'une heure ou deux pour que l'acide osmique ait pénétré dans toute son épaisseur. L'imprégnation est plus rapide que lorsque la cornée est plongée dans la solution du réactif, et les éléments sont ainsi fixés sans aucun risque d'être gonflés par le contact de l'eau.

Le fragment de cornée est ensuite porté dans l'eau ; avec les aiguilles, on le sépare facilement en lames qui paraissent plus ou moins noires, suivant qu'elles sont plus ou moins épaisses. Quand on a obtenu une lamelle primitive isolée, on la dissocie en fibrilles que l'on peut colorer par le sulfate de rosaniline et monter en préparation après les avoir lavées.

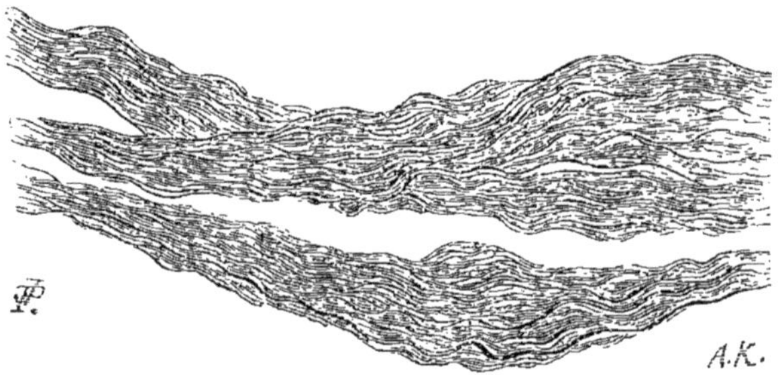

FIG. 5. — Fibrilles qui composent les lames de la cornée du bœuf, dissociées dans l'eau, après qu'on les a fixées par l'acide osmique.

Sur une préparation faite suivant cette méthode (fig. 5), vous observerez des faisceaux fibrillaires élégants, tellement semblables à ceux que l'on obtient du tissu conjonctif ordinaire, qu'il serait impossible de les en distinguer. Nous devons conclure de cette observation que la cornée est composée de fibrilles, comme l'avait dit Leeuwenhoek, tout en reconnaissant qu'elles diffèrent de celles du tissu conjonctif ordinaire par la propriété de se gonfler énormément au contact de l'eau.

Occupons-nous maintenant de la manière dont ces fibrilles sont groupées pour former la charpente de la cornée. Il est de toute évidence qu'elles sont disposées en masses qui se clivent suivant la direction qu'elles affectent elles-mêmes; il suffit d'avoir dissocié une cornée pour le savoir. Mais il n'en résulte pas nécessairement qu'elles soient groupées en faisceaux distincts, et que les lames de la cornée soient constituées par un ensemble de faisceaux.

Dans une préparation de la cornée du bœuf imprégnée par le nitrate d'argent, vous verrez les cellules fixes ménagées en blanc sur fond brun. Ce fond n'est pas homogène; on y distingue (fig. 6) des stries qui dans les plans successifs font entre elles des angles plus ou moins rapprochés de l'angle droit. Ces stries ne sauraient marquer simplement la séparation des fibrilles qui constituent les lames de la cornée; elles sont trop distantes pour cela. Elles correspondent à la limite de faisceaux primitifs, composés eux-mêmes d'un grand nombre de fibrilles élémentaires.

Nous pouvons observer une fibrillation analogue sur la cornée de la grenouille. Pour cela, enlevons l'œil et plaçons-le pendant un quart d'heure à vingt minutes dans les vapeurs d'acide osmique; mettons-le ensuite dans l'eau; détachons la cornée, dont nous raclerons la surface antérieure pour en séparer l'épithélium;

pistinguons des incisions sur ses bords pour pouvoir la disposer à plat sur la lame de verre, et après l'y avoir placée la face postérieure en haut, pratiquons l'examen.

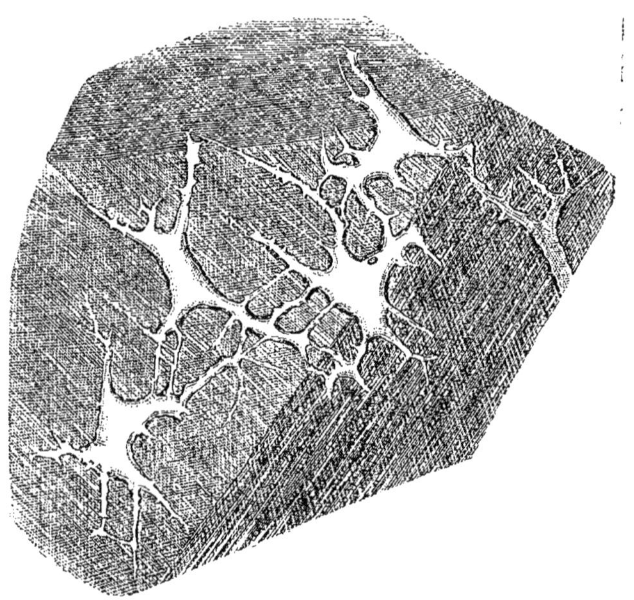

FIG. 6. — Trois lames superposées de la cornée du bœuf imprégnée par le nitrate d'argent, séparées par arrachement.

La cornée étant très convexe, il s'y produit, malgré les incisions que nous y avons faites pour lui permettre de s'étaler, un certain nombre de plis. Ces plis, qui se présentent avec une certaine régularité, limitent des portions planes en forme de losange.

Si vous observez attentivement ces parties planes (la cornée étant conservée dans l'eau, et non pas dans la glycérine qui rendrait ces détails invisibles), vous y remarquerez des stries parallèles, dont la direction n'est pas la même dans tous les plans. Le plus souvent, celles que vous remarquerez sur un plan ont une direction à peu près perpendiculaire à celles du plan immédiatement sous-jacent.

Cette striation bien apparente n'est pas produite par les fibrilles. Ces dernières donnent des stries infiniment plus fines, vagues et mal limitées, qui viennent compliquer l'image et lui enlèvent de sa netteté. J'ai pensé que, si l'on pouvait fondre ou dissoudre ces fibrilles tout en ménageant la forme des faisceaux, on rendrait ces derniers beaucoup plus évidents, et j'ai fait des expériences dans ce sens.

Vous vous rappelez que l'année dernière je vous ai indiqué une méthode qui permet de ramollir et même de dissoudre le tissu conjonctif. Dans un vase de métal comme celui-ci, d'une capacité d'un demi-litre environ, on chauffe de l'eau jusqu'à la température de 55 degrés. On y plonge alors une grenouille vivante, qui meurt presque aussitôt en rigidité cadavérique. Au bout d'un quart d'heure à vingt minutes d'immersion, la grenouille est retirée de l'eau; après l'avoir laissé refroidir, on la dissèque et l'on constate que tout le tissu conjonctif est ramolli ou dissous, de sorte que les éléments qui y sont compris, les faisceaux primitifs des muscles par exemple, se dissocient d'eux-mêmes pour ainsi dire. Je me suis demandé si, par ce moyen, je n'arriverais pas à gonfler et à dissoudre les fibrilles de la cornée, tout en conservant les faisceaux. Je ne pouvais plonger la cornée directement dans l'eau, qui, après avoir détaché l'épithélium, serait arrivée au contact du tissu propre qu'elle aurait altéré. J'ai donc modifié légèrement le procédé : J'ai enlevé l'œil à une grenouille et, après l'avoir renfermé dans un tube de verre bien bouché, j'ai plongé ce tube dans de l'eau chauffée à 55 degrés. Après une demi-heure, j'ai retiré l'œil et j'ai constaté qu'il avait gardé sa forme. La sclérotique, qui chez la grenouille est cartilagineuse, n'avait pas été ramollie; la cornée n'avait pas été dissoute non plus, mais elle n'adhérait plus à la sclérotique, et il m'a été facile de l'enlever en la saisissant sur un de ses bords avec une pince. Cela tient à ce que l'union entre la cornée et la sclérotique est faite par une bande de tissu fibreux qui, ramolli sous l'influence de la chaleur, a cédé facilement. La cornée s'est détachée tout d'une pièce, ce qui montre déjà que ses fibres résistent mieux à la chaleur que celles du tissu connectif ordinaire. Après l'avoir lavée, débarrassée de son épithélium et incisée sur les bords, je l'ai étalée sur une lame de verre. Je n'y ai observé qu'une fibrillation assez vague. Dans l'espoir de la rendre plus nette, j'ai soumis alors la cornée aux vapeurs d'iode en renversant la lame de verre sur laquelle elle se trouvait, au-dessus d'un flacon renfermant des cristaux d'iode et placé dans une chambre humide. Ce procédé m'a parfaitement réussi. Après quelques minutes, j'ai pu observer sur cette cornée une fibrillation très nette correspondant aux faisceaux, et dont l'image n'était plus compliquée par les stries des fibrilles.

Cette observation suffirait à elle seule pour faire admettre l'existence de faisceaux connectifs dans la cornée;

elle démontrerait même que le ciment qui réunit ces fibrilles en faisceaux est plus résistant à la chaleur que les fibrilles elles-mêmes.

Cette conclusion vous semblera peut-être un peu hasardée. Cependant les faits que nous connaissons déjà sont en sa faveur, et nous en trouverons probablement encore d'autres qui viendront la confirmer.

Mais reprenons l'observation de la cornée traitée par la chaleur et par les vapeurs iodées. En abaissant et en élevant successivement l'objectif, nous remarquerons que dans deux plans superposés les faisceaux se croisent généralement à angle à peu près droit. La plupart des auteurs ont signalé cette disposition. Fuchs y a insisté tout particulièrement ; il a même fait remarquer que, lorsque l'on examine une cornée en manœuvrant un peu rapidement la vis micrométrique, il paraît s'y produire des tourbillons autour de certains points centraux. Cette rotation apparente est due simplement à la direction différente des fibres dans les différents plans. Les lignes se succédant rapidement devant l'œil de l'observateur, il croit voir tourner l'objet.

Au centre de ces tourbillons, Fuchs a observé des fibres qu'il appelle fibres de tourbillon. Ces fibres existent en effet chez la grenouille, mais elles ne sont pas toutes de nature connective, comme Fuchs l'a cru ; la plupart d'entre elles sont des fibres nerveuses. Il est facile, en effet, en les poursuivant dans la partie postérieure de la cornée, de constater qu'elles disparaissent au niveau du plexus fondamental et qu'il ne s'en montre jamais en arrière de ce plexus. Fuchs a donc commis là, non pas une erreur d'observation, puisque les fibres qu'il a vues existent en réalité, mais une erreur d'interprétation.

Continuons l'étude de la charpente fibreuse de la cornée. Chez tous les vertébrés, les faisceaux primitifs constituent dans la partie postérieure ou profonde de cette membrane des lames régulièrement superposées. Dans la région antérieure, au contraire, chez presque tous ces animaux, ils forment des lames beaucoup moins étendues qui s'entre-croisent plus ou moins obliquement, et même des faisceaux secondaires qui s'insinuent entre ces lames et vont se rattacher à la membrane de Bowman.

Pour bien observer ces faits et vérifier l'exactitude des descriptions données par les auteurs, il faut employer certaines méthodes que je vais vous indiquer. La plus simple de ces méthodes est celle des coupes après dessiccation. Il faut avoir soin, pour obtenir des résultats démonstratifs, que la membrane soit régulièrement tendue, et que la dessiccation se fasse rapidement, mais à une température qui ne dépasse pas 40 degrés.

Voici une cornée de bœuf convenablement desséchée. Pour y pratiquer des coupes perpendiculaires à la surface, nous la placerons dans une fente faite à un bouchon de liège fin, et nous nous servirons d'un rasoir à tranchant dur. Les coupes seront reçues sur un papier coloré ; nous choisirons les meilleures que nous placerons sur une lame de verre dans une goutte d'eau ; nous les verrons se gonfler progressivement.

Si nous les observons au microscope, certaines lames nous paraîtront striées : ce sont celles que le rasoir a atteintes suivant la direction des faisceaux qui les constituent; d'autres, qui leur sont interposées et qui sont coupées perpendiculairement à la direction de leurs faisceaux, ont au contraire un aspect granuleux. Le gonflement qui se produit peu à peu ne change rien à l'apparence ni des unes ni des autres; les faisceaux augmentent de volume et continuent à s'appliquer étroitement les uns contre les autres, de sorte qu'il est toujours impossible de reconnaître exactement leur limite.

Pendant qu'une coupe de cornée se gonfle ainsi, il est facile de la fixer dans sa forme à telle ou telle période de son gonflement. Il suffit de laisser tomber sur elle quelques gouttes d'une solution d'acide osmique à 1 pour 100. Le gonflement continue encore pendant un instant, puis il est définitivement arrêté. Si l'on place directement une de ces coupes dans la solution d'acide osmique sans l'avoir fait passer par l'eau, elle s'y gonfle d'abord, mais dans des limites restreintes, car elle est bientôt fixée par le réactif. J'ai disposé sous un microscope simple deux coupes de la même cornée faites après dessiccation; l'une a été plongée directement dans la solution d'acide osmique, l'autre a été placée dans l'eau : vous constaterez que cette dernière a une épaisseur trois fois plus considérable que l'autre.

Pour apprécier l'action de l'acide osmique sur la cornée fraîche, j'ai eu l'idée de le faire arriver immédiatement au contact des éléments, en pratiquant dans cette membrane des injections interstitielles de ce réactif, à l'aide d'une seringue munie d'une canule à pointe tranchante. J'espérais ainsi fixer instantanément la charpente fibreuse et pouvoir étudier ensuite sur des coupes le groupement des fibrilles et des faisceaux. J'ai été déçu dans mon attente. La capacité colloïde de ces fibres est tellement grande, qu'elles avaient absorbé l'eau de la solution avant d'avoir été fixées.

Vous verrez sous un de ces microscopes une coupe de la cornée faite précisément au niveau de la voussure produite par l'injection d'acide osmique. Dans la région où ce réactif a pénétré, on ne distingue qu'une fibrillation, assez mal marquée du reste, correspondant aux fibres coupées suivant leur direction. Quant aux fibres coupées transversalement ou plus ou moins obliquement, on ne reconnaît leur disposition que d'une manière extrêmement vague. Elles paraissent pâteuses et mal délimitées.

Ce procédé ne pouvait donc me servir à reconnaître la limite des faisceaux ; j'ai eu recours alors au moyen que nous avons employé déjà pour apprécier la constitution fibrillaire de la cornée, l'action des vapeurs d'acide osmique. Après avoir fixé les éléments d'un fragment de la cornée du bœuf par un séjour d'une heure environ dans ces vapeurs, j'en ai complété le durcissement par l'action de la gomme et de l'alcool. J'y ai pratiqué ensuite des coupes méridiennes qui, après avoir été débarrassées de la gomme, colorées par le picrocarminate d'ammoniaque, traitées par l'acide formique ou l'acide acétique et conservées dans de la glycérine additionnée de 1 pour 100 d'acide formique, m'ont fourni des préparations bien démonstratives.

Sur ces préparations (fig. 7) vous constaterez facilement que les lames de la cornée sont composées de faisceaux. Entre les lames coupées suivant la direction de leurs fibres et que vous reconnaîtrez à leur striation, vous verrez des lames coupées transversalement, formées de champs polygonaux de grandeur variée, parfaitement distincts les uns des autres et correspondant à la coupe transversale des petits faisceaux connectifs dont ces lames sont constituées.

Il me reste à vous signaler un fait relatif à la disposition réciproque des lames entre elles. Ce fait se reconnaît aisément sur des coupes après dessiccation, gonflées dans l'eau, fixées par l'acide osmique, colorées par le picrocarminate d'ammoniaque et conservées dans la glycérine additionnée d'acide formique, aussi bien que sur les coupes faites par le dernier procédé dont je viens de vous parler, c'est-à-dire après fixation du tissu par les vapeurs d'acide osmique, la gomme et l'alcool, coupes que l'on colore ensuite par le picrocarminate d'ammoniaque, la purpurine ou l'hématoxyline. Sur ces coupes (fig. 8), vous constaterez que les lames de la cornée ne sont pas disposées les unes au-dessus des autres comme des planches empilées. Elles sont, au contraire, unies les unes aux autres par des lames secondaires qui sont obliques dans différents sens. Leur ensemble forme donc un système de

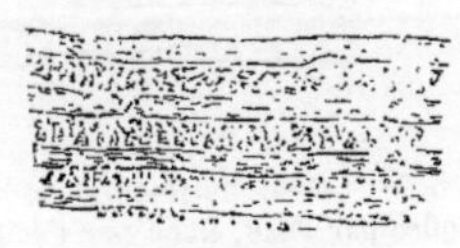

Fig. 7. — Cornée du bœuf traitée successivement par les vapeurs d'acide osmique, la gomme et l'alcool. Coupe méridienne, c'est-à-dire passant par centre de la membrane et perpendiculaire à sa surface (région postérieure).

tentes, analogue à celui que j'ai décrit dans la gaîne lamelleuse des nerfs. Je dois ajouter, pour être exact,

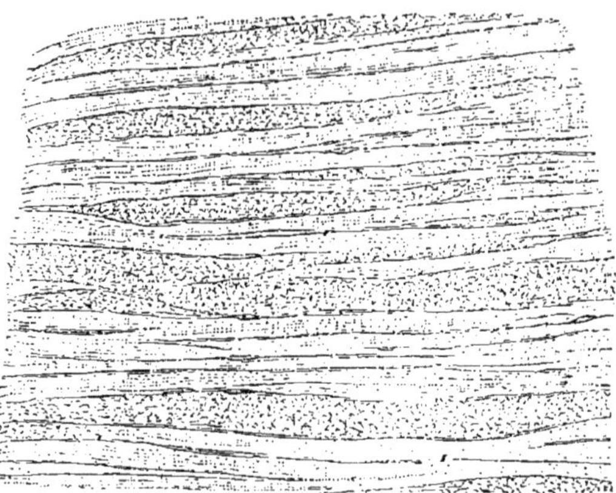

FIG. 8. — Coupe méridienne de la cornée du bœuf, faite après dessiccation, légèrement gonflée par l'eau, fixée par l'acide osmique, colorée au picrocarminate d'ammoniaque et conservée dans la glycérine additionnée d'acide formique.

que certains animaux, la raie par exemple, font exception à cette règle.

HUITIÈME LEÇON

(28 décembre 1878)

Charpente connective de la cornée.

Étude de la cornée à la lumière polarisée. — Aspect que présentent les coupes méridiennes. — Croix noire que montre la cornée tout entière vue de face. — Explication de ces aspects.

Tubes de Bowman. — Manière de les produire. — Injection de bleu de Prusse soluble, de suif, de térébenthine colorée, d'air atmosphérique. — Forme de ces tubes. — Ils se produisent dans l'intérieur des lames de la cornée, entre les faisceaux qui les composent.

Membrane de Descemet. — Son union intime à la cornée. — Elle s'en sépare sous l'influence de la macération cadavérique. — Elle s'enroule sur elle-même en avant. — Elle se brise comme une lame de cartilage ; sa cassure est écailleuse. — Caractères qui la distinguent des substances élastiques. — Sa constitution lamellaire. — Ses caractères à la lumière polarisée.

Messieurs,

De l'étude que nous avons faite dans la dernière leçon il ressort que la charpente connective de la cornée est formée de fibrilles groupées en faisceaux, que ces faisceaux eux-mêmes se réunissent pour constituer des lames et des faisceaux secondaires, enfin que les lames ne sont pas simplement superposées, mais anastomosées, et qu'elles forment un système de tentes. Dans la région antérieure de la cornée, les lames et les faisceaux secondaires s'incurvent pour aller se fixer à la membrane basale antérieure.

Nous avons vu également que, dans deux lames superposées, les faisceaux se croisent à angle à peu près droit; d'où il résulte que sur les coupes méridiennes (c'est-à-dire perpendiculaires à la surface de la membrane et passant par son centre), les lames seront coupées alternativement suivant la direction de leurs fibres et perpendiculairement à cette direction.

Ces notions nous suffiront pour comprendre l'image que va nous présenter la cornée sur une coupe méridienne examinée à la lumière polarisée.

Nous savons qu'une fibre connective ou un groupe de fibres connectives parallèles, comme un faisceau tendineux par exemple, étendu sur une lame de verre et placé sur la platine du microscope à polarisation, paraît brillant sur champ obscur, lorsque, les nicols étant croisés à angle droit, son axe fait un angle de 45 degrés avec leurs plans de polarisation. Dans toute autre orientation, il sera de moins en moins brillant pour devenir tout à fait obscur lorsque son axe sera compris dans le plan de polarisation de l'un ou de l'autre des deux nicols.

En revanche, une coupe d'un tendon perpendiculaire à l'axe de ses fibres paraît toujours obscure dans le champ du microscope à polarisation dont les nicols sont croisés, quelle que soit l'orientation qu'on lui donne.

Par conséquent, dans une coupe méridienne de la cornée, les lames dont les faisceaux sont coupés perpendiculairement à leur axe formeront des bandes qui seront obscures, quelle que soit l'orientation de la préparation ; les autres, au contraire, qui sont coupées parallèlement à la direction de leurs faisceaux, seront brillantes sur champ obscur lorsque l'on aura orienté la préparation de manière que l'axe de ces faisceaux fasse un angle de 45 degrés avec le plan d'un des nicols. La cornée paraîtra alors composée de bandes alternativement claires et obscures.

Je dois vous indiquer maintenant les conditions à réaliser pour faire un bon examen de la cornée à la lumière polarisée. La membrane ayant été desséchée en extension, il faut en faire des coupes méridiennes très franches, les ramollir dans l'eau et les examiner dans l'eau. La glycérine ou l'acide acétique atténueraient beaucoup les phénomènes de polarisation. J'ai disposé sous ce microscope à polarisation une coupe faite par ce procédé et montée dans une cellule contenant de l'eau additionnée d'acide phénique. La préparation étant convenablement orientée et les deux nicols étant croisés, vous observerez l'alternance de bandes claires et de bandes obscures. Leur disposition est très régulière, surtout dans la partie profonde de la membrane; cependant, vous remarquerez que quelques-unes des bandes, s'anastomosant entre elles, forment un système continu dans toute l'étendue de la préparation.

Comme vous le voyez, ces observations de la cornée à la lumière polarisée n'ajoutent rien aux connaissances que nous possédions sur cette membrane. Elles ne sauraient même démontrer absolument que la cornée a une structure fibrillaire, puisque des corps qui ne sont nullement fibrillaires donnent lieu à des phénomènes analogues.

Mais il est une autre manière d'examiner la cornée à la lumière polarisée, qui nous fournira peut-être des notions plus instructives. Il y a déjà longtemps que His et d'autres histologistes après lui ont constaté qu'une cornée entière, placée sur une lame de verre, sa face convexe en haut, montre, lorsque les nicols sont croisés, une croix noire dont les branches sont dans les plans de polarisation, le reste de la membrane étant brillant. Si l'on fait tourner la cornée sans rien changer aux nicols, la croix noire ne change pas d'orientation.

Le phénomène de la croix est un phénomène bien connu ; il se montre sur les grains d'amidon, qui sont composés de couches concentriques; sur les coupes transversales des systèmes de Havers, qui sont également constitués par des couches concentriques, etc. Faut-il en conclure que la cornée est composée de couches concentriques? Ce serait une erreur. En effet, si elle était composée tout entière par des fibres méridiennes ou radiées, le même phénomène se produirait, puisque toutes les fibres qui se trouveraient dans les deux plans de polarisation seraient obscures et formeraient la croix noire, tandis que celles qui feraient un angle de 45 degrés avec ces plans rétabliraient la lumière.

L'observation de la croix noire ne saurait donc prouver que ceci : les fibres méridiennes et les fibres équatoriales l'emportent en nombre dans la cornée sur les fibres obliques. Mais il serait impossible par cette seule observation de savoir si les fibres équatoriales sont plus nombreuses que les méridiennes, ou réciproquement.

La cornée sur laquelle je vous ai montré le phénomène de la croix est une cornée de couleuvre. Ce n'est pas sans dessein que je l'ai choisie, car cela me permettra de donner une réponse immédiate à une question qui se présente sans doute à votre esprit. Les phénomènes de polarisation de la cornée sont-ils dans un rapport quelconque avec sa transparence?

Pour répondre à cette question, je n'aurai pas besoin de recourir à la physique générale. Il me suffira de vous montrer une autre préparation. Les serpents possèdent deux cornées : l'une, la vraie cornée qui appartient au globe de l'œil; l'autre, cutanée, qui fait partie du revêtement dermique et qui recouvre la première. Toutes deux sont transparentes. Or, tandis que la cornée vraie montre la croix que vous avez observée, la cornée cutanée, ainsi que vous pourrez vous en assurer, reste complètement obscure sur champ obscur : elle paraît absolument monoréfringente.

Je ne m'étendrai pas davantage sur ces observations à la lumière polarisée, et je passe à une question dont nous pouvons maintenant nous occuper avec fruit, car nous possédons tous les éléments nécessaires pour la bien étudier : je veux parler des tubes de Bowman. Comme je vous l'ai dit, les auteurs discutent encore pour savoir si ces tubes sont naturels ou artificiels. Bowman a soutenu que les tubes que l'on produit dans la cornée par l'injection interstitielle correspondent à des voies préformées et dessinent par conséquent une disposition anatomique réelle. C. Fr. Müller, au contraire, vous

vous en souvenez, admet qu'ils sont produits artificiellement par l'écartement des fibres.

Avant d'entrer dans la discussion, je dois vous donner quelques indications sur les meilleurs procédés à employer pour produire les tubes de Bowman.

Vous savez combien les fibres de la cornée sont hygrométriques : lors qu'on injecte dans l'épaisseur de cette membrane de l'eau ou une substance facilement diffusible, elles l'absorbent presque immédiatement, se gonflent et entravent l'injection.

Nous pourrons essayer du bleu de Prusse soluble. Vous savez que dans ce liquide le bleu n'est pas, à proprement parler, en solution ; il y est à un certain état de gonflement, comme, par exemple, la gomme arabique dans l'eau. Ce liquide est donc colloïde ; néanmoins les fibres de la cornée sont tellement hygrométriques, qu'elles lui enlèvent encore de l'eau ; aussi les injections faites avec le bleu de Prusse, bien qu'elles donnent de bons résultats, ne sont pas les plus complètes que l'on puisse obtenir. C'est cependant sur des cornées injectées avec cette substance que vous reconnaîtrez le mieux un certain nombre des dispositions qu'affectent les tubes de Bowman.

On peut employer également des matières grasses : le suif, le mélange de suif et d'essence de térébenthine liquide à une température bien inférieure, ou bien encore l'essence de térébenthine colorée par l'orcanette, dont s'était servi C. Fr. Müller. Mais de toutes les substances avec lesquelles on peut produire des tubes de Bowman, je n'en connais pas de meilleure que l'air atmosphérique, que Bowman lui-même avait employé.

Voici une cornée de bœuf et une seringue remplie d'air. Je fais pénétrer dans l'épaisseur de la cornée l'extrémité tranchante de la canule fine adaptée à cette seringue. Au moment où, sous l'influence de la pression que j'exerce sur le piston, l'air pénètre dans la cornée, vous voyez se dessiner un très grand nombre de tubes de Bowman qui vont, soit parallèlement, soit en divergeant, et dont quelques-uns traversent la membrane dans un de ses diamètres tout entier. L'image que l'on obtient ainsi ne saurait mieux se comparer qu'aux brisures déterminées dans une glace ou dans une vitre par un choc brusque.

Ces tubes de Bowman ont la forme d'épieux; ils sont réguliers, avec une extrémité plus ou moins pointue. Quelquefois, au lieu d'être rectilignes, ils sont moniliformes, comme les a représentés Bowman.

Le fait même qu'ils sont visibles à l'œil nu démontrerait, *à priori*, s'il était nécessaire, qu'ils ne correspondent pas à des éléments histologiques.

On peut les produire dans tous les plans de la cornée. Il arrive même habituellement que l'air, après avoir formé un certain nombre de tubes de Bowman parallèles dans un même plan, s'engage dans un plan plus profond et y forme de nouveaux tubes à peu près perpendiculaires à ceux qui avaient été d'abord dessinés.

Leur forme tubulaire montre qu'ils ne sont pas dus à l'écartement des lames de la cornée. En effet, s'ils se produisaient entre deux surfaces à peu près planes comme celles de deux lames superposées, ils s'étendraient nécessairement en largeur sous forme de rubans ou de nappes. Du moment que l'injection ne donne nulle part des nappes, mais toujours des tubes, nous devons supposer que ces tubes se produisent entre des éléments fibrillaires, c'est-à-dire entre les petits faisceaux qui constituent les lames de la cornée.

Il est, du reste, facile d'établir qu'il en est réellement ainsi. Après avoir produit dans la cornée du bœuf des tubes de Bowman en y injectant de l'air, fixons-en les éléments en la plongeant dans une solution d'acide osmique, ou mieux en l'exposant aux vapeurs de ce réactif; complétons le durcissement par un séjour de quelques heures dans l'alcool. Faisons ensuite, perpendiculairement à la direction des tubes de Bowman, des coupes de la cornée que nous placerons pendant quelques instants dans l'eau et que nous colorerons par le picrocarminate d'ammoniaque, la purpurine ou l'hématoxyline.

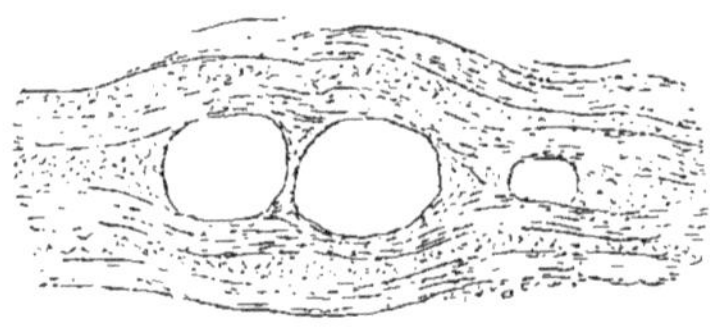

Fig. 9. — Coupe transversale de la cornée du bœuf, au niveau de tubes de Bowman produits par injection d'air atmosphérique. Après l'injection, la cornée a été fixée par les vapeurs d'acide osmique.

J'ai disposé deux de ces préparations sous ces microscopes; vous y reconnaîtrez facilement les coupes transversales des tubes de Bowman sous forme de cercles plus ou moins étendus (fig. 9). Vous remarquerez d'abord qu'ils ne se montrent jamais sous cet aspect que dans les lames coupées perpendiculairement à la direction de leurs fibres. Ils n'ont pas de paroi propre; ils sont limités par les fibres connectives elles-mêmes qui sont tassées sur leur pourtour. Quelquefois vous observerez deux tubes de Bowman unis ensemble dont la coupe transversale a une forme en bissac.

Cette observation suffit à démontrer que les tubes de Bowman se produisent non pas entre les lames, mais dans l'épaisseur même des lames de la cornée, entre les fibres qui les composent. Ces fibres s'écartent pour emprisonner la substance injectée et, lui constituant par leur tassement une enveloppe tubulaire, l'empêchent de se répandre autrement que suivant leur longueur.

Nous comprendrons mieux la manière dont se forment les tubes de Bowman, si nous nous rappelons les résultats des injections interstitielles dans le tissu conjonctif sous-cutané et dans les nerfs. Vous savez, en effet, qu'une substance aqueuse ou gommeuse injectée par piqûre dans le tissu conjonctif lâche y produit une boule dont la paroi est formée par le feutrage des faisceaux conjonctifs que le liquide a refoulés et tassés les uns contre les autres (1). L'injection prend la forme de boule, parce que les fibres entre lesquelles elle vient se loger s'entrecroisent dans toutes les directions. Il en est autrement lorsque l'on pratique une injection entre des fibres disposées toutes parallèlement, comme, par exemple, dans l'intérieur d'un faisceau nerveux. Dans ce cas, vous le savez (2), la matière injectée file dans l'intérieur du nerf comme s'il y existait un canal préformé, parce que les tubes nerveux, écartés par le liquide, se tassent les uns

(1) *Des éléments cellulaires des tendons et du tissu conjonctif lâche* (*Arch. de physiologie*, 1869, t. II, p. 471).

(2) *Recherches sur l'histologie et la physiologie des nerfs* (*Archives de physiologie*, juillet 1872, t. IV, p. 439).

contre les autres et lui forment une paroi latérale. Les tubes de Bowman se produisent par un mécanisme tout à fait analogue. De même que dans les nerfs le liquide écarte les tubes nerveux, dans la cornée l'air écarte les fibres connectives d'une lame pour s'y frayer une voie tubulaire dont ces fibres elles-mêmes forment la paroi.

Je n'ai pas encore terminé l'étude de la charpente de la cornée. Il me reste à vous expliquer un certain nombre de faits que nous avons observés en passant. Voici, par exemple, une cornée de bœuf et une cornée de raie qui sont plongées toutes deux dans l'eau depuis trois jours. Vous constatez que la cornée de bœuf s'est gonflée notablement en absorbant de l'eau, tandis que la cornée de raie a conservé son épaisseur normale. Nous devons rechercher quelle est la cause de cette différence. Est-elle liée à la constitution chimique ou à la texture de ces deux organes? C'est là une question à laquelle je ne pourrai vous donner une réponse satisfaisante qu'après avoir fait l'étude des membranes basales antérieure et postérieure de la cornée, qui font également partie de sa charpente.

Membrane basale postérieure.

Je m'occuperai en premier lieu de la membrane basale postérieure ou membrane de Descemet. Il convient de l'étudier d'abord dans la cornée du bœuf, parce que chez cet animal elle a une épaisseur considérable qui en rend l'observation plus facile.

La membrane de Descemet est assez solidement unie

à la cornée pour qu'il soit impossible d'en enlever avec la pince des portions d'une certaine étendue. Pour en obtenir un lambeau, on peut, il est vrai, faire bomber la cornée en arrière et couper avec le rasoir la partie saillante; mais on détache presque toujours avec la membrane un peu du tissu propre de la cornée, qu'il est difficile ensuite d'en séparer. Il vaut mieux avoir recours aux réactifs chimiques, alcalis caustiques ou acides concentrés. C'est ainsi qu'on isole très bien la membrane de Descemet en mettant une cornée de bœuf à macérer pendant vingt-quatre heures dans un mélange à parties égales d'acide sulfurique et d'eau, suivant le procédé recommandé par His. Tout le tissu propre de la cornée est dissous par le réactif, tandis qu'il respecte la membrane de Descemet. Les solutions de potasse à 40 pour 100 et à 10 pour 100 ramollissent également le tissu propre de la cornée et favorisent l'isolation de la membrane basale postérieure.

J'ai trouvé une méthode plus simple qui donne d'excellents résultats : il suffit d'abandonner un œil à lui-même pendant deux ou trois jours. Sous l'influence de la macération cadavérique, l'union de la membrane de Descemet au tissu propre de la cornée se relâche, et il est facile d'en séparer avec la pince des lambeaux d'une assez grande étendue. Ce qui empêche d'obtenir ainsi la membrane tout entière, ce n'est pas son adhérence à la cornée, c'est sa friabilité.

Voici un œil de bœuf que j'ai conservé depuis avant-hier. J'en détache la cornée. Sur la face postérieure de cette membrane, je pratique avec ce rasoir trois incisions superficielles, de manière à circonscrire un lambeau en forme de volet. Je saisis un des coins du volet avec la pince, et vous voyez que je puis ainsi séparer de la cornée le fragment de membrane de Descemet limité par les incisions. Vous remarquerez que, dès qu'il est libre, ce fragment s'enroule sur lui-même, la concavité dirigée en avant, c'est-à-dire vers la partie antérieure de la cornée. Quelle que soit l'orientation suivant laquelle on a détaché le lambeau de membrane, il s'enroule toujours en avant.

Je relisais ces jours-ci les quelques lignes que Henle a consacrées à la membrane de Descemet dans son traité d'anatomie systématique. Or, voici ce qu'il dit au sujet de cet enroulement : « La membrane basale se montre alors avec son épithélium en fragments qui s'enroulent comme du papier conservé longtemps en rouleau. Ces fragments s'enroulent à partir des bords en dedans, c'est-à-dire vers la surface qui regarde la chambre antérieure de l'œil (1). »

Comme vous le voyez, c'est exactement l'inverse de ce que nous venons de constater. Comment une observateur aussi consciencieux, un critique aussi sévère envers lui-même que Henle, a-t-il pu commettre cette erreur ? Je vous la signale pour vous montrer que l'on ne saurait trop observer, même les faits les plus simples, avec la plus scrupuleuse attention, et que le moindre relâchement peut amener, même les meilleurs observateurs, à commettre des inexactitudes.

(1) Henle, *Handbuch der systematischen Anatomie*. Braunschweig, 1866, t. II, p. 605.

Pour observer au microscope les lambeaux séparés de la membrane de Descemet, il est nécessaire de les étaler. Or, si nous plaçons un de ces lambeaux sur une lame de verre dans une goutte d'eau, il s'enroule immédiatement sur lui-même, comme une feuille de papier conservée depuis longtemps enroulée, suivant la comparaison fort juste de Henle. Il est cependant possible de le disposer à plat et même de le plier dans l'un ou l'autre sens pour l'observer d'une façon convenable. Le tour de main consiste à ne laisser sur la lame de verre qu'une couche très mince de liquide ; l'attraction capillaire triomphe alors de la tendance à l'enroulement, et le fragment de membrane demeure appliqué contre la lame de verre.

Lorsque l'on coupe avec le tranchant ou avec le dos d'un scalpel un lambeau de la membrane de Descemet étendu sur une lame de verre, il se produit au moment de la section un bruit sec. La membrane se casse d'un coup dans toute son épaisseur, comme ferait une lame de cartilage.

Si l'on essaye de dissocier un lambeau de cette membrane avec des aiguilles, il se brise en un plus ou moins grand nombre de fragments. La manière dont se font les cassures est intéressante à examiner de plus près. Elles se produisent dans toutes les directions, et non pas suivant un ou deux plans déterminés. Quelquefois elles comprennent la membrane dans toute son épaisseur et montrent une surface aussi nette qu'une section transversale. D'autres fois, au contraire, elles sont irrégulières, courbes, formées d'une série de gradins comme les cassures d'une lame de verre très épaisse ; en un mot, ce sont des fractures écailleuses.

Sur une coupe transversale de la cornée, la membrane de Descemet se montre limitée par deux bords plus foncés que son milieu. Cet aspect doit être attribué à sa grande réfringence, que démontrent également les franges de diffraction qui s'observent sur son bord libre.

Pour apprécier la nature de cette membrane, il est important d'examiner la manière dont elle se comporte vis-à-vis des matières colorantes. Elle se colore en rouge par le carmin, en rouge orangé par le picrocarminate d'ammoniaque, en brun par l'acide osmique, en violet intense par l'hématoxyline. Toutes ces réactions l'éloignent considérablement des substances élastiques, qui ne se colorent ni en rouge par le carmin, ni en brun par l'acide osmique. Elle s'en rapproche cependant par un certain nombre de caractères. C'est ainsi qu'elle résiste, comme les substances élastiques, à l'action de l'eau bouillante, à celle de la potasse et de la soude, enfin aux acides concentrés. Comme ces substances, elle se colore par l'iode et par l'éosine, mais ce dernier caractère se retrouve dans un si grand nombre d'éléments anatomiques, qu'il n'y a pas lieu d'en tenir grand compte.

J'ai placé dans l'eau, il y a deux jours, un lambeau de la membrane de Descemet, coloré par le picrocarminate d'ammoniaque. Le voici : il a parfaitement gardé sa coloration, comme vous pouvez vous en assurer. Cette coloration se conserve même quand on le place dans l'acide formique, qui décolore à la longue tous les tissus qui ont été soumis d'abord à l'action du carmin, les noyaux exceptés. Nous devons en conclure que l'affinité ou le pouvoir électif de la membrane de Descemet pour le carmin est aussi considérable que celui des noyaux en général.

Passons à la texture de cette membrane. Henle a indiqué un procédé à l'aide duquel on peut reconnaître qu'elle est composée de lamelles. Il consiste à la soumettre à une ébullition prolongée (trente heures) dans l'eau.

Voici le petit appareil dont je me suis servi pour vérifier l'observation de Henle (fig. 10). Il se compose, comme vous le voyez, d'un tube à expériences ordinaire dans lequel la cornée est placée avec 2 ou 3 centimètres cubes d'eau. Le bouchon qui le ferme est percé d'un trou, ce qui permet de le surmonter d'un long tube de verre légèrement coudé. L'appareil est placé au dessus d'une petite flamme de gaz, dont il est séparé par un canevas métallique. Lorsque l'eau bout, sa vapeur se condense le long du tube mince, coule sur ses parois et vient retomber sous forme de gouttes dans le tube à expériences. Le liquide ne diminue donc pas notablement par l'évaporation, et l'on peut abandonner l'appareil à lui-même, sans être obligé de rajouter de l'eau. Lorsque l'on retire la membrane de Descemet au bout de trente heures, on reconnaît qu'il est possible, comme l'avait dit Henle, de la diviser en lamelles superposées. Ces lamelles sont d'une finesse excessive, et il serait difficile, même approximativement, d'en déterminer le nombre.

Si l'on continue l'ébullition plus longtemps encore,

pendant trois à quatre jours, la membrane de Descemet

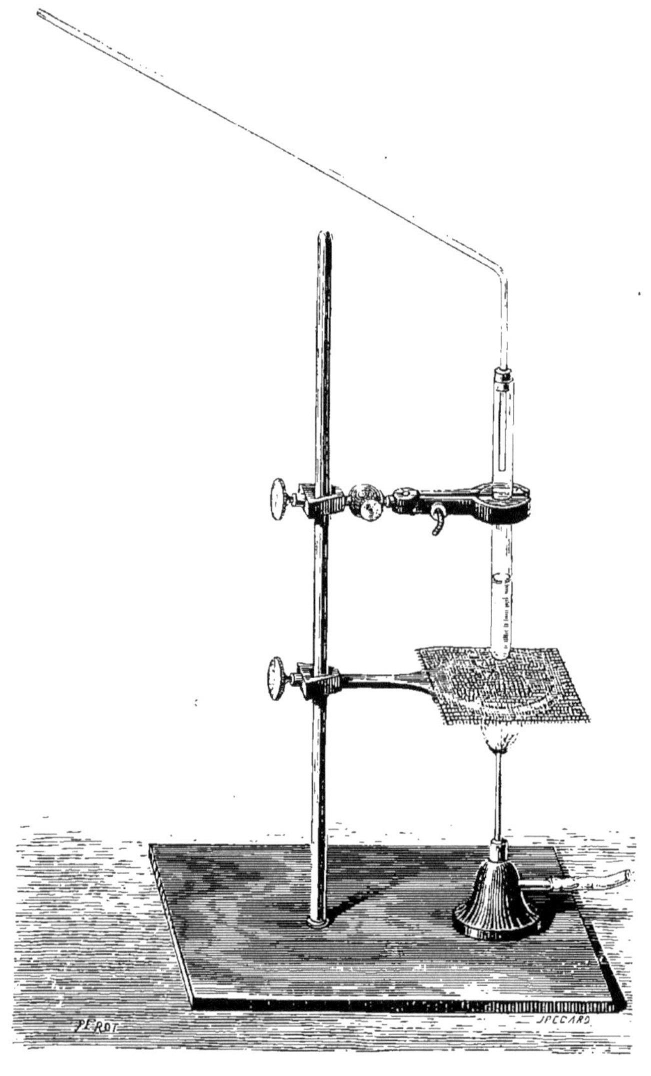

FIG. 10. — Appareil pour soumettre un fragment de tissu à l'ébullition prolongée.

se décompose entièrement en un nombre considérable de lamelles extrêmement minces qui flottent isolément dans le liquide et qui, comme la membrane tout entière, s'enroulent sur elles-mêmes.

Il reste une dernière question à discuter à propos de la membrane de Descemet. Cette membrane est-elle monoréfringente ou biréfringente? His a affirmé qu'elle est monoréfringente, et tous les auteurs l'ont répété après lui sans chercher à le vérifier. J'ai placé sous ces microscopes à polarisation deux coupes transversales de la cornée du bœuf faites dans la même direction et orientées de la même façon : dans l'une, la membrane de Descemet est monoréfringente, elle ne rétablit pas la lumière sur champ obscur; dans l'autre, au contraire, elle est aussi brillante, plus brillante même que n'importe quel cristal biréfringent.

Mais, me direz-vous, comment une même membrane peut-elle être à la fois monoréfringente et biréfringente? Cela vient de ce que les deux préparations n'ont pas été faites par le même procédé. Celle où la membrane de Descemet est monoréfringente a été faite comme les faisait His. La cornée a été desséchée, la coupe, ramollie et gonflée dans l'eau, a été montée également dans l'eau. Aussi, tandis que le tissu cornéen y présente ses bandes alternatives brillantes et obscures, la membrane de Descemet est obscure, sauf à son bord antérieur où elle montre une bande mince à peine éclairée.

L'autre préparation a été faite de même; seulement, après avoir été gonflée dans l'eau et étalée sur la lame de verre, elle a été abandonnée à la dessiccation, traitée par l'essence de térébenthine et montée dans la résine

Dammar. Vous comprenez ce qui s'est passé. La dessiccation a déterminé un retrait considérable dans la membrane de Descemet, qui ne s'est pas regonflée ensuite dans la térébenthine comme elle l'aurait fait dans l'eau. Il vous suffirait, pour vous en convaincre, de comparer l'épaisseur de la membrane dans les deux préparations.

Or, tous les physiciens savent qu'une lame de verre monoréfringente devient biréfringente lorsqu'elle est comprimée dans une seule direction. Dans la seconde préparation, la membrane de Descemet est dans les mêmes conditions que la lame de verre comprimée. Le tassement de ses éléments suivant son épaisseur lui donne un axe optique.

Il est donc essentiel, avant d'affirmer qu'un tissu est monoréfringent ou qu'il est biréfringent, de se rendre compte des conditions qui déterminent la biréfringence. Vous venez de voir un tissu monoréfringent transformé en biréfringent. Je vais vous donner un exemple du changement inverse. Un faisceau de tissu connectif est biréfringent ; traitez-le par l'acide acétique, il se gonflera, il ne sera plus comprimé dans un sens, et dès lors il n'aura plus d'axe optique et sera monoréfringent.

Vous voyez que ces questions de biréfringence n'ont pas une valeur absolue en histologie, et que, si l'on n'est pas bien au courant des conditions dans lesquelles se produit la biréfraction, on peut être entraîné à de grossières erreurs.

NEUVIÈME LEÇON

(9 janvier 1879)

Charpente connective de la cornée.

Membrane basale antérieure. — Difficultés que présente l'observation de la membrane basale antérieure chez les mammifères. — Elle doit être étudiée chez la raie.

Cornée de la raie. — Son étude sur des coupes méridiennes après dessiccation. — Épaisseur qu'y présente la membrane basale antérieure — Fibres suturales qui en partent et qui traversent perpendiculairement la cornée. — Ces fibres ne sont nettement visibles que dans les lames de la cornée coupées perpendiculairement à la direction de leurs faisceaux. — Boutonnières que présentent les lames pour le passage des fibres suturales. — Examen de la cornée à la lumière polarisée démontrant la continuité des fibres suturales. — Isolation de ces fibres. Leur forme, leurs expansions latérales.

Membrane basale antérieure chez l'homme. — Elle se colore en rose par le carmin. — Il en part des fibres de soutien, également colorées en rose.

MESSIEURS,

Je m'occuperai aujourd'hui de la structure de la membrane basale antérieure. Cette membrane est désignée sous le nom de membrane de Bowman ou de membrane de Reichert, ces deux auteurs l'ayant découverte à peu près simultanément

La constitution de la membrane basale antérieure est encore mal connue. Elle a été l'objet de nombreuses discussions parmi les histologistes; cela tient à ce qu'il n'est pas possible de l'isoler comme la membrane de Descemet, et que dès lors il est beaucoup plus difficile de l'étudier. En outre, chez quelques animaux, elle est tellement mince, que certains auteurs ont pu même en nier l'existence. Chez l'homme, elle est très évidente. Sur une coupe transversale de la cornée d'un enfant de quatre ou cinq ans, elle présente une épaisseur égale à celle de la membrane de Descemet.

J'étais loin d'être fixé sur la signification de cette membrane, lorsque le hasard me fit tomber sur un excellent objet d'étude, la cornée de la raie.

Cornée de la raie. — La cornée de la raie est si remarquable, elle présente dans ses éléments et dans sa texture un si grand nombre de faits intéressants, que j'ai passé plusieurs semaines à en faire l'analyse. Je vais vous communiquer les résultats les plus importants de mes recherches.

Une première expérience, dont je vous ai déjà rendus témoins, consiste à placer en même temps dans l'eau une cornée de bœuf et une cornée de raie. Tandis que la première se gonfle peu à peu et finit, au bout de quelques jours, par acquérir une épaisseur deux ou trois fois plus considérable, en perdant de sa transparence pour prendre un aspect opalin, la seconde reste parfaitement transparente et conserve sensiblement sa minceur première. Je vous ai dit à ce propos que cette expérience soulevait un problème intéressant, celui de savoir si cette différence tenait à une composition différente des éléments de la cornée, ou à la présence dans la cornée de la raie d'éléments spéciaux qui n'existeraient pas dans la cornée du bœuf et des autres animaux que nous avions examinés jusqu'alors.

Pour élucider ce problème, j'ai eu recours d'abord au procédé le plus simple et le plus ancien, les coupes transversales après dessiccation. Une cornée de raie tendue régulièrement au moyen d'épingles sur une lame de liège est abandonnée à la dessiccation au-dessus d'une étuve à incubations artificielles. Comme cette membrane est très mince, quelques heures suffisent pour qu'elle ait atteint un degré de durcissement convenable. On y pratique alors des coupes méridiennes, c'est-à-dire perpendiculaires à sa surface et passant par son centre. Ces coupes sont recueillies dans l'eau. Quand elles sont ramollies, elles sont colorées par le picrocarminate d'ammoniaque, lavées, traitées par l'acide formique et enfin conservées dans la glycérine.

Vous verrez sous ces microscopes plusieurs préparations obtenues au moyen de cette méthode, et vous y reconnaîtrez la structure singulière de la cornée de la raie, que je vais commencer par décrire rapidement dans son ensemble, pour revenir ensuite sur les détails.

Vous remarquerez d'abord (fig. 11) la membrane basale antérieure, assez épaisse et recouverte d'un épithélium stratifié. De la face postérieure de cette membrane partent une série de fibres qui traversent perpendiculairement la cornée pour aller atteindre sa face postérieure.

Les lames de la cornée sont continues et disposées très régulièrement les unes au-dessus des autres en séries parallèles. Elles diffèrent donc de celles que nous avons étudiées chez les mammifères en ce qu'elles ne s'entre-croisent pas et ne forment pas un système de tentes.

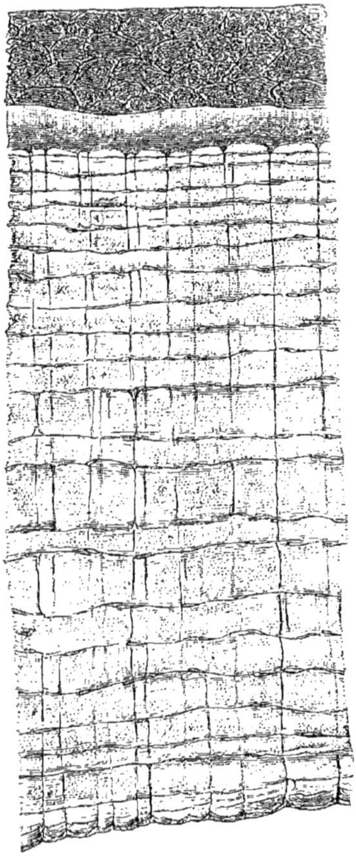

Passons maintenant à l'analyse détaillée des préparations que vous avez sous les yeux.

FIG. 11. — Coupe méridienne de la cornée de la raie, faite après dessiccation, colorée par le picrocarminate et conservée dans la glycérine additionnée d'acide formique.

L'épithélium antérieur est coloré en rouge, la membrane basale antérieure en rose vif. Les fibres qui en partent et qui traversent la cornée dans toute son épaisseur, perpendiculairement à la direction de ses lames, ont pris la même teinte rose. Cette coloration par le carmin suffit à les différencier des fibres élastiques, bien qu'elles résistent comme ces dernières à l'action de l'acide formique et même à celle de l'acide acétique. Les lames de la cornée sont incolores, mais elles sont séparées les unes des autres par de minces bandes colorées en rose, comme les fibres qui partent de la membrane basale antérieure. Elles se succèdent régulièrement jusqu'à la face postérieure de la cornée. Cette face présente une apparence festonnée, dont il est facile de s'expliquer la cause. La cornée, tendant à se gonfler sous l'influence de l'eau et de l'acide formique, a été retenue au niveau des points d'attache des fibres venant de la membrane basale antérieure, et a formé entre eux une série d'arcs ou de festons convexes. La membrane basale postérieure est marquée par une ligne rouge bordant ces festons. Elle est si mince, que l'on pourrait même douter de son existence, mais d'autres méthodes me permettront de vous la montrer d'une manière plus évidente.

Je reviens maintenant sur les fibres qui vont de la membrane basale antérieure à la membrane basale postérieure. Ces fibres, que personne, à ma connaissance, n'a encore signalées et que j'appellerai fibres perforantes ou mieux *fibres suturales*, n'ont pas une disposition aussi simple que je viens de vous l'indiquer dans cette description sommaire. Elles se divisent souvent dans l'épaisseur de la cornée et s'envoient les unes aux autres des branches anastomotiques en forme d'arcs, au niveau de la séparation des lames.

En second lieu, lorsque leur coloration n'est pas très intense, elles ne paraissent pas toutes se continuer dans toute l'épaisseur de la cornée. Celles qui se trouvent tout à fait à la superficie de la coupe se montrent bien continues. Mais, plus profondément, elles paraissent manquer de deux en deux lames ; c'est-à-dire qu'on voit une lame traversée perpendiculairement par une série de fibres roses, qui s'arrêtent toutes au niveau de la suivante pour reparaître dans la troisième lame, puis dans la cinquième et ainsi de suite, tandis qu'on n'en voit point dans la seconde, ni dans la quatrième, etc. C'est là un phénomène d'optique curieux et que nous devrons chercher à nous expliquer; j'y reviendrai tout à l'heure. Pour l'instant, je me contenterai de vous dire que c'est au niveau des lames coupées perpendiculairement à la direction de leurs faisceaux que l'on voit les fibres suturales, tandis qu'elles n'apparaissent pas dans celles qui sont coupées parallèlement à la direction de ces faisceaux. Il n'en est pas moins vrai qu'elles sont continues dans toute l'épaisseur de la cornée, et je vais vous le démontrer sur des préparations de cette membrane faites suivant des méthodes différentes.

Un œil de raie ayant été conservé pendant plusieurs mois dans le liquide de Müller ou dans le bichromate d'ammoniaque à 2 pour 100, on le place dans l'eau; on enlève la cornée et à l'aide des pinces et des aiguilles on cherche à la décomposer en lames. Cette dissociation s'opère avec une facilité remarquable, que vous comprendrez si vous vous rappelez que ces lames ne sont pas anastomosées comme dans la cornée des mammifères, mais superposées parallèlement. Aussi n'est-il pas difficile d'obtenir ainsi des lames complètement isolées; il est préférable toutefois, pour mieux se rendre compte de la texture de la cornée, de ne pas pousser la dissociation aussi loin, et de faire des préparations où une lame reste en rapport avec sa voisine par une partie de son étendue. Ces préparations sont colorées par le picrocarminate d'ammoniaque, ou bien par l'hématoxyline et l'éosine, et montées dans la glycérine.

En observant une préparation ainsi faite (fig. 12), on est frappé tout d'abord de voir ces lames, de structure

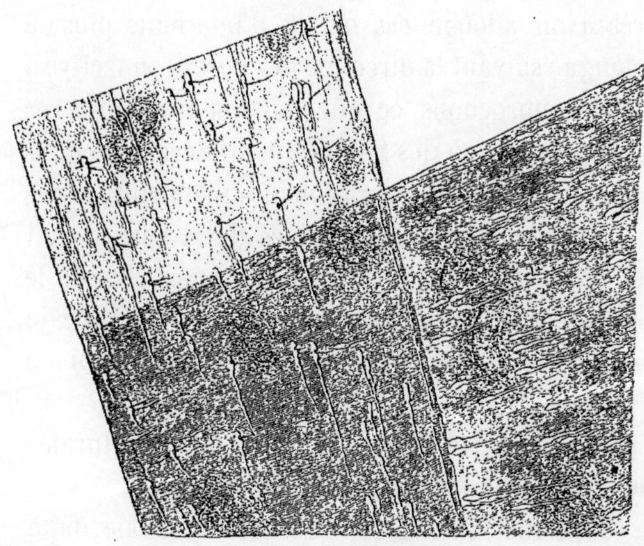

Fig. 12. — Deux lames de la cornée de la raie, isolées par dissociation, après que la membrane a séjourné pendant trois mois dans le liquide de Müller. Coloration par l'hématoxyline et l'éosine. Conservation dans la glycérine.

fibrillaire, être perforées de trous en forme de boutonnières, c'est-à-dire composés d'un œillet ovalaire prolongé à l'une de ses extrémités par une fente mince. Souvent on voit s'échapper de ces boutonnières des fils plus ou moins longs et qui paraissent avoir été cassés. Dans la partie de la préparation où deux lames consécutives sont superposées, les boutonnières se correspondent, tandis que leurs fentes sont perpendiculaires entre elles.

Ces fentes doivent être considérées comme produites par l'agrandissement de l'ouverture en œillet, qui seule existe à l'état normal. En effet, lorsqu'on dissocie les lames à l'aide des aiguilles, les fibres qui les attachent l'une à l'autre en passant à travers les œillets ne cèdent qu'après avoir allongé ces œillets d'une fente plus ou moins longue suivant la direction des fibres connectives.

Si nous rapprochons ce que nous venons d'observer sur cette préparation des faits que nous avons reconnus sur la coupe méridienne examinée auparavant, nous devrons en conclure que les lames de la cornée sont cousues entre elles par les fibres perforantes comme le seraient des doubles d'étoffe, et c'est pour cela que je préfère pour ces fibres le nom de fibres suturales qui me paraît plus exact.

On peut démontrer la continuité des fibres suturales au moyen de la lumière polarisée.

Une coupe méridienne de la cornée de la raie, faite après durcissement de cette membrane dans le liquide de Müller et montée dans l'eau phéniquée, a été placée sur la platine du microscope à polarisation, les deux nicols étant croisés, et orientée de manière à faire un angle de 45 degrés avec les plans de polarisation. Vous y verrez des bandes alternatives brillantes et obscures. Les bandes brillantes correspondent aux lames sectionnées parallèlement à la direction de leurs faisceaux, les bandes obscures à celles dont les faisceaux sont coupés transversalement. Ces bandes sont parallèles et ne s'anastomosent pas. Les centrales sont plus épaisses que les antérieures et que les postérieures. Grâce à leur épaisseur et à leur absence d'anastomoses, il est facile de les compter. Sur la cornée que je vous montre ici et qui provient d'une raie de taille moyenne, il y en a vingt-deux. Je n'ai pas recherché dans quelles limites ce nombre pouvait varier suivant les individus et suivant les espèces.

Enfin, vous remarquerez encore, et j'attire spécialement votre attention sur ce fait, que les bandes claires sont traversées perpendiculairement à leur direction par des lignes ou des stries obscures. Ces stries correspondent aux fibres suturales et démontrent l'existence de ces fibres dans les lames coupées parallèlement à la direction de leurs faisceaux. Elles nous apprennent aussi que les fibres suturales sont monoréfringentes, caractère qui les éloigne des fibres ordinaires du tissu conjonctif.

L'observation à la lumière polarisée nous donnera encore de meilleurs résultats au point de vue de la continuité des fibres suturales si nous modifions légèrement le mode de préparation de la cornée. Des coupes méridiennes faites sur une cornée durcie par dessiccation sont d'abord traitées par l'acide formique ou l'acide acétique, puis elles sont largement lavées à l'eau et montées dans de l'eau phéniquée.

J'ai disposé sous un de ces microscopes une préparation ainsi obtenue, dans laquelle vous verrez parfaitement sur champ obscur les lames obscures coupées perpendiculairement à la direction de leurs faisceaux, et les lames brillantes, traversées comme sur la première préparation dont je vous ai parlé, par les fibres suturales qui y tracent des lignes obscures. Une fois que vous aurez fait cette observation, tournez le nicol analyseur de manière à retrouver le champ clair et cela sans quitter de l'œil les fibres suturales. Vous les verrez disparaître peu à peu dans les lames biréfringentes et apparaître au contraire dans les lames monoréfringentes à mesure que celles-ci s'éclaircissent en même temps que le champ. Vous vous assurerez, en répétant cette observation, que les fibres qui apparaissent dans les lames monoréfringentes se continuent bien avec celles que vous remarquiez sous forme de stries obscures dans les lames biréfringentes, et vous en conclurez ainsi avec certitude que ces fibres, malgré leur discontinuité apparente, se poursuivent dans toute l'épaisseur de la cornée.

Ce sont là de bonnes preuves, mais ce sont encore des preuves indirectes. En histologie nous devons nous attacher, autant que possible, à nous procurer des preuves directes des faits. Pour prouver directement la continuité des fibres suturales, il faudrait les isoler dans toute leur longueur.

J'y suis arrivé au moyen de l'ébullition prolongée. J'y avais soumis la cornée de la raie pour rechercher si la membrane basale antérieure ne serait pas décomposable, comme la membrane de Descemet, en une série de lamelles superposées. Après l'avoir fait bouillir pendant vingt heures, j'ai dissocié la cornée sur une lame de verre dans une goutte de picrocarminate d'ammoniaque à 1 pour 100. J'ai constaté d'abord que la membrane basale antérieure est très friable et se casse en blocs de dimension variée, mais n'a nullement une structure lamellaire.

En second lieu, j'ai isolé de la face postérieure de la cornée une lame vitrée très mince, qui n'est autre que la membrane de Descemet. Il existe donc bien une membrane basale postérieure dans la cornée de la raie, bien qu'il soit difficile de l'apercevoir sur les coupes transversales, à cause de sa minceur.

La substance propre de la cornée est beaucoup plus ramollie que la membrane basale antérieure et que les fibres suturales. Aussi est-il possible, en opérant avec précaution, d'isoler quelques-unes de ces fibres et d'en obtenir comme celles que j'ai disposées sous un de ces microscopes (fig. 13). Elles montrent alors des détails de structure qui sont du plus grand intérêt.

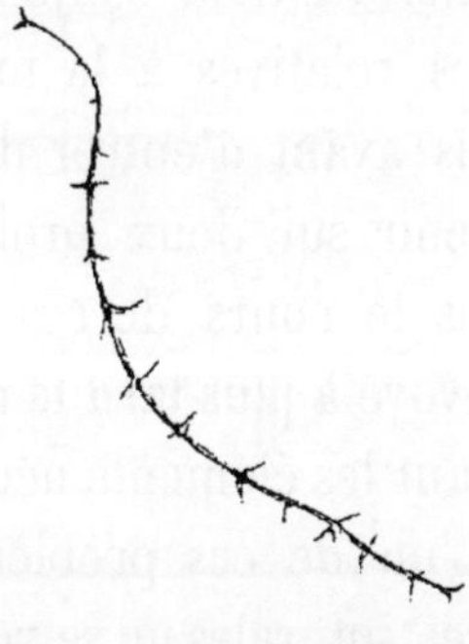

FIG. 13. — Fibre suturale de la cornée de la raie, isolée au moyen des aiguilles, après que la membrane a été soumise à l'ébullition pendant vingt heures.

Sur certains points de leur longueur, elles portent des expansions latérales, inégales et implantées à peu près perpendiculairement, qui les font ressembler, à première vue, à des tiges munies de rameaux opposés, ou bien encore, si vous préférez cette comparaison, à des échelles formées d'un seul montant dans lequel sont passés les échelons.

Ces expansions latérales, vous le voyez déjà, doivent se trouver au niveau des plans de séparation des lames qui composent la cornée. En réalité, et comme il est facile de s'en assurer par un examen plus attentif, ce ne sont pas de simples rameaux, mais des débris plus ou moins complets d'expansions membraneuses qui, partant des fibres suturales, s'étendent à la surface des lames cornéennes.

La disposition de ces expansions membraneuses, leurs rapports avec les fibres suturales, les réactions histochimiques spéciales de ces dernières qui les font différer et des fibres élastiques et des fibres connectives, nous permettront, en les comparant à certains éléments du tissu conjonctif, d'établir quelques conclusions relatives à la morphologie générale de ce tissu. Mais avant d'entrer dans ces considérations, je dois revenir sur deux problèmes que nous avons soulevés dans le cours de ces recherches et dont nous avions renvoyé à plus tard la discussion. Nous possédons maintenant les éléments nécessaires pour les résoudre.

L'un de ces problèmes est celui-ci : Pourquoi les fibres suturales ne se voient-elles pas dans les lames qui sont sectionnées parallèlement à la direction de leurs faisceaux, excepté quand elles sont tout à fait à la surface de la coupe? Vous comprenez que, pour discuter ce problème, il fallait auparavant avoir établi que les fibres suturales sont continues.

Dans les lames coupées perpendiculairement à la direction de leurs faisceaux, les fibres suturales se voient dans l'intervalle de ces faisceaux. Dans les autres lames, au contraire, ces fibres ne peuvent être vues qu'à travers la substance même des faisceaux qui les croisent perpendiculairement à leur direction. Ces faisceaux, placés les uns derrière les autres, brisent les rayons lumineux, et, dès qu'ils forment une couche un peu épaisse, ils empêchent l'image des fibres suturales d'arriver à l'œil de l'observateur. Il se produit là un phénomène de dispersion analogue à celui que détermine une vitre cannelée : elle laisse passer la lumière, mais elle ne permet pas de distinguer les objets.

J'arrive au second problème, que nous nous étions posé bien antérieurement : Pourquoi la cornée de la raie ne se gonfle-t-elle pas lorsqu'elle est plongée dans l'eau? L'étude que nous avons faite de la texture de cet organe rend la réponse presque superflue. Il ne saurait en effet subir un gonflement notable, puisque la membrane basale antérieure est réunie à la postérieure par les fibres suturales qui cousent étroitement ensemble toutes les lames cornéennes.

Je vais maintenant résumer en quelques mots les faits que nous avons observés sur la cornée de la raie. Nous y avons constaté l'existence d'une membrane basale antérieure épaisse, se colorant en rose par le carmin. Il en part des fibres qui paraissent en être des prolongements, et qui, traversant perpendiculairement toute l'épaisseur de la cornée, se poursuivent jusqu'à la membrane basale postérieure à laquelle elles adhèrent, mais sans se confondre avec elle. Toutes les lames de la cornée sont percées par ces fibres qui les unissent solidement ensemble.

Membrane basale antérieure de l'homme.

Je passe à la membrane basale antérieure des mammifères et spécialement de l'homme. Vous vous souvenez que Bowman, qui avait pris pour objet de ses études la cornée de l'homme, et qui l'avait examinée sur des coupes faites après dessiccation et traitées ensuite par l'acide acétique, regardait la membrane basale antérieure comme une membrane élastique.

Il considérait également comme de nature élastique les fibres qui s'en détachent et qui vont se distribuer dans la partie antérieure de la cornée en suivant une direction plus ou moins oblique (fibres de soutien).

En général, sa manière de voir ne fut pas adoptée par les auteurs. C'est ainsi que Henle, Waldeyer et d'autres encore ont contesté la nature élastique de cette membrane. Quelques histologistes sont allés jusqu'à nier même son existence, au moins chez certains animaux. Cohnheim, par exemple, l'a considérée comme formée simplement par le plexus nerveux sous-épithélial, et a proposé de lui donner le nom de *stratum nervosum* (voy. p. 76).

D'autre part, les considérations embryologiques développées par Kessler (voy. p. 35) conduiraient à penser que la membrane basale antérieure et la membrane basale postérieure ont la même structure, puisqu'elles seraient produites par le dédoublement d'une seule et même membrane.

Vous voyez donc qu'on est loin d'être fixé sur la nature et sur la signification de la membrane de Bowman, puisque récemment encore on a pu émettre des doutes sur son existence même. Chez l'homme, cependant, elle est bien évidente. Comme j'ai déjà eu l'occasion de vous le dire, chez un enfant de quatre ou cinq ans elle a une épaisseur égale à celle de la membrane de Descemet.

Nous allons étudier cette membrane à l'aide de plusieurs méthodes. La première, que nous avons déjà souvent mise en usage, consiste à faire des coupes méridiennes de la cornée, après dessiccation, à les laisser gonfler dans l'eau et à les monter dans la glycérine additionnée d'acide formique, après les avoir colorées par le picrocarminate d'ammoniaque. Sur ces préparations vous observerez, en allant d'avant en arrière : l'épithélium antérieur, la membrane basale antérieure, les fibres de soutien, les lames de la cornée s'anastomosant en un système de tentes, et enfin la membrane basale postérieure revêtue de son épithélium.

Examinons maintenant quelles sont les parties qui, dans cette préparation, se sont colorées en rouge par le carmin, afin de pouvoir ensuite les comparer à celles qui se sont colorées de même dans la cornée de la raie. Je laisse de côté l'épithélium antérieur. La membrane basale antérieure est colorée en rose vif comme chez la raie. Elle est limitée à sa face profonde par des festons, des angles saillants desquels partent les fibres de soutien colorées également en rose. La lame basale postérieure est colorée en rouge orangé, première réaction histochimique qui la montre différente de la membrane basale antérieure.

Entre les lames de la substance propre, qui sont incolores, vous remarquerez, comme chez la raie, de fines bandes roses continues, au milieu desquelles se trouvent des corpuscules également colorés. Enfin, soit entre les lames, soit dans leur épaisseur même, vous observerez des points colorés en rose et qui correspondent à des fibres coupées transversalement. Ces fibres sont réfringentes comme des fibres élastiques, dont elles diffèrent cependant par leur élection pour le carmin. Comme vous le pressentez et comme je vous le démontrerai dans la leçon prochaine, elles sont les analogues des fibres suturales de la raie. L'excursion que nous avons faite dans le domaine de l'anatomie comparée ne nous aura donc pas servi seulement à mieux comprendre la texture de la cornée des mammifères, elle nous aura même conduits à y observer des éléments nouveaux.

DIXIÈME LEÇON

(11 janvier 1879)

Charpente connective de la cornée.

Différences de la membrane basale antérieure et de la membrane basale postérieure.
Signification morphologique de la membrane basale antérieure, des fibres qui en partent des couches interlamellaires et des fibres intralamellaires. — Ces parties correspondent à l'enveloppe extérieure des faisceaux du tissu connectif, aux cloisons et aux fibres intérieures, aux fibres annulaires et spirales. — Importance de cette analogie morphologique pour les autres membranes connectives.

Cellules connectives de la cornée.

Difficultés de leur observation sur la cornée à l'état frais. — Leur étude sur des coupes après dessiccation, colorées par le picrocarminate. — Fentes que l'on détermine dans ces préparations Interprétations que les auteurs en ont données. — Coupes parallèles à la surface. — Isolation des cellules par l'acide sulfurique. Perfectionnements apportés à ce procédé.

MESSIEURS,

Nous avons commencé dans la dernière leçon l'étude de la membrane basale antérieure chez l'homme. Vous avez vu que, sur une préparation faite par le plus simple des procédés, sur une coupe après dessiccation, la coloration par le carmin nous a permis de reconnaître que la membrane basale antérieure n'est pas de nature élastique, pas plus que les fibres qui en partent. Elle nous a permis encore de distinguer, entre les lames de la cornée et dans leur épaisseur même, des fibres spéciales très réfringentes. Nous devrons tenir compte de tous ces éléments pour bien comprendre la charpente de la cornée et les analogies qu'elle présente avec le tissu connectif en général.

Avant d'aller plus loin, il faut que j'insiste sur un fait important : la coloration différente des deux membranes basales par le picrocarminate d'ammoniaque. L'antérieure, vous l'avez vu, se colore en rose, la postérieure en jaune orangé. Cette réaction n'est pas la seule qui distingue ces membranes l'une de l'autre. Elles diffèrent encore par la manière dont elles se comportent vis-à-vis de l'acide osmique et vis-à-vis de l'hématoxyline.

J'ai disposé sous un de ces microscopes une coupe de la cornée du bœuf faite après dessiccation et qui, après avoir été ramollie dans l'eau, a été traitée par une solution d'acide osmique à 2 pour 100, puis lavée et montée dans de la glycérine additionnée d'acide formique. Vous pourrez constater que la membrane basale postérieure est brune, tandis que la membrane basale antérieure est incolore, de même que les fibres de soutien, les lames de la cornée et les couches particulières qui les limitent.

Vous examinerez aussi une autre coupe, faite également après dessiccation, ramollie dans l'eau et traitée par la solution classique d'hématoxyline, puis lavée dans l'eau distillée et montée dans la glycérine additionnée d'acide formique. La membrane basale postérieure y est colorée en violet, tandis que l'antérieure est incolore.

Cette préparation, je dois vous en avertir, ne se conservera pas; au bout de peu de jours elle sera décolorée. Je dois vous dire également, pour le cas où vous voudriez reproduire vous-même cette réaction, qu'il y a un degré précis de coloration qu'il ne faut pas dépasser. Si on laisse le réactif agir trop longtemps, les deux membranes paraissent également colorées. Ce fait n'infirme pas du tout nos conclusions. Il suffit qu'une des membranes basales se colore plus facilement que l'autre pour que nous soyons fondés à dire qu'elles n'ont pas toutes deux la même constitution.

En face de ces faits, on ne saurait plus soutenir, vous le voyez, qu'il existe une analogie complète entre la membrane basale antérieure et la membrane basale postérieure. Aussi la conception embryologique de Kessler (voy. p. 35), d'après laquelle elles dériveraien d'une même membrane primitive, devient-elle fort peu vraisemblable.

Je reviens maintenant à la préparation que vous avez examinée à la fin de la leçon dernière : coupe méridienne de la cornée faite après dessiccation, colorée par le picrocarminate et conservée dans la glycérine additionnée d'acide formique. Je laisse de côté, pour le moment, tout ce qui a trait aux cellules de la cornée et à leur rapport avec le tissu connectif, pour m'occuper exclusivement des parties de la charpente connective qui se sont colorées en rose par le carmin, c'est-à-dire les fibres de soutien, les couches minces qui se trouvent entre les lames, et les fibres spéciales qui sont renfermées dans l'épaisseur même des lames.

Au sujet de ces dernières fibres, qui se montrent sur des coupes méridiennes comme des points réfringents colorés en rose, on peut faire trois hypothèses.

On pourrait supposer, en premier lieu, que ce sont des prolongements cellulaires sectionnés à une plus ou moins grande distance des cellules auxquelles ils appartiennent et qui auraient pénétré dans l'intérieur des lames. Nous savons en effet que les cellules fixes de la cornée possèdent des prolongements très nombreux, fréquemment ramifiés, par lesquels elles s'anastomosent les unes avec les autres.

En second lieu, on pourrait penser que ces fibres sont de nature nerveuse, puisque la cornée possède un grand nombre de nerfs. Cependant il serait peu probable que des éléments aussi délicats que le sont les fibres nerveuses résistassent à la dessiccation et à l'action des acides, ou du moins, s'ils étaient conservés, ils devraient présenter des irrégularités, comme les acides en déterminent dans les nerfs. Or, les fibres en question sont au contraire parfaitement cylindriques.

Enfin, ces fibres pourraient être les analogues des fibres suturales de la cornée de la raie.

Vous verrez sous un de ces microscopes une coupe transversale d'une cornée du lapin colorée par la méthode de l'or suivant un procédé dont je vous indiquerai plus tard les détails. Les cellules, les prolongements cellulaires et les fibres nerveuses sont fortement colorés en violet. Les fibres dont nous nous occupons, au contraire, celles qui se colorent par le carmin, sont demeurées parfaitement incolores. Elles ne correspondent donc ni à des nerfs, ni à des prolongement cellulaires, et nous avons toutes raisons de les considérer comme les analogues des fibres suturales de la cornée de la raie.

Des différents modes d'investigation que nous avons mis en œuvre il résulte que ces fibres, aussi bien les fibres suturales de la cornée de la raie que les fibres qui leur correspondent dans la cornée de l'homme et des mammifères, appartiennent bien à la charpente connective de cette membrane.

Mais, direz-vous, puisque ces fibres ne sont ni des fibres connectives (elles résistent aux acides), ni des fibres élastiques (elles se colorent en rouge par le carmin), quelle est donc leur nature ?

C'est là, messieurs, comme je vous l'ai fait remarquer dans la dernière leçon, une question très importante au point de vue de la morphologie générale du tissu conjonctif. Pour vous le montrer, il me faudra reprendre d'un peu plus haut l'histoire de ce tissu.

Vous vous souvenez que Henle avait reconnu l'existence des faisceaux du tissu connectif (voy. p. 49). En les traitant par l'acide acétique, suivant l'usage universel de cette époque, il les vit se gonfler inégalement dans les différents points de leur longueur, et reconnut qu'entre les parties renflées ces faisceaux étaient bridés et retenus à leur diamètre normal par des fibres réfringentes qui ne se modifiaient pas sous l'influence de l'acide acétique.

Il donna à ces fibres, qu'il considérait comme des

fibres de noyaux, le nom de fibres annulaires et de fibres spirales, suivant la disposition qu'elles affectaient autour du faisceau connectif.

Beaucoup plus tard, je reconnus que ces fibres annulaires et spirales se colorent en rouge par le carmin, et qu'elles conservent même cette coloration lorsqu'on les traite par l'acide acétique ou par l'acide formique. Ce fait était alors d'une certaine importance, car il servit à distinguer ces fibres des fibres élastiques avec lesquelles on les avait confondues jusque-là.

Ayant soumis ensuite des coupes transversales de tendons à l'action successive du picrocarminate d'ammoniaque et de la glycérine additionnée d'acide formique, je remarquai que les cercles incolores correspondant à la section des faisceaux connectifs étaient entourés d'une bordure colorée en rouge, et je pensai que cette bordure était produite par une enveloppe spéciale. De cette enveloppe je vis partir vers l'intérieur des faisceaux des cloisons, et de ces cloisons des fibres, qui se coloraient également en rouge. Je pus reconnaître enfin que les fibres annulaires et les fibres spirales ne sont autre chose que des fibres de renforcement de l'enveloppe des faisceaux connectifs.

Il existe donc autour de ces faisceaux une enveloppe que l'on pourrait nommer couche extérieure, et elle émet des cloisons et des fibres que je désignerai sous le nom de fibres intérieures.

Après avoir rappelé tous ces faits à votre souvenir, je n'aurai plus besoin de grands développements pour vous faire comprendre la signification morphologique des fibres suturales de la cornée de la raie et des fibres analogues de la cornée des mammifères.

Qu'est-ce en effet qu'une lame de la cornée? Elle correspond à un faisceau connectif ou à un faisceau tendineux très aplati. Nous ne devrons donc pas être surpris d'y rencontrer la même disposition. Nous y trouvons en effet une enveloppe extérieure : c'est cette couche rosée mince qui revêt chaque lame; puis des fibres intérieures, celles dont nous avons remarqué la section sous forme de points réfringents colorés en rose.

Nous avons vu que dans la cornée toutes les fibres roses ne sont pas dans l'épaisseur des lames; il s'en montre aussi dans les couches interlamellaires. Ces dernières doivent être considérées comme les analogues des fibres annulaires et des fibres spirales de Henle.

Revenons maintenant à la membrane basale antérieure. Nous savons que chez la raie les fibres suturales proviennent de cette membrane et doivent par conséquent avoir la même constitution élémentaire.

Or, les fibres suturales sont l'équivalent, comme nous venons de le voir, des fibres spirales, des fibres annulaires et de l'enveloppe des faisceaux connectifs. Cela est si vrai que, si l'on fait une coupe méridienne de la cornée de la raie au niveau de son union avec la sclérotique, on peut voir, après coloration par le carmin et traitement par l'acide formique, les fibres suturales de la cornée se transformer graduellement en fibres spirales et envelopper les faisceaux connectifs de la zone fibreuse qui sépare la cornée de la sclérotique proprement dite qui est cartilagineuse, tandis que de leur côté ces faisceaux se continuent avec les lames de la cornée.

La conclusion qu'il faut tirer de tous ces faits est celle-ci : la membrane basale antérieure doit être considérée comme un équivalent des fibres annulaires et spirales et de l'enveloppe des faisceaux connectifs. Ni l'une ni les autres ne sont de nature élastique, comme le montre leur coloration par le carmin, à laquelle on pourrait sans doute joindre d'autres réactions histochimiques si on les recherchait avec soin.

Nous voilà ainsi arrivés à la solution d'un problème dont on connaissait à peine les éléments. Ce progrès, dû surtout à l'excursion que nous avons faite dans le domaine de l'anatomie comparée, nous montre que, lorsque la structure d'un organe est difficile à comprendre, il peut être fort utile d'examiner des organes analogues pris à divers degrés de la série animale, et dans lesquels certains éléments mieux accusés nous éclaireront sur la signification de ceux que nous n'avions pas pu comprendre en les examinant seulement chez l'homme ou chez les mammifères.

Cellules connectives de la cornée.

Pour compléter l'analyse du tissu propre de la cornée, il nous reste à étudier les cellules qui y sont contenues.

Ces cellules sont de deux espèces parfaitement distinctes : les cellules connectives qui appartiennent spécialement au tissu cornéen, cellules fixes des Allemands; et les cellules lymphatiques qui s'y sont introduites, cellules migratrices de Recklinghausen.

Occupons-nous d'abord des premières. Dans la revue historique par laquelle j'ai commencé l'étude de la cornée, je vous ai dit que Toynbee les avait signalées le premier. Leurs noyaux cependant étaient déjà connus; ils avaient été décrits par Henle. Mais, par suite de ses théories particulières, cet auteur ne se décidait à admettre l'existence de cellules qu'à la dernière extrémité, et c'est pour cela que, tout en décrivant les noyaux, il n'avait pas remarqué ou du moins pas indiqué l'existence des cellules qui les renferment.

Au premier abord, la manière la plus simple d'observer les cellules de la cornée paraît être de choisir une cornée mince et de l'observer dans un état aussi voisin que possible de l'état vivant, c'est-à-dire immédiatement après l'avoir enlevée à l'animal et sans addition d'aucun réactif, ou bien simplement dans une goutte de l'humeur aqueuse du même animal. On suppose que c'est ainsi qu'on les verra le mieux dans leur forme normale. Aussi la plupart des auteurs conseillent-ils de procéder de la sorte et d'examiner tout d'abord les cellules dans une cornée à l'état frais.

Je suis d'une opinion diamétralement opposée. Comme j'ai déjà eu plusieurs fois l'occasion de vous le faire remarquer, il n'est pas d'observation plus difficile et plus délicate que celle d'un tissu à l'état frais. Ses différentes parties constituantes, à peu d'exceptions près, ne sont pas colorées et dès lors se distinguent mal, d'autant plus qu'elles ont généralement des indices de réfraction très voisins. Il en est ainsi, et à plus forte raison, pour la cornée; non seulement tous ses éléments sont incolores, mais ils ont en outre le même indice de réfraction et sont exactement appliqués les uns sur les autres. Ces conditions, qui font la transparence de la membrane, sont aussi celles qui en rendent l'étude plus difficile. Aussi dans une cornée à l'état frais les images des cellules sont-elles si confuses, qu'il faut les connaître déjà pour en distinguer la forme et même pour les apercevoir.

Vous savez, du reste, qu'à l'état vivant bien des tissus ne laissent pas voir la forme ni même soupçonner l'existence de certaines de leurs parties constituantes. Il me suffira de vous rappeler, par exemple, que dans les cellules lymphatiques, il est impossible d'apercevoir à l'état vivant le noyau qu'elles contiennent et qui devient apparent seulement après leur mort (j'en excepte les cellules lymphatiques des urodèles, de l'axolotl en particulier, dans lesquelles le noyau se reconnaît même pendant la vie). Dans la cornée observée à l'état frais, on voit vaguement les cellules, on ne reconnaît pas leurs limites et jamais on ne distingue leurs noyaux, pas plus chez l'axolotl que chez la grenouille et chez les mammifères.

Je vous conseillerai donc de commencer l'étude des cellules de la cornée par l'application de certains réactifs qui, soit en les colorant, soit en modifiant leur réfringence, vous permettront de vous rendre compte de leur forme et de leur disposition.

Nous suivrons d'abord la méthode la plus ancienne

et la plus simple, qui consiste à pratiquer des coupes sur la cornée desséchée et à les ramollir dans l'eau. Seulement, au lieu de les examiner telles quelles ou de les traiter simplement par l'acide acétique, nous les colorerons au moyen du picrocarminate d'ammoniaque et nous les conserverons dans la glycérine pure, ou bien encore dans la glycérine additionnée d'acide formique qui gonflera un peu le tissu cornéen et rendra plus nettes quelques-unes de ses parties.

Étudions d'abord la cornée de l'homme et des mammifères sur des coupes perpendiculaires à la surface de

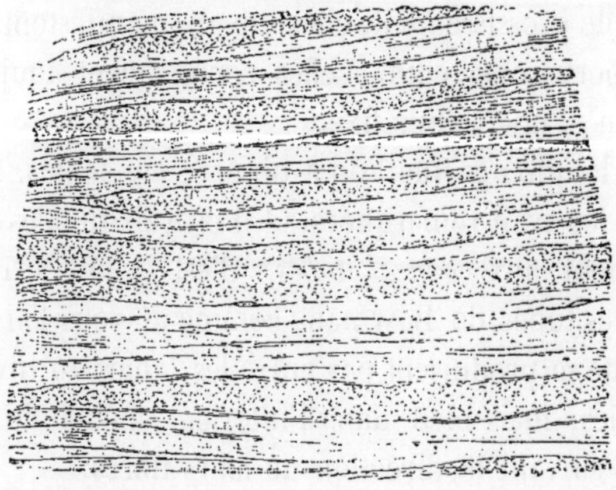

FIG. 14. — Coupe méridienne de la cornée du bœuf, faite après dessiccation, légèrement gonflée par l'eau, fixée par l'acide osmique, colorée au picrocarminate d'ammoniaque et conservée dans la glycérine additionnée d'acide formique.

cette membrane. Vous y avez déjà observé les lames cornéennes et le système de tentes qu'elles forment par leurs anastomoses. Vous avez dû remarquer, et vous constaterez de même aujourd'hui, que les cellules de la cornée se trouvent non pas à l'intérieur des lames, mais entre celles-ci (fig. 14). Elles se montrent comme des taches rouges aplaties rappelant par leur forme la section d'une lentille; elles présentent une portion centrale plus fortement colorée qui correspond au noyau.

Pour aller plus loin dans cette étude, choisissons une préparation conservée dans la glycérine non acidifiée et comprimons-la en exerçant avec la pointe d'une aiguille une légère pression sur la lamelle de verre qui la recouvre. Nous voyons le tissu se dissocier et s'étaler. Comme la préparation est colorée, il est facile de reconnaître, même à l'œil nu, que des fentes se produisent entre les lames de la cornée. Mais, ainsi qu'on le constate à un faible grossissement, elles ne se manifestent pas en n'importe quel point; elles commencent toujours au niveau d'une cellule fixe.

Il y a longtemps que l'on a observé ces fentes. Déjà Bowman les avait remarquées, et il croyait qu'elles correspondaient aux *corneal tubes*. C'est là une erreur, puisque les tubes de Bowman, comme je vous l'ai démontré, ne se produisent pas entre les lames au niveau des cellules, mais bien dans l'intérieur même de ces lames et suivant la direction de leurs fibres.

Henle (1) a décrit également ces fentes. Elles correspondraient, d'après lui, à des espaces lacunaires préexistant dans la cornée et seraient assez comparables aux capsules des cartilages. Il ajoute que, de même que ces capsules, elles contiennent quelquefois des noyaux dans leur intérieur.

(1) Henle. *Handbuch der systematischen Anatomie* (*Anatomie systématique*, t. II, p. 597).

Schweigger-Seidel fit une observation plus exacte de ces fentes et de leur contenu. Il n'était pas possédé de la même idée préconçue que Henle à l'endroit des cellules; aussi distingua-t-il, outre les noyaux, les corps cellulaires auxquels ils appartiennent. Il les décrivit comme des cellules plates appliquées sur les lèvres de la fente. Il en vit aussi qui, au lieu d'être accolées à une des parois de la lacune dans laquelle elles étaient contenues, en occupaient le milieu et y étaient pour ainsi dire tendues par leur bord qui s'engageait entre les deux lames voisines.

Je vous ai dit tout à l'heure que certains détails ne s'observaient bien que sur les préparations conservées dans la glycérine additionnée d'acide formique. Sous l'influence de cet acide, les lames se gonflent, et les fibres intérieures, colorées en rose, se voient plus nettement, ainsi que les bandes interlamellaires.

Si nous traitons comme la précédente une préparation conservée dans la glycérine acidifiée, c'est-à-dire si nous exerçons avec la pointe d'une aiguille une légère pression sur la lamelle de verre qui la recouvre, nous y déterminerons également des fentes. Vous pourrez y reconnaître un premier fait intéressant : la couche rouge comprise entre les deux lames qui s'écartent se sépare au niveau de la fente, comme une étoffe qui se dédouble. Ce dédoublement, qui n'est pas du tout une déchirure, suffit à montrer qu'il existe réellement entre les lames de la cornée une double couche qui se colore en rouge. Il suit de là que chaque lame de la cornée possède sur ses deux faces un revêtement pareil. Ce fait vient encore confirmer l'analogie que nous avons cherché à établir entre ce revêtement et l'enveloppe des faisceaux du tissu connectif.

Si vous choisissez pour l'observer une fente suffisamment grande, vous remarquerez que les cellules fixes restent accolées les unes à sa lèvre antérieure, les autres à la postérieure. Je relève ce fait, parce que Schweigger-Seidel avait soutenu qu'au niveau des fentes les cellules restent toujours fixées à la lame postérieure.

Je dois maintenant vous dire quelques mots des coupes de la cornée faites parallèlement à sa surface. Il convient de choisir des cornées de grands animaux, celles du bœuf ou du cheval, qui conservent une épaisseur suffisante après la dessiccation.

On en prend un petit fragment. Pour l'inclure, on choisit un bouchon de liège fin, sur l'une des faces duquel on pratique une petite logette exactement de la même forme et de la même dimension que le fragment de cornée, et on l'y enfonce comme si on voulait l'y incruster. Il y est ainsi fixé suffisamment pour qu'on puisse en faire des coupes. Ces coupes, après avoir été gonflées dans l'eau, sont colorées par le picrocarminate d'ammoniaque et conservées dans de la glycérine additionnée d'acide formique. Au début, elles sont rouges dans toutes leurs parties, mais bientôt la substance des lames se décolore et laisse voir nettement les cellules et leurs noyaux. A un faible grossissement, ces cellules paraissent simplement étoilées, mais, avec un peu d'attention, on peut déjà y distinguer deux ordres de prolongements perpendiculaires les uns aux autres et se continuant sur le corps de la cellule par des stries qui ne sont autre chose que des crêtes d'empreinte.

On peut isoler ces cellules en employant le moyen indiqué par His, la macération dans l'acide sulfurique. C'est là un procédé si brutal, qu'à priori je n'aurais jamais cru qu'il pût donner de bons résultats. On fait un mélange à parties égales d'eau et d'acide sulfurique du commerce. Lorsqu'il est revenu à la température normale (après avoir perdu la chaleur produite par la combinaison chimique), on y met à macérer, soit un fragment de la cornée, s'il s'agit de celle du bœuf, du cheval, du mouton, du lapin, soit une cornée tout entière du rat, de la souris ou de la grenouille.

Au bout de quelques heures, le tissu cornéen s'est notablement gonflé et est devenu gélatineux. En le retirant, non pas avec une pince que l'acide attaquerait, mais avec un fil ou une lame de platine, on s'aperçoit qu'il est entièrement ramolli. On le dépose sur une lame de verre et l'on recouvre d'une lamelle. La préparation montre de fort belles cellules fixes de la cornée munies de prolongements libres ou anastomotiques. C'est la vue d'une préparation semblable à celle-ci qui confirma His dans l'opinion que ces cellules étaient des corpuscules creux étoilés et anastomosés, en un mot des cellules plasmatiques. Il les avait observées sans doute avec un objectif insuffisant, car s'il les avait examinées dans de bonnes conditions, il aurait pu reconnaître que l'image qu'elles présentent n'est pas si simple qu'elle paraît au premier abord.

Avant d'entrer dans la description des détails qu'on

y remarque, je dois vous indiquer deux perfectionnements de la méthode de His.

Le premier consiste à laver à l'eau distillée des lambeaux de cornée retirés de l'acide sulfurique ; ils deviennent opaques, mais conservent leur consistance molle. On y laisse tomber quelques gouttes d'une solution de sulfate de rosaniline dans l'eau distillée, puis on recouvre de la lamelle dont le poids suffit pour aplatir le tissu cornéen.

Le second perfectionnement permet d'obtenir les cellules isolées et colorées d'une façon persistante : un œil de grenouille est exposé pendant une demi-heure aux vapeurs d'acide osmique ; la cornée est alors détachée, débarrassée de son épithélium antérieur par le raclage et mise dans un flacon contenant le mélange d'acide sulfurique et d'eau. Il faut l'y laisser environ vingt-quatre heures, parce que l'action dissolvante de l'acide est moins rapide que sur la cornée fraîche. Dans les préparations qu'on en fait ensuite, les cellules colorées en brun par l'acide osmique montrent très nettement certains de leurs détails de structure.

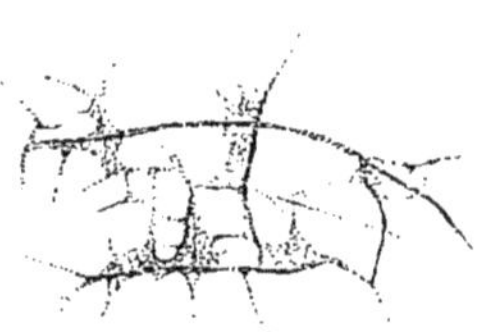

Fig. 15. — Groupe de cellules de la cornée du bœuf, isolées après macération dans un mélange à parties égales d'acide sulfurique et d'eau, et colorées par le sulfate de rosaniline.

Vous examinerez des préparations obtenues l'une par ce procédé, l'autre par celui que je vous ai indiqué immédiatement auparavant (fig. 15). Dans l'une et dans l'autre, vous pourrez observer des réseaux entiers de cellules anastomosées entre elles par des prolongements aplatis. Sur ces cellules vous reconnaîtrez des crêtes d'empreinte, dont les unes, situées sur un plan superficiel, sont perpendiculaires à un certain nombre d'autres, situées dans un plan plus profond.

ONZIÈME LEÇON

(30 janvier 1879)

Cellules connectives de la cornée.

Forme et rapports des cellules isolées par le procédé de His. — Leurs crêtes d'empreinte. — Critique de l'interprétation de Schweigger-Seidel et de celle de His.

Étude des cellules de la cornée à l'aide des imprégnations d'argent. — Théories de His et de Recklinghausen. — Procédé à suivre pour obtenir une bonne imprégnation. — Cornée de la grenouille. Forme des cellules. Coloration du fond.

Étendue relative des cellules dans les cornées de différents animaux.

Imprégnations positives. Elles ne se produisent pas d'emblée. Manière de les obtenir. Les imprégnations positives et négatives révèlent les mêmes formes de cellules.

Discussion des imprégnations négatives. — Explication de la coloration plus intense du fond au voisinage immédiat des cellules. — Les espaces réservés en blanc correspondent à des cellules, les espaces colorés à de l'albumine plasmatique ou intercellulaire.

MESSIEURS,

Nous avons abordé dans la dernière leçon l'étude des cellules fixes de la cornée. Je vous ai dit pourquoi il convient de les observer d'abord à l'aide de diverses méthodes avant de les examiner à l'état vivant dans leur propre plasma.

J'ai commencé à vous indiquer ces méthodes. Je vous ai parlé du procédé de His qui permet d'isoler les cellules en dissolvant le tissu cornéen, et je vous ai signalé les perfectionnements qu'on peut y apporter. Je n'y reviendrai pas. Cependant, je vous dois encore quelques renseignements sur la forme et les rapports de ces cellules.

Elles sont anastomosées les unes avec les autres et forment soit de petits réseaux séparés, soit un seul réseau interrompu par places et comme partiellement déchiré. Elles présentent des crêtes d'empreinte, les unes à leur face supérieure et parallèles entre elles, les autres à leur face inférieure et dirigées perpendiculairement aux premières.

Bien qu'il soit facile d'observer ces crêtes d'empreinte dans des préparations faites par la méthode primitive de His, ni cet auteur, ni ses successeurs n'en avaient reconnu l'existence. Cependant, la description que Schweigger-Seidel a donnée des cellules fixes de la cornée laisse soupçonner qu'il en avait aperçu quelque chose. Il pensait, ainsi que je vous l'ai déjà dit (voy. p. 82), que ces cellules sont aplaties et possèdent sur une de leurs faces une lame mince et régulière, tandis que sur l'autre, au niveau du noyau, il existerait un amas de protoplasma inégal et muni de prolongements rayonnés. Si Schweigger-Seidel n'avait pas été séduit par certaines idées préconçues sur la forme et la nature des cellules de la cornée, il aurait reconnu qu'elles possèdent des rayons protoplasmiques sur leurs deux faces, et cette observation l'aurait certainement amené à comprendre autrement la constitution de ces cellules.

Les préparations des cellules de la cornée faites au

moyen de l'acide sulfurique sont certainement belles et jusqu'à un certain point démonstratives, mais elles ne tranchent pas toutes les difficultés et permettent des interprétations diverses. En isolant des cellules anastomosées, His croyait avoir démontré jusqu'à l'évidence l'existence d'un réseau plasmatique. Mais Recklinghausen ne se rendit pas; il soutint que l'acide sulfurique déterminait d'abord la coagulation d'un liquide albumineux contenu dans les canaux du suc et isolait ensuite le coagulum ainsi formé en dissolvant tout le reste.

Cette objection, qui parut forte à l'époque où elle se produisit, n'est plus soutenable aujourd'hui. Je ne veux pas cependant vous conseiller de vous ranger à l'opinion de His; nous savons trop bien aujourd'hui que les cellules de la cornée ne sont pas creuses, pour être tentés de revenir à la théorie des cellules plasmatiques.

Mais continuons à passer en revue les différents modes de préparation qui ont été appliqués aux cellules de la cornée.

Les observations et les expériences les plus importantes sur lesquelles Recklinghausen a fondé sa théorie ont été faites à l'aide du nitrate d'argent.

Vous vous rappelez que His et Recklinghausen se sont disputé la priorité de l'application de ce réactif à l'étude de la cornée.

His était arrivé à obtenir des imprégnations négatives, c'est-à-dire dans lesquelles les cellules étaient réservées au blanc, et des imprégnations positives dans lesquelles, au contraire, la substance fondamentale étant incolore, les cellules étaient colorées. Il avait cru trouver dans ces faits la preuve que réellement les cellules étaient creuses et anastomosées par des canaux : dans le premier cas, ces canaux étaient ménagés; dans le second, l'argent se déposait dans leur intérieur et sur leurs parois.

Recklinghausen,au contraire, influencé déjà, comme je vous l'ai dit, par les notions nouvelles sur la constitution de la cellule formulées par Max Schultze, mais partageant cependant encore les idées de Virchow sur la circulation plasmatique, chercha à accorder ces deux conceptions. La trace de cette préoccupation se reconnaît dès son premier travail, puisque, comme je vous l'ai fait remarquer, il a pour objet de distinguer les parties creuses et les parties pleines (voy. p. 55). Il fut ainsi conduit à imaginer le système des *canaux du suc*, système plasmatique dans lequel les cellules, massives désormais, sont logées dans les points nodaux d'un réseau de canalicules.

Il est évident que His et Recklinghausen, tout en les interprétant de façon différente, avaient en réalité sous les yeux les mêmes faits. Aussi devons-nous, avant de critiquer ces auteurs, examiner à notre tour des préparations de la cornée faites au moyen du nitrate d'argent.

Pour imprégner la cornée par le nitrate d'argent, on peut avoir recours au procédé de Coccius (cristal de nitrate d'argent passé sur la cornée) ou à l'immersion dans une solution de nitrate d'argent à 1 pour 300 ou 1 pour 500. L'imprégnation par immersion se fait mal si on laisse en place l'épithélium antérieur ; d'autre part, si on l'enlève par le raclage, soit directement, soit après l'avoir soumis à l'action d'un jet de vapeur, comme l'a conseillé Recklinghausen, on altère les cellules fixes de la cornée.

Il vaut donc mieux avoir recours au nitrate d'argent solide que l'on fera agir sur la cornée entière. Voici quelques indications pratiques sur le mode d'opérer : L'œil de l'animal (grenouille ou tout autre vertébré) est enlevé tout entier ; un fragment de cristal de nitrate d'argent, saisi avec une pince, est passé rapidement et régulièrement sur toute la cornée. Pour la cornée de la grenouille, il suffit que le cristal soit promené deux ou trois fois à sa surface ; pour une cornée épaisse, comme celle du lapin et encore plus pour celle du cheval ou du bœuf, il faut agir beaucoup plus longtemps si l'on veut atteindre les couches profondes. La cornée est placée ensuite dans l'eau distillée et exposée à la lumière du jour. Au soleil, la réduction se fait rapidement ; par les temps sombres, elle est beaucoup plus lente et ne s'effectue jamais d'une façon complète ; néanmoins elle est d'ordinaire suffisante pour permettre de se rendre compte des faits.

Pour enlever l'épithélium, on peut ou bien racler fortement avec un scalpel, ce qui ne modifiera plus les cellules de la cornée désormais fixées dans leur forme ; ou bien placer la cornée pendant cinq minutes dans une solution d'acide acétique à 1 pour 100, qui ramollit les couches épithéliales et permet de les enlever sans difficulté. Enfin la cornée est entaillée sur les bords ou divisée en fragments de manière qu'on puisse l'étaler entre la lame et la lamelle et l'observer à plat.

Examinons d'abord la cornée de la grenouille. Nous y remarquerons (fig. 16) sur un fond coloré les cellules réservées en blanc et des prolongements qui en partent

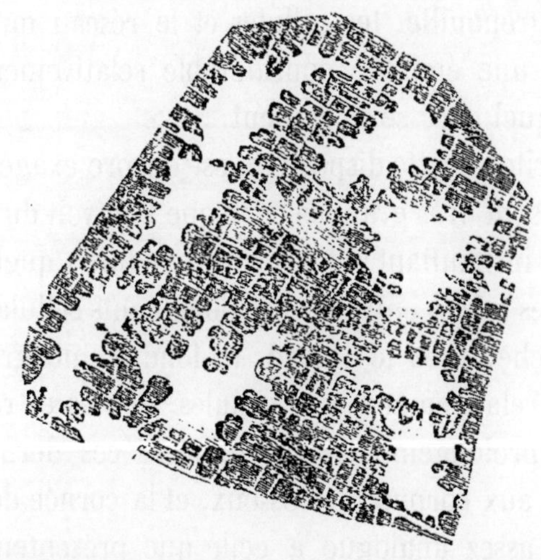

FIG. 16. — Cornée de la grenouille verte, imprégnée négativement par le nitrate d'argent. L'imprégnation a été produite en touchant la surface antérieure de la cornée avec un cristal de nitrate d'argent.

suivant deux directions perpendiculaires entre elles ; ces prolongements sont munis de prolongements secondaires qui leur sont également perpendiculaires. En s'anastomosant entre eux, ces prolongements réunissent en un réseau les cellules de la cornée.

Ce réseau se détache sur un fond coloré dont la teinte peut varier du jaune brun jusqu'au brun violacé.

Suivant que l'imprégnation a plus ou moins bien réussi, les cellules sont dessinées d'une façon plus ou moins pure. Mais dans toutes les préparations, vous remarquerez le fait suivant, que je signale à votre attention pour y revenir tout à l'heure : au voisinage immédiat de la cellule, le fond est plus fortement teinté qu'ailleurs; cette coloration va en se dégradant peu à peu jusqu'à se confondre avec la teinte générale du fond.

Chez la grenouille, les cellules et le réseau qu'elles forment ont une étendue considérable relativement au fond sur lequel elles se détachent.

Chez le triton, cette disposition est encore exagérée : les cellules sont très grandes et ce que l'on voit du fond est presque insignifiant; il se trouve réduit à quelques taches brunes logées entre les prolongements cellulaires.

En revanche, chez le lézard, le fond a une grande importance relativement aux cellules. Petites et rares, munies de prolongements très minces, ces dernières ressemblent aux corpuscules osseux, et la cornée donne une image assez analogue à celle que présentent les plaques osseuses de l'opercule du cyprin doré.

Si nous nous bornons, pour la cornée des batraciens et des reptiles, aux quelques types dont je viens de vous parler, nous voyons qu'on peut les ranger, suivant l'importance croissante des cellules, dans une série qui commence au lézard et qui passe par la grenouille pour arriver au triton.

Examinons maintenant la cornée des mammifères.

Le bœuf et le cheval présentent des cellules rares relativement au fond, et munies de longs prolongements. Chez l'homme, le chien, le chat, les cellules sont beaucoup plus étendues, comme vous pourrez vous en convaincre sur les préparations disposées devant vous; puis vient le lapin; enfin le cochon d'Inde et le rat, chez lesquels les cellules ont une importance équivalente à celle qu'elles possèdent chez le triton.

Chez le rat, elles se dessinent sous forme de plaques claires donnant naissance à des prolongements ramifiés très courts, et elles sont serrées les unes contre les autres, de telle façon que le fond coloré ne fait guère à chacune d'elles qu'une mince bordure interrompue par les prolongements cellulaires comme par les fils d'une dentelle.

Étudions encore la cornée de quelques poissons. Chez la carpe, par exemple, les cellules occupent une étendue relative plus considérable encore que chez le rat, le triton ou le cochon d'Inde; dans beaucoup de points elles se touchent par leurs bords et ne se montrent séparées les unes des autres que par des lignes noires analogues à celles des endothéliums. Chez la raie, les cellules sont plus petites et laissent à découvert une partie beaucoup plus grande du fond.

Voilà les faits bruts relatifs à l'imprégnation négative par le nitrate d'argent; vous pourrez les vérifier sur les préparations placées sous ces microscopes.

Occupons-nous maintenant des imprégnations positives.

Tandis que les imprégnations négatives se produisent directement, soit que l'on passe un cristal de nitrate d'argent sur la cornée, soit que l'on plonge cette membrane dans la solution du même sel, les imprégnations positives ne s'obtiennent jamais d'emblée ; elles ont toujours été précédées d'une imprégnation négative. Nous ne connaissons pas jusqu'à présent de procédé qui permette d'obtenir directement une imprégnation positive. Il est probable qu'il en existe, mais je n'ai pas cherché à les découvrir ; cela n'est pas important.

On ignore le mécanisme chimique par lequel une imprégnation négative se transforme en positive ; la seule chose que l'on sache, ce sont les conditions dans lesquelles cette transformation s'obtient.

His, qui avait soutenu d'abord que les solutions faibles donnaient des imprégnations positives et les fortes des négatives, revint dans son second travail sur ses assertions antérieures. Il avait découvert dans sa première observation une cause d'erreur. En réalité, il obtenait des imprégnations positives lorsque, après avoir passé le crayon de nitrate d'argent sur la cornée d'un animal vivant, il la laissait en place pendant deux ou trois jours et l'enlevait seulement alors pour l'étudier. Il avait cru d'abord que ce résultat tenait à ce que, pendant ce temps, le sel d'argent s'était dilué dans les liquides de la cornée et agissait comme une solution faible ; mais, en reprenant son expérience, il reconnut que les conditions étaient beaucoup plus complexes. Il chercha dès lors à réaliser l'imprégnation positive en dehors de l'organisme, et il affirme qu'on l'obtient en plaçant pendant quelque temps la cornée traitée par le nitrate d'argent dans des solutions diluées de chlorure de sodium ou d'acide chlorhydrique.

La méthode que je vais vous indiquer est encore plus

simple. On prend une cornée un peu épaisse, une cornée de bœuf ou de cheval par exemple, et on la touche plusieurs fois, sur une portion limitée de sa surface, avec un cristal de nitrate d'argent. La cornée est mise ensuite dans l'eau distillée : les parties qui n'ont pas été atteintes par le réactif se gonflent d'abord; puis le gonflement envahit peu à peu les limites de la région imprégnée. Dans ces parties imprégnées et gonflées tout à la fois, l'argent se montre réduit sur les éléments cellulaires, tandis que la substance fibrillaire est incolore.

C'est ainsi que j'ai fait la préparation disposée sous vos yeux (fig. 17). J'ai pris une cornée de bœuf sur laquelle j'ai passé le crayon de nitrate d'argent dans le tiers ou le quart environ de sa surface et de manière à imprégner à peu près jusqu'aux trois quarts de son épaisseur. Je l'ai placée ensuite dans l'eau distillée pendant quatre jours, puis, au moyen de deux pinces, j'en ai séparé des lames que j'ai montées en préparation dans la glycérine. Dans les portions de la région touchée par l'argent qui ont participé au gonflement, l'imprégnation est positive, dans les autres elle est restée négative.

Ce qui frappe l'observateur lorsqu'il compare les imprégnations positives et négatives d'une même cornée, c'est que les deux images, quand elles sont toutes deux bien complètes, pourraient être jusqu'à un certain point superposées, c'est-à-dire que par les deux procédés les cellules ont des formes semblables. Il faut pour cela, bien entendu, que les deux imprégnations soient excellentes. Il n'en est pas toujours ainsi, et, dans les imprégnations négatives, il y a souvent des prolongements qui ne sont pas ménagés par l'argent et qui manquent par conséquent à l'image de la cellule.

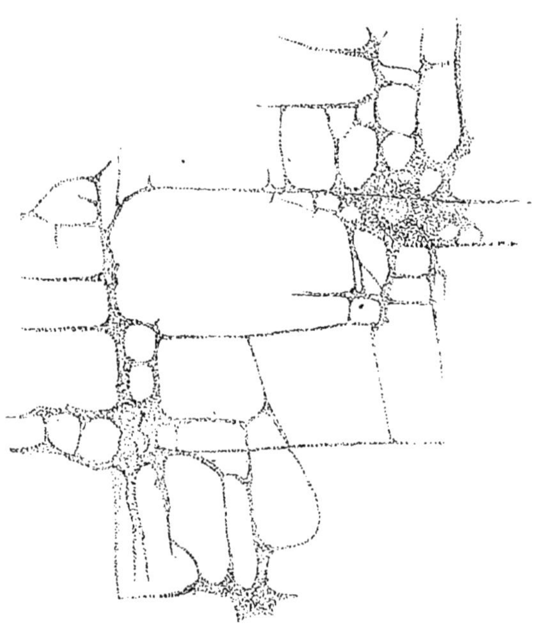

FIG. 17. — Cornée du bœuf imprégnée positivement par le nitrate d'argent.

Je dois vous faire remarquer encore l'analogie que présentent les cellules dessinées par l'imprégnation positive avec celles qui ont été isolées par l'acide sulfurique. Ce dernier réactif rétracte, il est vrai, le corps cellulaire, qui dès lors paraît beaucoup plus petit ; mais on reconnaît la même disposition générale et les mêmes crêtes d'empreinte dans les unes et dans les autres.

En terminant je soulèverai une dernière question, la

plus importante de toutes : comment se font les imprégnations négatives? L'explication donnée par His et par Recklinghausen, car ces deux auteurs s'entendent sur le mode d'action du nitrate d'argent, est que l'imprégnation négative ménage des creux, canaux, cavités ou lacunes de forme diverse, remplis de plasma. Voyons si cette interprétation peut se soutenir.

On connaît aujourd'hui un certain nombre de faits, ignorés à l'époque où His et Recklinghausen firent leurs premiers travaux, et qui vont nous être utiles pour la solution du problème posé.

Nous savons que dans tous les tissus le nitrate d'argent ménage d'abord les cellules, tandis qu'il se fixe et se réduit dans les espaces qui les séparent. Or, les espaces intercellulaires sont remplis de plasma, c'est-à-dire d'un liquide qui renferme une albumine semblable à l'albumine du sang, albumine plasmatique. L'albumine des cellules diffère au contraire de l'albumine du sang par quelques caractères : ainsi, l'alcool à un certain degré de dilution (alcool au tiers) ne coagule pas l'albumine plasmatique, tandis qu'il coagule l'albumine des cellules ou albumine protoplasmatique.

Le nitrate d'argent paraît donc se précipiter et se réduire avec plus de facilité partout où il y a de l'albumine plasmatique. Je puis vous montrer par plusieurs exemples qu'il en est réellement ainsi. Lorsque l'on imprègne une membrane contenant des capillaires remplis de sang, l'albumine du sang réduit le nitrate d'argent, et les capillaires deviennent noirs dans toute leur masse; cette circonstance constitue même une difficulté notable pour obtenir de bonnes imprégnations de l'endothélium des capillaires.

Autre fait : lorsque l'on n'a pas soin, avant de pratiquer l'imprégnation d'une membrane séreuse, d'en laver la surface avec un courant d'eau distillée, les lignes intercellulaires sont tachées, ainsi que la surface des cellules, par un grand nombre de grains d'albumine précipitée et noircie par l'argent.

Ces quelques exemples suffiront à vous montrer que le nitrate d'argent a plus d'affinité pour l'albumine plasmatique que pour l'albumine cellulaire.

Il y a, dans l'observation de la cornée elle-même, un fait que j'ai signalé à votre attention et qui aurait dû frapper His et Recklinghausen et les conduire à une autre interprétation des images qu'ils avaient sous les yeux.

Dans les imprégnations négatives bien réussies, on remarque toujours que, tout autour de la cellule réservée en blanc, il y a une bordure plus fortement colorée que le reste de la substance fondamentale (voy. fig. 16). C'est comme si l'on avait souligné les contours de la cellule par un trait noir dont la coloration irait en se dégradant pour se confondre avec la teinte générale du fond. Cette bordure est plus marquée autour du contour cellulaire proprement dit qu'autour des prolongements; elle n'existe pas du tout autour des plus minces.

Il est facile d'en saisir la raison si l'on se représente la cellule en place. Comme elle possède une certaine épaisseur, les deux lames entre lesquelles elle est comprise ne se rejoignent pas immédiatement sur ses bords; elles ne sont pas assez souples pour cela, et leur point de jonction se faisant un peu au delà de la limite de la cellule, elles laissent entre elles et la masse protoplasmique de cette dernière un espace en forme de V. Cet espace est naturellement rempli de plasma, et, comme ce plasma réduit fortement l'argent, il doit se produire à son niveau une coloration plus marquée.

Ce fait à lui seul, s'il avait été observé et interprété exactement, aurait montré que l'argent, loin de ménager les creux, les colore quand ils contiennent de l'albumine plasmatique.

Nous arrivons ainsi, comme vous le voyez, à une conclusion absolument inverse de celle de His et de Recklinghausen : les espaces remplis d'un liquide albumineux sont imprégnés; les parties réservées correspondent à des objets pleins, à de l'albumine cellulaire ou protoplasmatique.

DOUZIÈME LEÇON

(1er février 1879)

Cellules connectives de la cornée.

Étude des cellules de la cornée à l'aide des imprégnations d'argent. — Méthode à suivre pour démontrer que les espaces clairs réservés par l'argent correspondent réellement à des cellules. — Formes des noyaux des cellules de la cornée.

Les cellules de la cornée sont-elles individualisées ou fondues en un réseau ? — Ce réseau provient-il de la fusion de cellules distinctes, ou de la division incomplète d'une cellule ou d'un certain nombre de cellules qui se seraient multipliées ? — Importance de cette question au point de vue de la morphologie cellulaire.

Étude des cellules de la cornée par la méthode de l'or. — Procédé du jus de citron. Conditions dans lesquelles il réussit le mieux. — Forme et disposition des cellules. — Leurs deux types principaux : type corpusculaire (lézard) ; type membraniforme (rat). — Démonstration des crêtes d'empreinte sur des coupes perpendiculaires à la surface de la cornée. — Preuve que l'action prolongée de l'or nuit à la coloration des cellules.

MESSIEURS,

Nous avons vu, dans la leçon précédente, que le nitrate d'argent, dans les imprégnations dites négatives, se réduit dans des espaces remplis d'albumine plasmatique. Nous sommes ainsi arrivés à une conclusion diamétralement opposée à celle de Recklinghausen. Cet auteur pensait en effet que, dans les imprégnations négatives, le nitrate d'argent ménage les canaux. Or, ce réactif ne les ménage pas quand ils sont remplis d'un liquide albumineux ou de plasma sanguin, c'est-à-dire quand ils ont une certaine analogie avec les canaux du suc de Recklingbausen ; il les ménage au contraire lorsqu'ils sont occupés par des cellules ou de l'albumine protoplasmatique.

Avant d'en finir avec les imprégnations au nitrate d'argent, je dois encore discuter avec vous deux questions importantes qui s'y rattachent. La première est celle-ci: les grands espaces clairs, les confluents du réseau ménagé en blanc, correspondent-ils à des cellules, ou bien n'ont-ils aucun contenu figuré ?

Sur la plupart des préparations on ne peut rien distinguer dans leur intérieur. Si l'on y reconnaissait des noyaux, il serait prouvé que ces espaces correspondent à des cellules.

Au premier abord, on serait tenté de croire qu'il suffit pour cela de colorer la préparation par le carmin. Mais, en faisant l'expérience, on se convaincra qu'après l'imprégnation par le nitrate d'argent le carmin ammoniacal, le carmin neutre ou le picrocarminate ne produisent qu'une coloration diffuse. Pour faire apparaître les noyaux, il faut déterminer l'élection de la matière colorante au moyen d'un acide. Or, parmi les acides, la plupart dissolvent l'albuminate d'argent et font par conséquent disparaître l'imprégnation. Aussi est-il impossible d'employer les acides acétique et formique, dont on se sert généralement pour faire apparaître les noyaux.

Il y a plus de dix ans (1), j'ai proposé une méthode qui conduit au résultat désiré. Elle consiste à traiter la préparation par le picrocarminate d'ammoniaque de manière à obtenir une coloration rouge diffuse, puis à la plonger pendant une demi-heure dans une solution d'acide oxalique à 10 pour 100 et à la monter ensuite dans la glycérine. A la suite de ce traitement, les noyaux deviennent nettement visibles; sur la préparation que j'ai disposée sous un de ces microscopes, vous pouvez reconnaître qu'il s'en trouve un dans l'intérieur de chacun des confluents limités par l'argent.

Vous serez frappés des formes variées et bizarres que présentent ces noyaux, et vous serez tentés sans doute de les attribuer au traitement compliqué auquel la cornée a été soumise. Il serait possible, en effet, que l'acide oxalique déformât les noyaux; aussi faut-il recourir à un autre moyen pour s'assurer que telle est bien leur forme normale. Voici la méthode que je vous recommande; elle est applicable aux batraciens anoures aussi bien qu'aux urodèles, mais il vaut mieux choisir ces derniers, parce que, chez eux, les cellules de la cornée étant plus étendues, les noyaux sont également plus grands :

L'œil d'un triton ou d'une salamandre est enlevé et plongé tout entier dans une solution de purpurine (2); après qu'il y a séjourné vingt-quatre heures, on sépare la cornée, on chasse avec le pinceau ou l'on racle avec le

(1) Procédé pour faire apparaître les noyaux dans les tissus imprégnés d'abord par le nitrate d'argent (*Archiv. de physiologie*, 1868, t. I, p. 666).

(2) Voy. *Traité technique d'histologie*, p. 280.

scalpel l'épithélium antérieur et l'épithélium postérieur, et on la place de nouveau dans la purpurine pendant vingt-quatre heures. Au bout de ce temps, la coloration est produite et les noyaux sont fixés dans leur forme. La préparation, montée dans la glycérine, se conserve par-

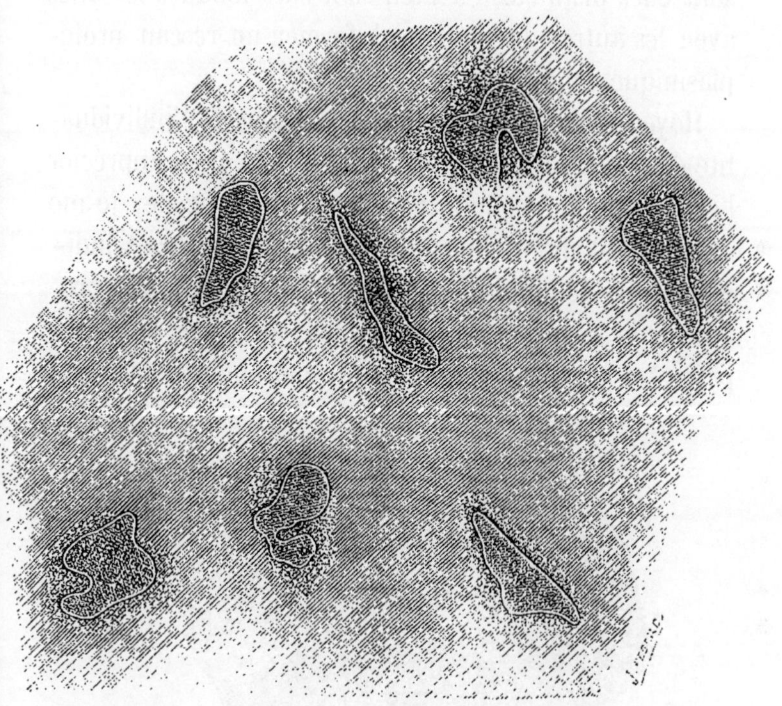

FIG. 18. — Cornée du triton crêté, fixée et colorée par la solution de purpurine, et conservée dans la glycérine.

faitement. Sur celle que j'ai fait disposer sous vos yeux (voy. fig. 18), vous remarquerez que les noyaux ont les formes les plus variées. Les uns sont arrondis, d'autres elliptiques, d'autres très allongés ; certains présentent des échancrures profondes qui les divisent en deux parties inégales et dissemblables. En un mot, ces noyaux n'ont aucune forme régulière. Ils se montrent entourés d'une zone granuleuse correspondant au protoplasma des cellules qui les renferment.

Je passe à la seconde question. Les cellules de la cornée sont-elles distinctes ou bien sont-elles fondues les unes avec les autres de manière à former un réseau protoplasmique continu ?

Hoyer a résolu la question dans le sens de l'individualité des éléments cellulaires (voy. p. 72). Pour apprécier l'exactitude des conclusions de cet histologiste, je me suis placé d'abord dans les conditions qu'il avait indiquées, et, comme lui, j'ai examiné les couches profondes de la cornée du jeune chat, après les avoir imprégnées par le nitrate d'argent. J'ai obtenu des résul-

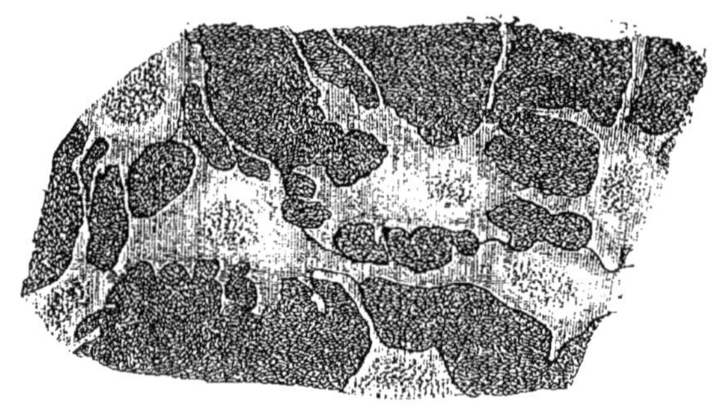

FIG. 19. — Couche profonde de la cornée du jeune chat imprégnée par le nitrate d'argent.

tats semblables à ceux qu'il a signalés, ainsi que vous pourrez le voir vous-mêmes sur cette préparation (fig. 19) : les cellules fixes de la cornée, ménagées en clair, sont ramifiées et largement anastomosées de manière à former un réseau, mais elles sont séparées les unes des autres par des lignes intercellulaires semblables à celles qui limitent les cellules dans les endothéliums imprégnés d'argent.

Examinez attentivement des cornées d'autres animaux sur lesquelles l'imprégnation négative a bien réussi, vous y trouverez toujours en certains points des lignes noires qui séparent deux cellules et qui sont l'indice d'un ciment intercellulaire.

Mais, si ces lignes se montrent d'ordinaire dans les couches profondes de la cornée du jeune chat, si elles se rencontrent également par places chez d'autres animaux, il n'en est pas moins vrai qu'en général elles sont rares. Nous savons en outre que les cellules fixes de la cornée isolées à l'aide de l'acide sulfurique se montrent sous la forme d'un réseau continu, et dès lors il n'est guère possible d'admettre qu'elles sont absolument individualisées et qu'elles sont simplement soudées par un ciment analogue à celui qui unit entre elles les cellules endothéliales.

Je ne veux pas soutenir cependant qu'il y ait dans la cornée un seul réseau de cellules fixes ; il est probable qu'il y en a plusieurs, d'étendue variable, soudés les uns aux autres au niveau des lignes manifestées par l'imprégnation d'argent.

Cette question mérite de nous arrêter quelques instants encore, à cause de sa portée générale. En effet, si l'on admet qu'il existe des réseaux cellulaires formés par un certain nombre de cellules fondues ensemble, il se présente à l'esprit deux hypothèses pour en expliquer la formation.

D'après la première, les cellules d'abord individualisées se seraient ensuite soudées et fusionnées les unes avec les autres. D'après la seconde, au contraire, un réseau proviendrait tout entier d'une seule cellule qui se serait séparée incomplètement en un grand nombre de parties, contenant chacune un noyau issu du noyau primitif par voie de division.

Je suis porté à croire que cette seconde hypothèse est la meilleure. Cependant, comme je n'ai pas suivi le développement du réseau cellulaire de la cornée chez l'embryon, je ne pourrai l'appuyer que sur des preuves indirectes.

En général, chez les vertébrés, lorsque des cellules se sont unies pour former des fibres ou des réseaux, elles ne sont pas fondues les unes avec les autres, mais simplement soudées entre elles.

C'est ainsi qu'on peut démontrer l'individualité des cellules qui constituent le réseau myocardique, soit au moyen de la potasse à 40 pour 100 qui les isole, soit avec le nitrate d'argent qui décèle le ciment qui les unit.

A l'aide des mêmes méthodes on peut établir que certains réseaux musculaires lisses sont formés de cellules distinctes. Enfin, les différents segments qui composent la membrane d'enveloppe des tubes nerveux ne sont jamais complètement fondus, et l'on peut toujours reconnaître au moyen du nitrate d'argent les anneaux de matière cimentante qui les séparent.

Je dois maintenant étudier avec vous les cellules fixes de la cornée au moyen de la méthode de l'or. Cette méthode est celle qui en donne les préparations les plus belles et les plus démonstratives.

En employant l'un quelconque des procédés qui ont été publiés, celui de Cohnheim, ceux de Gerlach, d'Hénocque et de Lœwit, on peut obtenir de très belles préparations dans lesquelles les cellules sont parfaitement nettes. Seulement, on ne les obtient pas d'une façon constante; c'est de temps à autre, et pour ainsi dire par hasard, que l'on réussit. Suivant des conditions qui ne sont pas encore déterminées, la coloration des cellules varie depuis le rose jusqu'au noir en passant par tous les degrés du violet.

On obtient déjà des résultats beaucoup plus constants en employant un procédé que j'ai indiqué il y a un an environ (1).

Il consiste à plonger la cornée qu'on vient d'enlever dans du jus de citron fraîchement exprimé et filtré sur de la flanelle. Après qu'elle y a séjourné cinq minutes, elle est lavée rapidement à l'eau distillée et mise pendant un quart d'heure à vingt minutes dans quelques centimètres cubes d'une solution de chlorure d'or à 1 pour 100; puis elle en est retirée, et la réduction s'opère à la lumière du jour dans de l'eau légèrement acétifiée (deux gouttes d'acide acétique pour 50 grammes d'eau).

Entrons maintenant dans quelques détails. Je dois vous dire d'abord que, chose bizarre et inexplicable au point de vue chimique, plus la cornée reste longtemps

(1) *De la méthode de l'or et des terminaisons des nerfs dans les muscles lisses* (*Comptes rendus de l'Acad. des sciences*, 6 mai 1878).

dans le sel d'or (au delà d'une certaine limite), moins on a de chances de voir les cellules se colorer. Ainsi, par exemple, si on a laissé une cornée de lapin pendant plus d'une heure dans le chlorure d'or, quel que soit le procédé de réduction que l'on emploie ensuite, on ne verra pas se manifester les cellules. Ce fait nous paraît singulier, parce que, en général, c'est précisément l'inverse qu'on observe dans la coloration des éléments anatomiques; mais il faut bien remarquer qu'ici nous avons affaire à la réduction d'un métal, ce qui est bien différent de l'action d'une matière colorante proprement dite.

De tous les procédés d'application de la méthode de l'or, celui qui réussit le mieux pour démontrer et bien colorer les cellules de la cornée chez la grenouille et chez les autres batraciens est le suivant :

La cornée enlevée est placée dans du jus de citron fraîchement exprimé et filtré sur de la flanelle; après qu'elle y a séjourné cinq minutes, elle en est retirée, lavée à l'eau distillée et plongée pendant un quart d'heure dans 2 à 3 centimètres cubes d'une solution de chlorure double d'or et de potassium à 1 pour 100; puis elle est lavée une seconde fois à l'eau distillée et mise dans 2 à 3 centimètres cubes d'un mélange d'eau et d'acide formique : eau 3, acide formique 1. Elle y est abandonnée pendant vingt-quatre heures à l'abri de la lumière; puis elle est placée dans l'eau distillée et l'on enlève au moyen du pinceau l'épithélium antérieur et l'épithélium postérieur, ou du moins ce qui en est resté. La cornée est alors entaillée pour qu'on puisse l'étaler à plat sur la lame de verre. En la recouvrant d'une lamelle et en mettant de la glycérine on obtient une préparation persistante.

Dans ces préparations, les cellules sont d'un rose violacé, et comme la substance fibrillaire de la cornée est parfaitement incolore, on peut les étudier aussi aisément que si elles étaient logées dans une masse homogène et transparente.

Je ne m'étendrai pas longuement sur la description de ces éléments cellulaires, puisque vous les connaissez déjà. On distingue parfaitement (fig. 20) les détails de

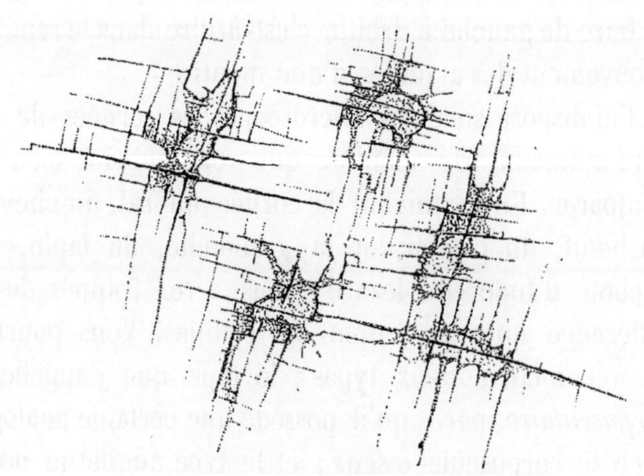

FIG. 20. — Cornée de la grenouille verte, traitée successivement par le jus de citron, le chlorure d'or et de potassium et l'acide formique.

leur structure : les prolongements y sont bien dessinés, les crêtes d'empreinte bien marquées, et les noyaux incolores tranchent sur le fond violacé du corps cellulaire. Les différentes cellules sont anastomosées les unes avec les autres par des prolongements plus ou moins longs, plus ou moins étendus, plus ou moins aplatis et dont la direction se confond avec celle des fibres constitutives des lames entre lesquelles ils sont compris. Ces prolongements sont donc parallèles dans un même plan. Mais, si on les considère dans les plans successifs, on voit qu'ils changent d'orientation suivant un angle qui est à peu près le même d'un plan à un autre.

Lorsqu'on abaisse un peu rapidement l'objectif, l'image que donnent les cellules et leurs prolongements paraît tourner et si, par exemple, on observe une cornée par sa face postérieure, quel que soit le point de son étendue que l'on examine, cette rotation paraît toujours se faire de gauche à droite, c'est-à-dire dans le sens du mouvement des aiguilles d'une montre.

J'ai disposé sous ces microscopes les cornées de divers animaux, de manière que vous puissiez bien les comparer. En examinant la cornée du rat, du cheval, du bœuf, du pigeon, de la grenouille, du lapin, du cochon d'Inde, du lézard, vous serez frappés de la différence qu'y présentent les cellules. Vous pourrez en reconnaître deux types : le type que j'appellerai *corpusculaire*, parce qu'il possède une certaine analogie avec le corpuscule osseux ; et le type auquel je donnerai le nom de *membraniforme*, pour indiquer que les cellules y sont étendues en membranes et réunies par de larges prolongements rubanés.

Plus le type corpusculaire est marqué, plus les cellules sont petites et rares. Ce type est bien accusé chez le lézard, où elles sont peu nombreuses, anastomosées par de minces prolongements filiformes, laissant à découvert entre elles une grande étendue de substance fondamentale.

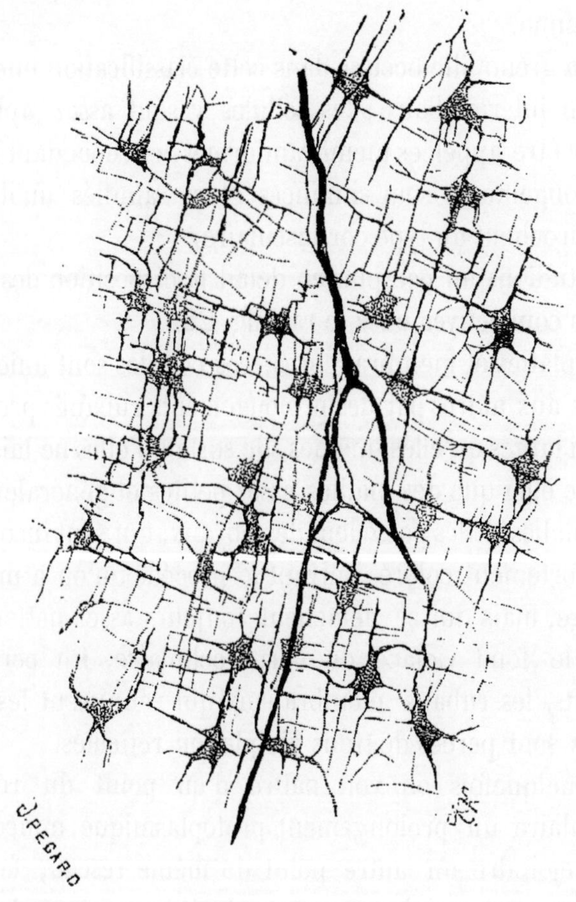

FIG. 21. — Cornée du pigeon traitée par le jus de citron et le chlorure d'or. Coupe parallèle à la surface.

Chez les oiseaux, du moins chez le pigeon et le canard, la disposition des cellules est à peu près la même (fig. 21).

Chez le cheval et chez le bœuf, les cellules sont plus grandes et leurs prolongements plus aplatis.

Le type membraniforme est très accusé chez le rat, moins marqué chez le lapin, chez le chien et chez l'homme.

La grenouille occupe dans cette classification une position intermédiaire; les cellules y sont assez aplaties pour être appelées membraniformes, et cependant leurs prolongements sont si minces et si ramifiés qu'ils les rapprochent du type corpusculaire.

Étudions un peu plus en détail la disposition des cellules connectives chez le rat (fig. 22).

Aplaties et membraneuses, ces cellules sont unies les unes aux autres par des prolongements rubanés presque aussi larges qu'elles-mêmes, de sorte qu'elles ne laissent entre elles que des mailles assez petites et généralement arrondies. Elles possèdent des noyaux, qui sont incolores ou fortement colorés suivant le procédé qu'on a mis en usage, mais qui se détachent toujours assez nettement sur le fond violacé du corps cellulaire. En certains points, les rubans membraneux qui réunissent les cellules sont percés de trous simples ou réticulés.

Quelquefois on voit naître d'un point du réseau cellulaire un prolongement protoplasmique mince qui va rejoindre un autre point du même réseau, faisant ainsi exception à la forme membraneuse des prolongements en général.

Chez le lapin (fig. 23), le type membraniforme des cellules est moins prononcé que chez le rat. A côté des prolongements aplatis et rubanés, on en observe un certain nombre qui sont minces et grêles. Ces prolongements, comme les cellules elles-mêmes, portent sur

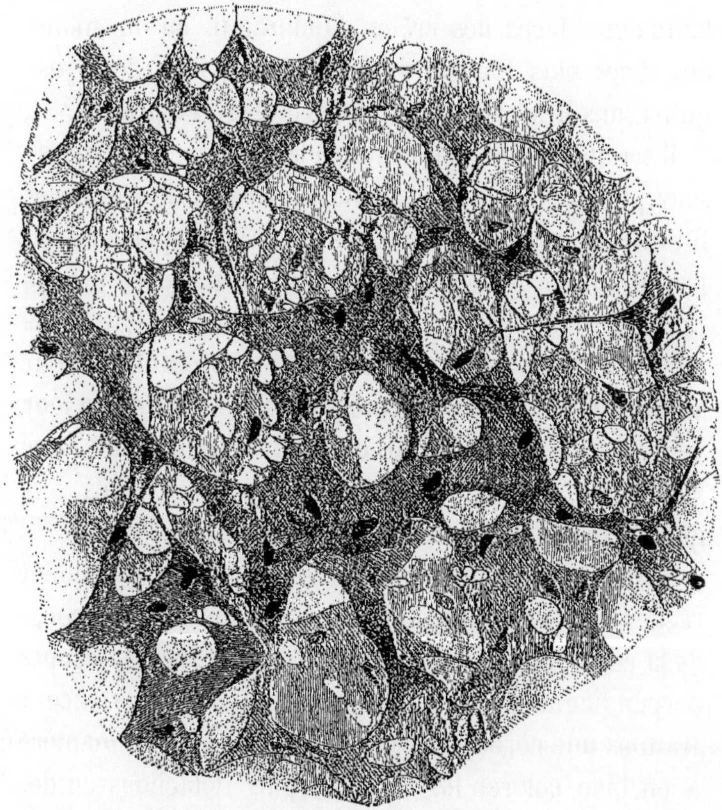

Fig. 22. — Cellules fixes de la cornée du rat albinos, imprégnées par l'or après l'action du jus de citron. La réduction a été obtenue dans l'eau acétifiée et sous l'influence de la lumière.

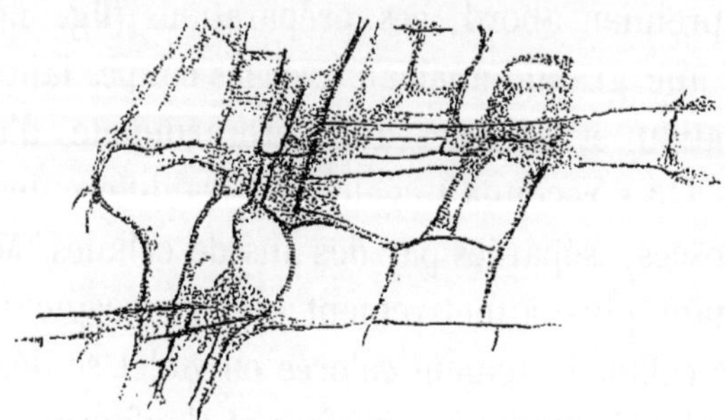

Fig. 23. — Cellules fixes de la cornée du lapin, observées dans une lame de cette membrane isolée par dissociation, après l'action du jus de citron et du chlorure d'or. La réduction du sel d'or a été obtenue dans l'eau acétifiée.

leurs deux faces des crêtes d'empreinte ou du moins des stries plus foncées que nous avons regardées jusqu'ici sans hésitation comme des crêtes d'empreinte.

Il serait cependant possible, à la rigueur, que l'épaisseur plus grande de la cellule au niveau de ces stries fût due à un pli, ou même que ces stries n'appartinssent pas du tout à la cellule et provinssent, par exemple, de fibres qui leur seraient superposées. Dans des faits de ce genre, on ne saurait prendre trop de précautions pour se mettre à l'abri des erreurs, et, pour s'assurer de leur véritable signification, il est indispensable de faire varier autant que possible les conditions dans lesquelles on les examine.

Si les lignes foncées observées de face correspondent réellement à des crêtes saillantes qui s'élèvent du corps de la cellule, nous devons les retrouver sur des coupes perpendiculaires à la surface. Faisons l'expérience : traitons une cornée par la méthode de l'or, de manière à en bien colorer les cellules ; puis détachons-en des coupes minces perpendiculaires à sa surface et montons-les dans la glycérine.

Au premier abord, ces préparations (fig. 24) présentent une grande analogie avec les coupes faites après dessiccation et colorées au picrocarminate d'ammoniaque. On y reconnaît également les différentes lames superposées, séparées par des lits de cellules. Mais, en examinant plus attentivement, on remarque que de chaque cellule fortement colorée en violet se dégagent, perpendiculairement à sa surface et s'enfonçant dans la substance incolore des lames, un certain nombre de piquants également violets qui semblent implantés dans la cellule comme les poils d'une brosse. Cette comparaison est d'autant plus juste que la plupart des cellules ne présentent de ces piquants que d'un côté. Toutes celles qui font partie d'une même série ont leurs piquants du même côté, du côté superficiel par exemple, tandis que celles de la série suivante les ont du côté profond. Enfin, certaines cellules en présentent des deux côtés.

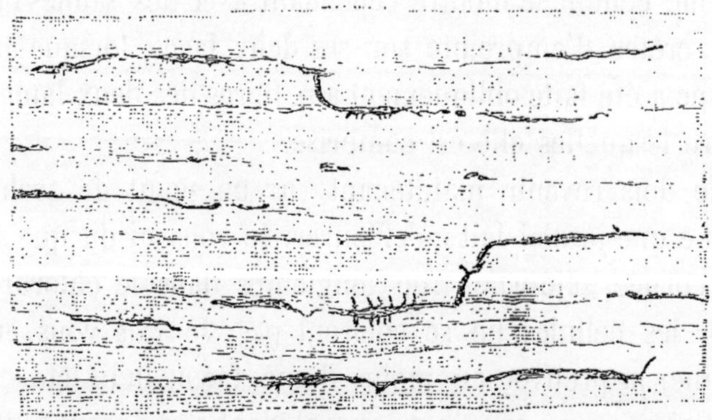

FIG. 24. — Cornée du lapin traitée par le jus de citron et le chlorure d'or. Coupe perpendiculaire à la surface de la membrane.

A un fort grossissement, on reconnaît, en abaissant et en élevant successivement l'objectif, que ces piquants correspondent à des saillies qui se continuent dans l'épaisseur de la préparation. Ce ne sont donc pas des filaments, mais des lames, perpendiculaires à la surface de la coupe.

Dès lors on comprend aisément pourquoi ces saillies ne s'observent généralement que sur un des côtés des cellules. L'examen de la cornée à plat nous a appris que les crêtes d'empreinte de l'une des faces sont à peu près perpendiculaires à celles de l'autre. Si donc la coupe a atteint les crêtes d'empreinte de la face supérieure, par exemple, perpendiculairement à leur direction, leur section se montrera comme un piquant, tandis que celles de la face inférieure, étant parallèles à la direction de la coupe, apparaîtront seulement lorsque l'on abaissera l'objectif à leur niveau, et cela sous la forme de petits prolongements membraneux.

Une cellule se montre cependant avec des saillies ou des crêtes d'empreinte sur ses deux faces, lorsque la coupe a été faite obliquement aux fibres des deux lames entre lesquelles elle est comprise.

Je dois revenir maintenant sur un point de technique que je n'ai fait qu'effleurer. Je vous ai dit que si la cornée séjourne trop longtemps dans le chlorure d'or les cellules ne se colorent pas. Je vais vous en donner la preuve, au moins d'une façon indirecte.

J'ai pris une cornée de cheval dont j'ai découpé un segment comprenant toute l'épaisseur de la membrane et ayant 1 centimètre 1/2 de largeur. Je l'ai plongé dans le jus de citron pendant cinq minutes, puis dans le chlorure d'or pendant deux heures.

Ensuite je l'ai lavé dans l'eau distillée, et la réduction a été obtenue dans l'eau acétifiée, sous l'influence de la lumière du jour. Après vingt-quatre heures elle était complète. J'ai dissocié la cornée en lames, que j'ai examinées successivement, en m'attachant surtout à l'observation de celles de la couche moyenne. J'ai disposé sous un microscope simple une de ces dernières, afin que vous puissiez vous rendre compte de la manière dont l'or a agi.

Vous y remarquerez au voisinage du centre un anneau coloré en violet, tandis que le centre lui-même et les parties périphériques sont restés incolores. Un examen plus attentif vous montrera que cet anneau est formé de grains colorés ; ce sont les cellules fixes de la cornée, imprégnées seulement dans cette zone restreinte.

Or il est évident que le chlorure d'or a été plus longtemps en contact avec les parties périphériques qu'avec les centrales, où il n'est arrivé que plus tard. Au centre même il n'a pas pénétré du tout, et c'est pour cela que les éléments cellulaires n'y sont pas manifestés. Mais si, tout autour de l'anneau bien limité où la réduction s'est produite, les cellules sont restées incolores, cela ne peut être attribué qu'à l'action trop longtemps prolongée du sel d'or. Cette seule préparation suffit donc à vous démontrer que, passé certaines limites de la durée d'immersion, l'or ne colore plus les éléments cellulaires.

TREIZIÈME LEÇON

(6 février 1879)

Cellules connectives de la cornée.

Etude des cellules de la cornée à l'état vivant. — Méthode à suivre pour examiner la cornée de la grenouille. — Aspects différents que présentent les diverses préparations. Leur amélioration progressive. — Cellules dendroclones et orthoclones.

Le noyau des cellules n'est pas visible à l'état vivant. — Cellules cornéennes de l'axolotl et du triton crêté.

Recherche des conditions dans lesquelles les cellules de la cornée deviennent visibles. — Critique des expériences de Kühne et de son hypothèse sur l'irritabilité et les changements de forme des cellules fixes. — Cause d'erreur inévitable dans ces expériences.

Impossibilité d'examiner les cellules de la cornée en place sur l'animal vivant. — Manière de suppléer à cette observation par leur fixation à l'aide de l'acide osmique. Preuve de la sûreté d'action de ce réactif. — Chez l'animal vivant, les cellules doivent être invisibles.

Le trouble léger de la cornée qui survient après la mort correspond à l'apparition des cellules.

Les cellules de la cornée apparaissent parce que, la charpente fibreuse s'imbibant d'eau, son indice de réfraction diminue et diffère dès lors de celui des cellules.

MESSIEURS,

Nous avons acquis maintenant les notions nécessaires pour aborder l'étude des cellules fixes de la cornée à l'état vivant.

Avant de l'entreprendre, je veux encore vous parler de deux modes de préparation des cellules fixes de la cornée de la grenouille récemment indiqués par Swaen (voy. p. 87).

Le premier consiste à plonger l'œil entier fraîchement enlevé dans une solution de bichromate d'ammoniaque à 2 pour 100. Il y est abandonné pendant deux jours, puis placé dans l'eau, dans laquelle on détache la cornée; on la débarrasse de son épithélium en la raclant avec un scalpel, puis elle est colorée par l'hématoxyline et montée en préparation dans de la glycérine additionnée de 1 pour 100 d'acide formique.

Dans le second procédé, l'œil entier est plongé pendant quelques heures dans une solution de nitrate d'argent à 1 pour 100, ou bien on passe à la surface de la cornée le crayon de nitrate d'argent, à la manière de Coccius : ces opérations doivent être faites à l'abri de la lumière. Puis l'œil est placé dans l'eau distillée ou dans une solution de chlorure de sodium à 7,5 pour 1000, pendant deux jours, également à l'abri de la lumière. La cornée est alors détachée, et, après que l'épithélium antérieur a été enlevé par le raclage, elle est colorée par l'hématoxyline et montée dans la glycérine additionnée d'acide formique.

Vous verrez sous ces microscopes des préparations faites au moyen de ces deux procédés. Elles sont bonnes et suffisamment démonstratives. Le corps des cellules et leurs ramifications, les noyaux et surtout les crêtes d'empreinte, s'y voient avec netteté. Toutefois elles sont inférieures à celles que l'on obtient au moyen de la méthode de l'or, ainsi qu'aux bonnes imprégnations positives par le nitrate d'argent.

Je passe à l'étude des cellules de la cornée examinée dans l'humeur aqueuse, sans addition d'aucun réactif.

Je dois vous dire exactement comment nous avons procédé. Nous avons employé une chambre humide analogue à celle d'Engelmann (voy. p. 78). Elle est composée, comme vous le voyez, d'une lame porte-objet ordinaire, sur laquelle est fixé un disque d'environ 2 millimètres d'épaisseur, percé à son centre d'un trou ayant à peu près 1 centimètre de diamètre. En recouvrant ce disque d'une lamelle mince, on constitue la chambre humide.

Il faut en outre se munir d'un tube de verre effilé, d'une lancette ou d'un couteau à cataracte, de ciseaux fins et d'un très petit pinceau en poils de martre. Tous ces instruments sont indispensables, comme vous allez le voir.

On prend une grenouille et on lui extirpe un œil, ou bien, ce qui vaut mieux, au moyen de ciseaux dont on introduit une des branches dans la bouche de l'animal jusqu'à l'angle de la mâchoire, on retranche la partie antérieure du crâne avec les deux yeux.

On pique alors dans la sclérotique avec l'extrémité effilée de la pipette, de manière à l'introduire dans la chambre antérieure de l'œil; l'humeur aqueuse y pénètre par capillarité. Quand on a recueilli une quantité suffisante de liquide, on retire la pipette que l'on a soin de conserver à portée de la main; puis on incise la cornée comme si l'on voulait faire l'opération de la cataracte et on la détache sur presque tout son pourtour. On achève de l'isoler avec les ciseaux et on la porte sur une lame de verre. On l'arrose avec une partie de l'humeur aqueuse recueillie dans la pipette, et, au moyen du pinceau trempé dans ce liquide, on la balaye de manière à la débarrasser d'abord de l'iris ou des parties de l'iris qui y restent adhérentes, ensuite des grains de pigment et des autres impuretés qui peuvent s'y trouver. Le pinceau doit être très petit, afin de ne pas trop absorber d'humeur aqueuse.

Lorsque les deux faces de la cornée sont bien nettoyées, la membrane est entaillée sur ses bords et transportée délicatement, au moyen du pinceau, sur une lamelle de verre bien propre, sur laquelle on l'applique par sa face postérieure en l'y étendant régulièrement. Il faut avoir soin pendant toutes ces opérations qu'elle soit toujours baignée dans l'humeur aqueuse et qu'il en reste une quantité suffisante pour qu'elle ne se dessèche pas. La lamelle est alors retournée et placée sur le disque du porte-objet, de manière que la cornée soit située au niveau de l'espace circulaire ménagé dans ce disque, et on achève la préparation en bordant à la paraffine.

La cornée se trouve ainsi à l'abri de la dessiccation, dans un milieu contenant une certaine quantité d'oxygène, et il est possible de l'observer à un fort grossissement, puisqu'elle n'est séparée de l'objectif que par la lamelle, qu'il faut avoir soin de prendre assez mince.

Examinons maintenant cette cornée avec un objectif à grand angle d'ouverture et donnant un grossissement de 500 à 600 diamètres.

L'image que nous observerons sera loin d'être la même

dans les diverses préparations que nous ferons, malgré que les conditions dans lesquelles nous opérons nous paraissent exactement semblables. Dans la plupart des cas, lorsque l'on examine une cornée immédiatement après qu'elle vient d'être disposée dans la chambre humide, on distingue fort peu de chose. Tout à fait à la superficie, on aperçoit des grains de pigment restés malgré le balayage au pinceau, et qui sont animés du mouvement brownien. Si l'on abaisse l'objectif, on reconnaît le réseau polygonal formé par les cellules de l'épithélium antérieur. Si on le met au point pour la substance propre de la cornée, on distingue plus ou moins nettement les nerfs, puis quelques corpuscules irréguliers, à contours vagues et comme effacés, et de forme mal définie; ces corpuscules sont peu nombreux. A côté d'eux, on voit quelques cellules migratrices, que l'on reconnaît à leur réfringence, à leur aspect granuleux et à leur contour bien limité. Elles paraissent d'autant plus nettes et plus claires que les autres éléments sont moins visibles.

Dans d'autres préparations, faites exactement par le même procédé, l'image pourra être toute différente. Les cellules connectives s'y verront nettement. On distinguera leurs corps, leurs prolongements, leurs anastomoses ; leurs contours seront délicats, mais bien accusés. Sur quelques-unes d'entre elles on pourra même, en se servant d'un bon objectif à grand angle d'ouverture, apercevoir des crêtes d'empreinte. On remarquera de plus que ces cellules sont plus réfringentes que le milieu dans lequel elles sont situées, car elles deviennent brillantes lorsqu'on éloigne l'objectif au delà du point de la vision distincte.

Au bout de quelques heures (deux à cinq heures par exemple) on reprend l'examen des premières préparations, on est surpris de voir qu'elles se sont notablement améliorées. On y distingue un grand nombre de cellules connectives, disposées sur plusieurs plans et présentant des contours bien dessinés et même des crêtes d'empreinte. Je dois ajouter de suite que cette amélioration ne se produit pas d'une façon constante. Assez fréquemment, au contraire, des préparations qui n'ont montré au début aucune cellule nette ne se modifient pas avec le temps, et au bout de six, huit ou douze heures, les cellules s'y montrent aussi rares, leurs contours aussi vagues qu'au début. Il y en a même qui, au lieu de s'améliorer ou de conserver l'aspect qu'elles avaient d'abord, deviennent de moins en moins nettes.

Nous allons chercher à déterminer les causes de ces différences d'aspect, afin de nous placer, si possible, dans les meilleures conditions pour observer les cellules fixes, et afin de savoir quelles sont les erreurs dont l'observation de la cornée vivante peut être entachée.

Tout d'abord je dois vous donner quelques renseignements sur les formes de cellules que l'on observe dans les préparations bien réussies. On y reconnaît parfaitement les deux types distingués par Fuchs (voy. p. 87): des cellules dendroclones, portant des prolongements plus ou moins irrégulièrement ramifiés, à la manière des branches d'arbre, et des cellules orthoclones ayant leurs prolongements à peu près perpendiculaires les uns aux autres.

Je crois que la différence entre ces deux espèces de cellules est plus apparente que réelle. Elle tient simplement à ce qu'un plus ou moins grand nombre des prolongements sont nettement visibles. Lorsque l'on n'aperçoit que les prolongements les plus importants et les plus épais, la cellule paraît irrégulière ou dendroclone; lorsque au contraire un certain nombre des prolongements les plus délicats sont indiqués, les angles réguliers qu'ils forment entre eux donnent aux cellules l'aspect orthoclone.

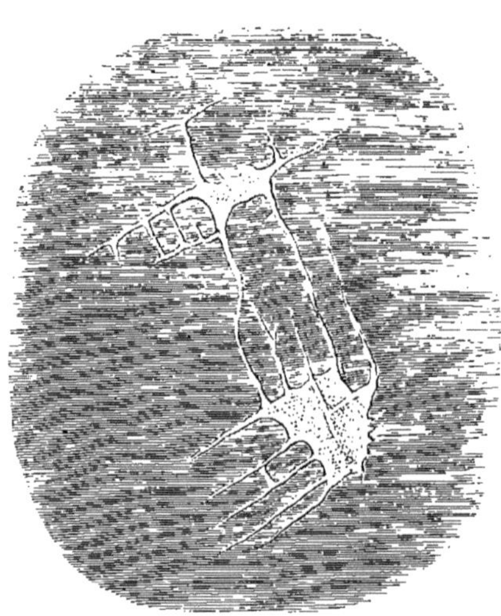

Fig. 25. — Deux cellules orthoclones de la cornée de la grenouille rousse, examinées à l'état vivant.

Du reste, ce qui prouve que nous ne faisons jamais sur une cornée examinée à l'état vivant qu'une observation imparfaite, c'est que, même sur les cellules qui nous paraissent les plus complètes, il manque toujours un certain nombre de prolongements, et que les crêtes d'empreinte n'y sont presque jamais entièrement dessinées.

Voici par exemple deux dessins que j'ai fait exécuter à la chambre claire d'après des cellules vivantes. L'un de ces dessins (fig. 25) montre un ensemble de deux cellules orthoclones dont la plus grande partie se distinguait nettement. Les prolongements protoplasmiques y étaient bien accusés et certaines crêtes d'empreinte y étaient assez marquées pour que le dessinateur ait pu les voir et les reproduire. Le second dessin (fig. 26) est celui d'une cellule dendroclone. Elle possède, comme vous le voyez, un certain nombre de prolongements, mais on n'y remarque ni ramifications fines, ni crêtes d'empreinte.

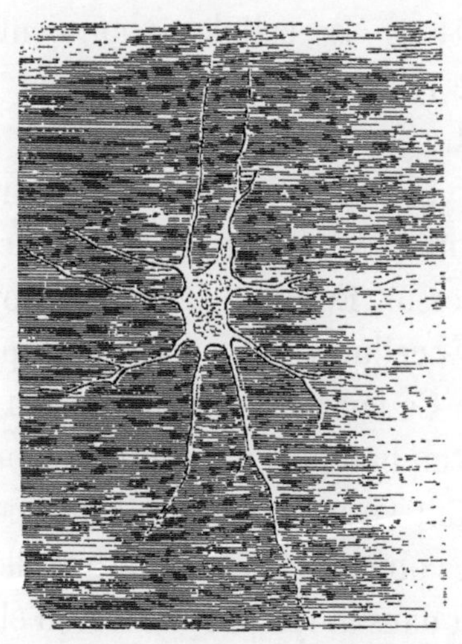

FIG. 26. — Cellule dendroclone de la cornee de la grenouille rousse, observée à l'état vivant.

La comparaison de ces deux formes de cellules vous convaincra qu'en réalité les cellules dendroclones ne sont autre chose que des cellules moins complètement dessinées que les autres. Du reste, dans la cornée de la grenouille imprégnée par l'or, on ne voit pas de cellules dendroclones; elles sont toutes orthoclones.

Ce que je viens de vous dire suffit pour vous montrer que je ne partage pas au sujet des préparations de la cornée à l'état vivant l'opinion de Waldeyer, qui les déclare de beaucoup préférables aux imprégnations d'argent. Du reste, le dessin qu'il en donne ne confirme guère cette opinion, bien que les contours en soient beaucoup plus accusés qu'on ne peut les observer sur les meilleures préparations.

Je dois ajouter que pour Waldeyer (1) ces contours ne correspondent pas à la limite des cellules, mais à celle des canaux du suc dans lesquels elles sont comprises. Ces cellules n'auraient pas de limites nettes et se reconnaîtraient seulement à leur aspect granuleux et à leurs noyaux.

L'existence des noyaux dans le dessin de Waldeyer suffit pour soulever des doutes sur l'exactitude de ce dessin. En effet, jamais les noyaux ne sont visibles dans les cellules de la cornée tant qu'elles sont à l'état vivant.

Ce fait n'est pas spécial à la cornée. Ainsi les cellules lymphatiques ne montrent jamais de noyau tant qu'elles sont vivantes, dans quelque point de l'organisme qu'on les observe, ni pendant qu'elles circulent dans le sang et dans la lymphe, ni lorsqu'elles migrent à travers les parois des vaisseaux ou dans l'intérieur des tissus, ni lorsqu'elles se déplacent entre les lames de la cornée.

Il y a cependant à cette règle une exception. J'ai remarqué que chez l'axolotl le noyau est visible dans les cellules lymphatiques vivantes et pendant qu'elles présentent les mouvements amiboïdes les plus vifs (2).

Dans les cellules lymphatiques du triton crêté, le noyau se montre aussi pendant qu'elles sont à l'état

(1) Waldeyer, *Cornea* (*Handbuch der gesammten Augenheilkunde*, de *Graefe et Saemisch*, 1er vol., p. 187).

(2) *Recherches sur les éléments du sang* (*Archives de physiologie*, 1875, p. 12).

vivant, mais d'une façon moins nette que chez l'axolotl. Il faudrait poursuivre ces recherches sur les autres batraciens urodèles, afin de savoir si cette particularité appartient à toute la série de ces animaux.

Quoi qu'il en soit, puisque chez l'axolotl les cellules lymphatiques laissaient voir leur noyau, j'ai pensé qu'il en serait de même pour les cellules fixes de la cornée. J'ai fait deux préparations de cornée d'axolotl dans l'humeur aqueuse et je les ai observées dans la chambre humide, dans les mêmes conditions que les cornées de grenouille dont je vous ai parlé. Je n'ai pu y distinguer ni noyaux, ni cellules, et, même en prolongeant l'observation pendant plusieurs heures je n'ai pas vu la préparation s'améliorer.

Chez le triton crêté, dont j'ai également examiné la cornée dans la chambre humide, aucune cellule fixe n'est visible ni immédiatement, ni au bout d'un temps plus ou moins long.

Si ces cellules se dérobent à l'observation, c'est parce que chez les urodèles elles sont très grandes et très aplaties, et qu'elles ne laissent entre elles que des espaces très restreints. Dès lors il n'est pas étonnant que la faible différence de leur indice de réfraction avec celui de la substance fibrillaire qui les entoure ne suffise pas pour permettre de les apercevoir.

Les cellules migratrices, qui sont du reste peu abondantes dans la cornée des urodèles, sont les seules que l'on y distingue, et leurs noyaux sont visibles dans leur intérieur comme le sont ceux des cellules lymphatiques du sang chez ces animaux.

Revenons à l'observation des cellules fixes de la cornée de la grenouille dans l'humeur aqueuse. Elle soulève deux questions importantes, surtout au point de vue auquel nous nous sommes placé :

1° Pourquoi, sur une cornée fraîchement enlevée et observée dans la chambre humide, ne distingue-t-on d'ordinaire que peu de cellules et encore d'une manière vague, tandis qu'elles apparaissent nettement au bout de quelques heures?

2° Pourquoi y a-t-il entre les cornées d'une même espèce de grenouilles, la *Rana temporaria* par exemple, des différences telles que les unes montrent leurs éléments cellulaires dès les premiers moments de l'examen, tandis que d'autres ne les laissent voir que plus tard?

En un mot, et pour réunir ces deux questions en une seule, quelles sont les conditions qui font apparaître les cellules dans la cornée?

C'est là un problème à peine posé et au sujet duquel je n'ai recueilli que des données bien insuffisantes.

Parmi les hypothèses que l'on pourrait proposer pour expliquer ces phénomènes, je dois vous parler en premier lieu de celle de Kühne (voy. p. 65). D'après cette hypothèse, les cellules de la cornée seraient irritables, c'est-à-dire susceptibles de revenir sur elles-mêmes quand elles sont excitées. Lorsqu'une cornée est enlevée et placée dans une chambre humide, les manipulations auxquelles elle a été soumise auraient irrité ses cellules, qui seraient entièrement revenues sur elles-mêmes et qui dès lors se montreraient dépourvues de tous prolongements et sous l'aspect de corps plus ou moins régulièrement fusiformes. A mesure que l'irritation s'affaiblirait, les cellules se décontracteraient et s'étaleraient, de manière à reprendre la forme étoilée qu'elles auraient à l'état physiologique.

D'après Kühne, cette hypothèse pourrait être vérifiée par l'expérience. Lorsque, après deux ou trois heures de séjour dans la chambre humide, les cellules se voient avec leur forme étoilée et leurs prolongements, il suffirait de défaire la préparation et d'irriter la cornée en la tiraillant légèrement pour reconnaître, en la replaçant dans la chambre humide, que les cellules sont de nouveau contractées comme au début de la première observation. Plus tard, et quelquefois seulement après plusieurs heures, on les verrait reprendre leur forme étoilée.

Kühne a figuré un certain nombre de ces cellules dans leurs deux formes successives (*loc. cit.*, pl. III, fig. 2); des contours entièrement achevés les représentent telles qu'elles auraient été au début, lorsqu'elles étaient irritées; des traits ponctués, telles qu'elles seraient après le repos. Or, par une singulière fortune, les deux premières cellules de la figure 2 sont beaucoup plus étalées dans le dessin au trait plein que dans le dessin au trait ponctué; loin de s'étaler, elles se seraient contractées; les deux autres cellules, au contraire, se sont effectivement étalées. Faut-il attribuer cette différence à une erreur de texte ou de dessin, ou faut-il croire, au contraire, que le modèle a été rendu fidèlement et que l'image de ces deux premières cellules, loin de s'améliorer, s'étaient détériorée ?

Quoi qu'il en soit, la question pour nous est de savoir si en effet, lorsque les cellules de la cornée sont étalées et bien visibles, il suffit d'irriter quelque peu cette membrane pour voir apparaître les corps fusiformes à la place des cellules étoilées.

Beaucoup d'histologistes ont essayé de reproduire l'expérience de Kühne, mais sans succès. Nous-même, nous l'avons tenté plusieurs fois ; nous n'avons pas mieux réussi. Tout d'abord je dois vous faire remarquer qu'il y a dans cette expérience une difficulté qui peut devenir une cause d'erreur. La cornée étant disposée dans une chambre humide, on observe sur un certain nombre de points de sa surface des cellules nettement étoilées. On enlève cette cornée, on la tiraille ou on la manipule pour l'irriter, puis on la remet dans la chambre humide et on l'observe de nouveau. Or il n'est pas facile, il est même à peu près impossible, de retrouver les cellules sur lesquelles avait porté la première observation, pour savoir si effectivement elles ont changé de forme, car cette forme seule pouvait servir à les reconnaître parmi les centaines de cellules que contient la cornée, se fût-on même assuré exactement de certains points de repère. Tout ce que l'on peut faire, c'est de reconnaître qu'en général il y a plus de cellules fusiformes qu'auparavant.

Je vous indiquerai dans la prochaine leçon un procédé qui permet d'exciter les cellules de la cornée ou du moins d'exercer sur elles des actions mécaniques sans les perdre de vue, et qui nous servira à résoudre le problème dont s'est occupé Kühne.

Pour élucider la question de l'apparition des cellules dans la cornée de la grenouille, nous avons fait un grand nombre d'expériences.

Les premières ont eu pour but de déterminer si dans la cornée en place chez l'animal vivant les cellules fixes sont visibles. *A priori*, je supposais qu'elles ne devaient pas l'être, puisque la transparence parfaite de cette membrane implique forcément que ses diverses parties constituantes possèdent le même indice de réfraction. Mais il est impossible de s'en assurer d'une manière directe, car la cornée en place ne peut être éclairée par transparence, et l'éclairage par réflexion ne permet pas d'en observer convenablement les parties intérieures.

J'ai donc cherché un moyen de tourner la difficulté, en utilisant la propriété que possèdent les vapeurs d'acide osmique de fixer immédiatement dans leur forme les éléments délicats. Je vais vous montrer par un exemple la rapidité et la sûreté d'action de ce réactif. J'ai pris de la lymphe de grenouille que j'ai étalée sur une lame de verre, et je l'ai examinée à un grossissement faible de manière à reconnaître le moment où les cellules lymphatiques commenceraient à émettre des prolongements amiboïdes. Vous savez, en effet que, lorsqu'on les extrait soit des sacs lymphatiques, soit du torrent circulatoire, les cellules de la lymphe sont arrondies; c'est seulement au bout d'un instant qu'elles commencent à émettre des prolongements. J'ai donc attendu que ces prolongements fussent nettement accusés ; alors j'ai disposé la lame de verre au-dessus d'un vase renfermant de l'acide osmique, de manière à faire arriver directement les vapeurs de ce réactif sur la goutte de lymphe. Je l'en ai retirée au bout de cinq minutes, et j'ai monté la préparation dans une cellule contenant de l'eau phéniquée. Vous y reconnaîtrez, sur un fond granuleux de plasma coagulé, les cellules lymphatiques fixées dans leur forme avec leurs divers prolongements amiboïdes si nets qu'on les croirait encore vivantes et susceptibles de mouvements.

Cette expérience suffira pour vous montrer combien on peut compter sur l'acide osmique comme réactif fixateur. Appliquons-le à l'étude de la cornée. Enlevons un œil à une grenouille vivante et plaçons-le immédiatement dans les vapeurs d'acide osmique. A cet effet, le procédé le plus commode est de le suspendre, au moyen d'une épingle recourbée, à la face inférieure d'un bouchon fermant un flacon dans le fond duquel on vient de verser quelques gouttes d'une solution d'acide osmique à 1 pour 100 ou à 2 pour 100. Après un quart d'heure la fixation est complète ; l'œil est porté dans l'eau distillée ; la cornée est détachée et, son épithélium antérieur noirci par le réactif ayant été enlevé avec le scalpel, elle est entaillée sur ses bords, étalée sur une lame de verre, recouverte d'une lamelle et observée dans l'eau (dans l'eau phéniquée, si l'on veut conserver la préparation).

En examinant la cornée ainsi préparée, on ne distingue pas une seule cellule connective, tandis que les cellules migratrices se voient, au contraire, d'une façon fort nette. Cette expérience, que nous avons répétée un grand nombre de fois et toujours avec le même résultat, semble démontrer d'une façon décisive que, dans la cornée en place chez l'animal vivant, les cellules connectives sont invisibles. On pourrait cependant objecter que l'acide osmique a peut-être une action spéciale sur les cellules de la cornée et qu'il les empêche d'apparaître. Il est facile de répondre à cette objection. Une cornée étant montée dans une chambre humide, on attend que ses cellules soient bien dessinées, ce qui a lieu immédiatement, comme je vous l'ai dit, pour certaines cornées, tandis que, pour d'autres, il faut un séjour de quelques heures dans l'humeur aqueuse. On enlève la lamelle de verre, à laquelle la cornée reste adhérente, et on la dispose au-dessus d'un flacon renfermant de l'acide osmique. Au bout de dix minutes à un quart d'heure, les cellules sont fixées; on place la cornée dans l'eau distillée et, après avoir raclé avec un scalpel l'épithélium antérieur, on la dispose pour l'observation. En l'examinant, on est frappé de voir que les cellules y sont aussi nettes, leurs prolongements aussi bien marqués dans leurs moindres détails qu'ils l'étaient précédemment dans l'humeur aqueuse. L'acide osmique a donc bien exactement fixé les cellules dans leur forme, et ce fait vient s'ajouter à tous ceux que nous connaissions déjà, pour nous montrer une fois de plus que l'acide osmique est un fixateur tout à la fois fait délicat, énergique et rapide.

Comparées entre elles, ces deux expériences nous permettent d'arriver indirectement à la solution de la question que nous nous étions posée, et nous pouvons affirmer avec certitude que, pendant la vie, les cellules fixes de la cornée ne sont pas visibles.

Après la mort il se manifeste, comme on sait, dans la cornée, un certain trouble qui se produit plus ou moins rapidement. Je ne parle pas de l'opacité qui survient au bout de deux ou trois jours et qui est due à des altérations profondes, mais du léger trouble primitif que les médecins ont quelquefois songé à utiliser comme un des signes de la mort. Ce trouble tient à ce que les cellules fixes de la cornée sont devenues distinctes; en effet, si l'on examine une cornée sur laquelle il vient de se produire, soit dans l'humeur aqueuse, soit après fixation par l'acide osmique, toutes les cellules s'y montrent nettement.

Cette netteté des cellules après la mort se produit non seulement chez les mammifères, mais aussi chez les animaux à sang froid, et, chez ces derniers, on peut démontrer que cela ne dépend pas de la mort des éléments cellulaires eux-mêmes. En effet, chez ces animaux, la vie des éléments anatomiques peut se prolonger plusieurs jours s'ils sont placés dans des conditions d'oxygénation et d'humidité favorables. Il me suffira de vous rappeler une expérience de Recklinghausen (1), dans laquelle les éléments du sang conservés pendant vingt jours en dehors de l'organisme possédaient encore au bout de ce temps leurs propriétés vitales essentielles.

De même, si nous plaçons un œil de grenouille dans

(1) Voy. *Traité technique d'histologie*, p. 218.

de bonnes conditions d'oxygénation et d'humidité (par exemple en le conservant dans un flacon bouché), ses éléments cellulaires continueront à vivre, et si nous observons la cornée au bout de vingt-quatre heures, nous constaterons que ses cellules migratrices ont encore des mouvements amiboïdes, et que ses cellules fixes, parfaitement nettes, sont encore vivantes, puisque l'on n'y distingue pas les noyaux.

Force nous est donc de recourir à une autre hypothèse. Nous avons constaté, vous vous en souvenez, que la cornée est très hygrométrique. Cette propriété, particulière aux fibres de la cornée, sert à assurer la transparence de cette membrane dans les différentes conditions d'humidité auxquelles elle peut être soumise.

On sait, en effet, et je vous l'ai montré, que, pour qu'un milieu composé de plusieurs parties transparentes soit transparent dans son ensemble, il est nécessaire que ces différentes parties demeurent exactement appliquées les unes sur les autres (voy. p. 98). Si donc la cornée reste transparente quand même elle est gonflée, il faut que ses fibres elles-mêmes absorbent l'eau, augmentent d'épaisseur et se maintiennent ainsi au contact les unes des autres. Ce qui achève de le prouver, c'est que, même sur une cornée gonflée, on peut déterminer l'opacité par une pression qui dérange les rapports de ses éléments (voy. p. 101).

D'autre part, les fibres de la cornée, comme tous les éléments anatomiques, sont plus réfringentes que l'eau; plus elles en absorberont, plus leur réfringence diminuera. Il suffit donc que, dans ces conditions, les cellules de la cornée conservent leur réfringence primitive, pour qu'elles deviennent manifestes au milieu d'un tissu dont l'indice de réfraction diffère désormais du leur. Or, tant qu'elles sont en vie et que leur protoplasma a conservé son activité, les cellules ne prennent de liquide que la quantité qui leur convient et sont en état de se défendre contre une imbibition analogue à celle qui survient dans les fibres.

On conçoit donc très bien que, dans une cornée vivante, les fibres, absorbant de l'eau, diminuent peu à peu de réfringence, tandis que les cellules n'en changent pas.

Tous ces points étant bien compris, nous possédons maintenant les données nécessaires pour résoudre le problème que nous avons posé au commencement de cette leçon.

La cornée placée dans la chambre humide étant en présence de l'humeur aqueuse, ses fibres constitutives absorbent ce liquide; ses cellules ne l'absorbent pas, et c'est ainsi que, devenues plus réfringentes que le fond, elles finissent par être visibles.

Mais, me direz-vous, la cornée est toujours en présence de l'humeur aqueuse, aussi bien en place chez l'animal vivant que détachée et mise dans la chambre humide.

Je vous ferai remarquer d'abord que, pour enlever la cornée afin de la placer dans la chambre humide, nous avons dû y pratiquer une incision circulaire, et que nous l'avons entaillée ensuite pour lui permettre de s'étaler convenablement. Au niveau de toutes ces solutions de continuité, la substance propre de la cornée est en rapport direct avec l'humeur aqueuse. En outre, les manipulations auxquelles nous avons soumis cette membrane, et surtout le balayage au pinceau nécessaire pour éloigner les grains de pigment, ont déterminé sans doute des altérations des épithéliums antérieur et postérieur, et l'on conçoit qu'ils laissent maintenant passer des liquides dont ils pouvaient préserver la cornée alors qu'ils étaient intacts sur l'œil en place chez l'animal vivant.

Il y a à ce sujet des expériences intéressantes dont je me contenterai de vous citer les résultats sans entrer dans les détails.

Laqueur (1) a observé que les substances cristalloïdes injectées dans la chambre antérieure de l'œil ne passent pas à travers la cornée, tant que son épithélium antérieur est intact; si au contraire cet épithélium est enlevé par le raclage, le liquide transsude à travers la cornée.

Leber (2), dans des expériences analogues, est arrivé à un résultat un peu différent. D'après lui, il ne suffit pas que l'épithélium antérieur soit enlevé pour que les liquides passent à travers la cornée. Tant que l'épithélium postérieur est intact, le passage du liquide ne s'opère pas, même si l'on a raclé l'épithélium antérieur.

Des expériences de Leber nous devrions donc

(1) Laqueur, *Ueber die Durchgängigkeit der Hornhaut für Flüssigkeiten* (*Centralblatt*, 1874, p. 577).

(2) Leber, *Studien über den Flüssigkeitswechsel im Auge* (*Arch. f. Ophthalmol*, t. XIX, 2, 1873, p. 87).

conclure que l'épithélium postérieur aurait, pendant la vie, la propriété de régler le passage de l'humeur aqueuse dans la cornée, et par conséquent d'empêcher l'imbibition de cette membrane par une trop grande quantité de liquide, tandis qu'après la mort ou à la suite d'une altération traumatique, cet épithélium n'ayant plus d'action, l'humeur aqueuse pourrait imbiber toute la cornée.

QUATORZIÈME LEÇON

(8 février 1879)

Cellules connectives de la cornée.

Étude des cellules de la cornée à l'état vivant. — Expériences servant à démontrer que l'apparition des cellules doit être attribuée à l'imbibition des fibres connectives par le liquide de la préparation.

Expériences sur l'irritabilité des cellules de la cornée. — Moyens divers pour exciter mécaniquement ces cellules tout en continuant de les observer. Le changement de forme qu'elles subissent est purement passif. — Excitations électriques. Manière de les appliquer. Porte-objet électrique. Les cellules fixes ne changent pas de forme sous l'influence des courants d'induction, à moins qu'elles ne soient tuées. — Explication des résultats obtenus par Rollett et par Kühne.

Expériences sur les causes qui déterminent l'apparition du noyau lors de la mort des cellules. — Hypothèses à ce sujet.

MESSIEURS,

Nous avons commencé dans la dernière leçon l'étude de la cornée dans la chambre humide. Vous avez vu que, dans les conditions bien définies où nous l'avons examinée, imbibée d'humeur aqueuse et suspendue librement à la face inférieure d'une lamelle dans un petit espace clos, les cellules ne s'y montrent pas toujours de la même façon. Tantôt elles apparaissent dès le début; tantôt on n'en distingue d'abord que quelques indices qui s'accusent peu à peu, de telle sorte qu'au bout d'une ou deux heures elles sont bien distinctes;

tantôt enfin elles n'apparaissent nettement à aucune période.

Pour expliquer ces phénomènes, j'ai dû abandonner la théorie de Kühne sur l'irritabilité des cellules fixes et en adopter une autre. Me fondant sur un ensemble de faits sur lequel je ne reviens pas aujourd'hui, j'ai pensé que les cellules sont d'abord invisibles dans la cornée parce qu'elles ont exactement la même réfringence que la substance fibrillaire dans laquelle elles sont comprises. La préparation s'améliorerait parce que les fibres de la cornée, s'imbibant d'eau, diminueraient de réfringence, tandis que les cellules, résistant à l'imbibition, conserveraient la leur et dès lors, se trouvant dans un milieu moins réfringent que leur propre substance, y deviendraient visibles.

Ce n'était encore là qu'une hypothèse. Il fallait en vérifier l'exactitude par l'expérimentation. Voici comment j'ai procédé : J'ai enlevé à une grenouille ses deux cornées ; je les ai préparées de la même façon dans l'humeur aqueuse, et je les ai placées chacune dans une chambre humide. Seulement, dans le fond d'une de ces chambres j'ai déposé une goutte d'eau, en prenant des précautions pour qu'elle ne remontât pas par capillarité le long de ses bords et ne vînt pas atteindre la cornée. Dans le fond de l'autre chambre humide, j'ai mis une goutte de glycérine en prenant les mêmes précautions. Les deux cornées étaient dans les mêmes conditions, sauf une seule : l'humidité du milieu. La première se trouvait dans un espace saturé de vapeur d'eau ; la seconde, au contraire, grâce à l'affinité de la glycérine pour l'eau, devait se trouver dans un liquide de plus en plus concentré. Les deux préparations étant disposées sous deux microscopes, je les ai examinées simultanément.

La seconde cornée, celle qui subissait l'influence indirecte de la glycérine, présenta d'abord en quelques points des cellules assez nettes; mais leur image alla en s'affaiblissant peu à peu, et au bout de vingt-cinq minutes à une demi-heure elles avaient tout à fait disparu.

Pendant ce temps l'autre cornée s'améliora notablement et arriva à une netteté que je n'avais jamais vue jusque-là, quelle que fût la quantité d'humeur aqueuse dans laquelle la cornée avait été plongée. J'ai disposé cette seconde préparation sous un de ces microscopes. En l'examinant, vous serez frappés de l'épaisseur considérable que la cornée a acquise; cette épaisseur est telle qu'il devient impossible d'arriver, avec l'objectif 7 de Vérick, jusqu'à l'épithélium antérieur. Vous remarquerez en même temps que la substance fibrillaire est absolument homogène, ce que vous comprendrez aisément si vous avez présents à l'esprit les détails dans lesquels je suis entré sur le gonflement des fibres de la cornée.

Vous voyez, Messieurs, que l'hypothèse a pour les recherches d'anatomie générale une importance égale à celle qu'elle possède dans les autres sciences. Nous observions des variations qui se produisaient malgré des conditions en apparence identiques; c'est l'hypothèse de l'imbibition des fibres qui nous a conduit à faire des expériences décisives et nous a permis d'élucider cette question si complexe et si controversée.

Vous voyez aussi que je tiens la promesse que je vous ai faite au commencement de ces leçons : vous faire assister à toutes mes recherches, vous rendre témoins des tâtonnements qu'elles nécessitent, vous communiquer toutes les hypothèses qu'elles me suggèrent.

Si la cornée gonflée par l'eau laisse voir ses cellules, s'il est démontré maintenant que l'amélioration de l'image qu'elle présente est liée à l'imbibition de ses fibres, il ne s'ensuit pas nécessairement que ses cellules fixes ne soient pas irritables. C'est là un point important qui doit fixer maintenant toute notre attention.

Pour résoudre la question de l'irritabilité des cellules de la cornée, nous pouvons avoir recours aux excitants mécaniques et aux excitants électriques. Commençons par les excitants mécaniques. Le procédé de Kühne, qui consiste à défaire la préparation et à mettre la cornée à nu pour la tirailler, puis à la replacer dans la chambre humide, expose presque nécessairement, comme je vous l'ai dit, à ne pas retrouver le point observé d'abord.

Aussi ai-je renoncé à ce moyen. Au lieu de placer la cornée dans une chambre humide, j'en fais une préparation ordinaire entre une lame et une lamelle, et lorsque j'ai trouvé un point où les cellules sont bien nettes, laissant la préparation au même endroit sur la platine du microscope, j'appuie à plusieurs reprises avec la pointe d'une aiguille sur la lamelle de verre recouvrante. Des expériences faites sur d'autres éléments anatomiques m'ont démontré que l'on exerce ainsi une irritation assez notable. Après cette opération, je constate que les cellules fixes ne sont pas devenues fusiformes.

J'ai également employé le compresseur. Cet instrument, qui était d'un grand usage autrefois, est tombé en désuétude aujourd'hui et à juste titre. On en a fait de différents modèles; voici celui dont je me suis servi et qu'il est inutile de décrire.

Une cornée étant placée sous ce compresseur, examinons-la avec un grossissement de 400 à 500 diamètres. Choisissons une région dans laquelle les cellules soient nettes et exerçons la compression au moyen de la vis. Le po intde la vision distincte est déplacé ; mais il est facile, en abaissant l'objectif, de suivre constamment les cellules sur lesquelles porte l'observation.

Les effets de la pression paraissent différents suivant que l'on examine les couches profondes de la préparation ou les superficielles. Dans les premières, celles qui sont les plus éloignées de l'œil de l'observateur, les cellules diminuent peu à peu de netteté ; leur éclat faiblit, et elles finissent par disparaître. A ce moment, la substance fondamentale de la cornée, qui jusque-là paraissait homogène, se montre fibrillaire, et l'on y distingue l'entrecroisement des petits faisceaux dont je vous a parlé dans une précédente leçon (voy. p. 109-115). Si l'on décomprime, en relevant en même temps l'objectif, on retrouve les cellules que l'on avait examinées d'abord avec leur forme primitive; elles n'avaient donc pas été détruites, elles avaient simplement disparu.

Si l'on choisit pour l'observer une cellule située à la face superficielle de la préparation et qu'on la suive attentivement pendant que l'on exerce une compression très graduée, on la voit augmenter d'étendue en s'étalant de plus en plus, comme le ferait tout autre corps mou comprimé entre deux plans résistants. Puis, lorsque l'on décomprime, elle se rétrécit et reprend peu à peu ses dimensions premières. On peut répéter cette manœuvre plusieurs fois de suite et retrouver toujours la cellule dans sa forme primitive après la décompression. Il est certain qu'un tiraillement pareil constitue une excitation mécanique bien suffisante pour irriter les cellules; et si dans ces conditions elles ne se rétractent pas, si elles ne prennent pas la forme en fuseau décrite par Kühne, c'est qu'aucune excitation mécanique ne les fera contracter, c'est qu'en réalité elles ne sont pas irritables.

Passons aux excitations électriques. Nous nous servons comme source d'électricité de la pile de Grenet, accompagnée d'un chariot d'induction : les deux électrodes de la bobine induite se rendent à un porte-objet électrique disposé sur la platine du microscope. Voici ce porte-objet : sur une lame de verre plus longue que le porte-objet ordinaire, sont fixés, par du baume de Canada, deux fils de platine aplatis, allant à la rencontre l'un de l'autre et laissant entre leurs extrémités une distance de 4 millimètres environ.

Une cornée de grenouille étant appliquée par sa face postérieure sur une lamelle de verre, celle-ci est placée sur le porte-objet, de telle façon que les deux bords de la membrane recouvrent les extrémités des électrodes; une ou deux gouttes d'humeur aqueuse sont introduites sous la lamelle, que l'on maintient par une bordure de paraffine appliquée de manière à éviter toute compression.

On examine alors la préparation pour s'assurer que les cellules sont nettes et, après avoir choisi pour l'observer un point qui soit sur le trajet du courant et à une petite distance de l'un des pôles, on fait passer des décharges d'induction.

Avant de vous parler des résultats de ces expériences, je dois vous rappeler ceux que Kühne avait obtenus. Il faisait passer dans la cornée une série de décharges d'induction avec un courant relativement faible, à des intervalles d'une seconde. Une minute après qu'il avait cessé l'excitation, il voyait les cellules se contracter et prendre la forme en fuseau. Puis, les abandonnant à elles-mêmes, il les retrouvait au bout d'une ou deux heures dans leur forme normale. Il recommençait l'expérience et obtenait encore une fois le même résultat.

Rollett, qui a répété les expériences de Kühne, n'a pas réussi à observer ces phénomènes ; mais, en opérant avec des courants très forts, il aurait obtenu une contraction des cellules, qui permettrait même, dit-il, de démontrer l'existence des canalicules du suc.

Voici le dessin que Rollett (1) donne d'une cellule cornéenne contractée. Vous voyez qu'autour de cette cellule qui paraît granuleuse est dessiné un second contour plus net ; ce second contour serait, d'après Rollett, celui des lacunes ou des canaux du suc. Avant d'aller

(1) Rollett, *Manuel de Stricker*, p. 1117.

plus loin, je dois vous rendre attentifs à l'erreur qui, suivant mon opinion, a donné naissance à ce dessin.

Vous savez que, lorsqu'une cellule est plus réfringente que le milieu dans lequel on l'examine, elle devient brillante lorsqu'on éloigne un peu l'objectif au delà du point de la vision distincte ; si, au contraire, on rapproche l'objectif un peu en deçà de ce point, elle devient obscure. C'est ainsi qu'une cellule fixe étant plus réfringente que la substance qui l'entoure paraît obscure, ainsi que ses prolongements, lorsqu'elle est examinée en deçà du point. Dans ces conditions, on aperçoit autour d'elle une bordure claire. Cette bordure, étant claire en deçà du point de la vision distincte, correspond à quelque chose de moins réfringent que la substance fondamentale de la cornée.

Or, les préparations à l'argent nous ont permis de reconnaître que, sur les bords des cellules fixes, se trouve un espace rempli de liquide plasmatique, moins réfringent que les cellules et que la substance fibrillaire de la cornée (voy. p. 181). C'est donc cet espace rempli de liquide qui correspond à la bordure claire que l'on aperçoit autour de la cellule, lorsque l'objectif est en deçà du point.

C'est précisément dans ces conditions, je veux dire en deçà du point de la vision distincte, qu'a été dessinée la cellule cornéenne figurée par Rollett, car elle est représentée obscure, ainsi que ses prolongements. On devait donc apercevoir autour d'elle le bord clair dont je viens de vous parler, et c'est ce bord que Rollett a pris pour la limite des canalicules du suc.

Dans toutes les expériences que nous avons faites au moyen de décharges d'induction, pour contrôler celles de Kühne et celles de Rollett, nous avons constaté un seul résultat, la mort des cellules; lorsque le courant électrique n'est pas suffisant pour les tuer, il n'exerce aucune action sur elles.

La mort des cellules se reconnaît à la diminution de réfringence de leur protoplasma, qui prend un aspect légèrement granuleux, et à l'image de plus en plus vague du contour cellulaire. Elle est caractérisée surtout par l'apparition du noyau.

A ce propos, je dois revenir encore sur le dessin de Rollett, dont je viens de vous parler. La cellule contractée qu'il y figure présente un noyau très net; c'est donc une cellule morte qu'il a observée, car je ne suppose pas qu'il y ait ajouté un noyau uniquement pour embellir son dessin. Kühne a évité cette faute; aucune des cellules contractées qu'il figure ne présente de noyau.

Quant aux résultats des excitations mécaniques indiqués par Kühne, je crois que je puis serrer de plus près son observation et me rendre compte de la cause de son erreur. Pour pratiquer ces excitations, Kühne sortait la cornée de la chambre humide et la portait sur une lame de verre. Cela étant donné, le changement de forme des cellules me paraît simple à expliquer : pendant que la cornée était manipulée, elle se desséchait; les fibres reprenaient leur indice de réfraction primiti et masquaient les cellules. Lorsqu'elle était ensuite replacée dans la chambre humide, les fibres s'imbibaient de nouveau, et les cellules, se montrant avec tous leurs détails, semblaient ainsi reprendre leur forme première.

Il est facile de reproduire expérimentalement ces conditions successives et d'en observer les effets. Pour cela, on place la cornée dans une chambre humide, dans le fond de laquelle on a disposé une goutte de glycérine, en ayant soin qu'elle ne puisse pas atteindre la cornée. Ce réactif agissant à distance sur cette membrane, en lui enlevant de l'eau, les cellules cornéennes pâlissent peu à peu, puis disparaissent. On détache alors la lamelle avec la cornée qui y adhère et, dans le fond de la chambre humide, on remplace la glycérine par de l'eau. Remise en place, bordée à la paraffine, la préparation commence bientôt à s'améliorer, et au bout d'un quart d'heure à une demi-heure les cellules sont de nouveau tout à fait nettes.

C'est donc à la dessiccation de la cornée et non à l'irritabilité des cellules fixes qu'il faut attribuer leur différence d'aspect dans l'expérience de Kühne.

Je vous ai dit que les décharges électriques amènent la mort des cellules de la cornée. Leur protoplasma perd de sa réfringence et devient granuleux, et leur noyau apparaît. Je dois revenir sur ces faits, et je terminerai cette leçon par l'exposé d'une série d'expériences sur la mort des cellules et sur les phénomènes successifs qui se produisent ensuite dans leur intérieur. Ces expériences m'intéressaient d'une façon toute particulière, et vous allez voir pourquoi.

L'année dernière, en étudiant avec vous le système

glandulaire, et cette année, lorsque je suis revenu en quelques mots sur les résultats généraux de cette étude (voy. p. 13), je vous ai montré que, sans nier la différenciation bien marquée des cellules glandulaires proprement dites, on peut soutenir avec raison que toutes les cellules sont plus ou moins glandulaires. Je m'appuyais sur ce fait que certaines cellules prennent dans le milieu où elles vivent des substances variées : des matières albuminoïdes, des matières grasses, des matières amylacées, se les incorporent et finissent par se les assimiler. Or nous savons que pour digérer des matières albuminoïdes, il faut un ferment peptique ; pour digérer des matières amylacées, de la diastase; pour digérer des matières grasses, du ferment pancréatique. La cellule qui s'assimile ces matières doit nécessairement, pour les digérer, avoir produit en elle ces différents ferments; elle est donc une cellule glandulaire.

Ces réflexions m'ont conduit à m'occuper de nouveau d'une question que je m'étais posée bien des fois déjà sans lui trouver une réponse satisfaisante, à savoir pourquoi le noyau, qui ne se distingue pas dans une cellule vivante, apparaît nettement quand elle est morte.

Une première hypothèse que l'on peut faire est celle-ci : Sous l'influence de la mort, la tonicité vitale de la cellule disparaît; la fibre protoplasmique (si l'on peut s'exprimer ainsi) se relâche, devient par là moins réfringente, et le noyau apparaît parce qu'il a conservé son indice de réfraction élevé.

La seconde hypothèse qui peut expliquer l'apparition

du noyau est celle d'une transformation chimique du protoplasma, d'une sorte d'autodigestion.

Je ne vois que ces deux hypothèses possibles, car je dois en éliminer d'emblée une troisième qui consisterait à attribuer la manifestation du noyau et la modification de la cellule à une action du milieu extérieur. Voici pourquoi je ne saurais admettre cette hypothèse. Si vous observez soit des cellules lymphatiques, soit un bouquet de cellules à cils vibratiles, soit des cellules de la cornée à l'état vivant, vous pourrez voir l'une ou l'autre de ces cellules mourir et son noyau apparaître, tandis que la cellule la plus voisine continuera à vivre pendant longtemps encore. Ce seul fait du voisinage dans une même préparation de cellules vivantes et de cellules mortes suffit à exclure absolument l'action du milieu extérieur.

L'hypothèse d'après laquelle certains sucs, cantonnés jusque-là dans quelques départements de la cellule, se répandraient après la mort dans toute la masse protoplasmique et dès lors se mettraient à la digérer, cette hypothèse, dis-je, était séduisante; mais il était nécessaire de la vérifier, et aucun organe ne se prêtait mieux que la cornée aux expériences que je me proposais de faire.

Je ne vous citerai aujourd'hui que deux des expériences nombreuses que j'ai tentées, mais vous verrez qu'elles sont décisives.

Ces expériences ont été faites pendant les froids de décembre et de janvier.

J'ai enlevé à une même grenouille ses deux cornées

et je les ai disposées dans l'humeur aqueuse sur deux porte-objets électriques semblables, placés chacun sur la platine d'un microscope. Toutes les conditions étaient identiques, sauf une seule : l'une des cornées avait été préparée et était observée dans une chambre dont nous avions porté la température jusqu'à 23 degrés centigrades (température que nous donnait le thermomètre placé sur la table à côté du microscope) ; l'autre était observée dans une autre pièce dont la fenêtre était ouverte et où le thermomètre placé à côté du microscope marquait + 2° C.

Après avoir fixé le porte-objet de manière à observer un point de la première cornée situé sur le trajet du courant et à une petite distance de l'un des pôles, je fis passer à travers la membrane une série de décharges d'induction fréquentes pendant dix secondes. Pendant ce temps, il ne se manifesta aucune modification dans les cellules observées; immédiatement après le passage du courant, elles se montraient encore les mêmes; mais, au bout d'une minute, je vis le protoplasma devenir granuleux, pâlir, et le noyau se dessiner; au bout de deux minutes le noyau était absolument net, et le contour du protoplasma cellulaire était à peine reconnaissable.

La seconde cornée fut soumise à l'action des mêmes décharges d'induction pendant dix secondes. Durant le passage du courant et immédiatement après, les cellules observées ne furent pas modifiées, et elles continuèrent à garder leur forme et leur aspect pendant quarante-cinq minutes, au bout desquelles leurs noyaux apparurent. (Dans différentes expériences de contrôle, cette durée varia de vingt-cinq minutes à quarante-cinq minutes.)

Ces expériences montrent que la température a une influence considérable sur l'apparition du noyau. Elles excluent la première hypothèse que nous avions émise. En effet, du moment que le noyau n'apparaît pas immédiatement après la mort de la cellule, son apparition ne peut être attribuée à la suppression de la tonicité cellulaire.

Elles nous confirment au contraire dans notre seconde hypothèse, car on conçoit très bien que pour les réactions chimiques, pour l'autodigestion du protoplasma, par exemple, la température doive être un facteur important.

QUINZIÈME LEÇON

(13 février 1879)

Cellules connectives de la cornée.

Étude des phénomènes qui se produisent à la mort des cellules. Manière d'apparaître du noyau. Son double contour indiquant l'existence d'une membrane d'enveloppe.

Expériences sur l'action de courants très forts appliqués à l'œil tout entier et traversant la cornée seulement en deux points limités. Manière de fixer les résultats obtenus et de les rendre accessibles à l'observation microscopique. Fragmentation des noyaux aux points où a passé le courant. — Causes de cette fragmentation. Action brisante de l'électricité. — Discussion sur l'action cataphorique. — L'autodigestion cellulaire complète la destruction des noyaux.

Rapports des cellules fixes de la cornée avec les lames connectives. Injections interstitielles dans les cornées du type membraniforme (chien, cochon d'Inde, rat).

Messieurs,

Dans la dernière leçon je vous ai rendu compte de quelques expériences faites dans le but de déterminer si les cellules fixes de la cornée sont irritables, c'est-à-dire si elles réagissent par un mouvement quand leur sensibilité est mise en jeu.

Il résulte de ces expériences que l'irritabilité des cellules de la cornée n'est pas démontrée. Cependant, comme cette irritabilité a été affirmée par des auteurs qui jouissent d'une grande considération dans le monde scientifique, Kühne et Rollett, j'ai cru devoir reprendre encore une fois la vérification des faits qu'ils ont annoncés.

Je me suis placé dans les meilleures conditions; j'ai disposé une cornée dans une chambre humide bien construite, avec de l'eau dans le fond; j'ai eu soin qu'elle fût bien exactement en contact avec les deux électrodes d'un porte-objet électrique que j'avais construit exprès pour la circonstance. Puis, examinant de temps à autre cette cornée, j'ai attendu trois ou quatre heures jusqu'à ce que ses cellules fixes devinssent très apparentes et parfaitement nettes. Choisissant alors pour l'observer un point de la cornée situé sur le trajet du courant, à peu de distance de l'un des électrodes et dans lequel il y avait deux ou trois cellules de forme bien caractéristique, j'ai excité la cornée par des décharges d'induction. J'ai d'abord essayé des courants de force moyenne, ceux que l'on emploie, par exemple, pour l'excitation des muscles du lapin. J'ai opéré comme Kühne, faisant dix interruptions du courant à une seconde d'intervalle l'une de l'autre, puis attendant trois minutes pour observer si un effet se produisait, et regardant attentivement les cellules pendant ce temps. Je n'y ai remarqué aucune modification.

Puis, rapprochant successivement les deux bobines, j'ai opéré plusieurs fois de la même façon avec des courants de plus en plus forts, et en attendant chaque fois trois minutes. L'examen le plus minutieux ne m'a permis d'observer aucune modification, ni dans les cellules, ni dans leurs prolongements.

Lorsque les bobines, à peu près complètement engagées l'une dans l'autre, donnaient presque le maximum du courant, les dix secousses, ayant été répétées à une seconde d'intervalle, amenèrent la mort des cellules, qui se traduisit au bout d'une minute par la diffluence du protoplasma, l'apparition des granulations et surtout l'apparition du noyau. Par conséquent aucun effet du tout ou la mort, c'est ainsi que l'on peut définir l'action des courants d'induction sur les cellules fixes de la cornée.

Cette vérification faite, je reprends le récit des expériences dont j'ai commencé à vous rendre compte à la fin de la dernière leçon. Je vous ai dit qu'après avoir fait agir un même courant d'induction sur les deux cornées d'une même grenouille, disposées de la même façon sur deux porte-objet électriques, les noyaux s'étaient montrés dans les cellules au bout de deux minutes, dans la cornée examinée à une température de 23 degrés, tandis que dans l'autre cornée maintenue à une température de 2 degrés ils n'étaient devenus distincts qu'au bout de vingt-cinq et même de quarante-cinq minutes.

De cette expérience nous avons dû conclure que la température a une influence considérable sur la rapidité d'apparition du noyau. Quant à cette apparition elle-même, nous l'avons expliquée par l'autodigestion de la cellule, résultant de la diffusion dans toute sa masse des liquides digestifs qu'elle contenait.

Les noyaux n'apparaissent pas subitement dans l'intérieur des cellules. On les voit se dessiner vaguement d'abord, sans contour bien déterminé. Puis ils deviennent plus visibles, et leur bord finit par être bien distinct. En même temps, le protoplasma cellulaire devient de plus en plus vague; bientôt on ne voit plus nettement les bords de la cellule; ses prolongements fins et délicats ont disparu sans laisser de trace, quelques rares granulations marquent la place des plus gros, et finalement toute la cellule n'est plus représentée que par une zone granuleuse que l'on distingue bien autour du noyau, mais dont on ne saurait préciser la limite.

Quant au noyau, il montre un double contour, et son observation dans ces conditions permet d'affirmer qu'il possède réellement une membrane d'enveloppe.

Avant d'aller plus loin, je dois vous signaler un fait qui peut devenir une cause d'erreur dans l'observation de la cornée à l'état vivant; je veux parler de l'action délétère que l'humeur aqueuse exerce sur les cellules de la cornée.

Il arrive fréquemment que, lorsqu'on balaye avec le pinceau la face postérieure de la cornée pour la débarrasser du pigment de l'iris ou des autres impuretés qui gêneraient l'observation, on détache plus ou moins l'épithélium de la membrane de Descemet. On remarque alors que les cellules fixes qui se trouvent dans les deux couches les plus rapprochées de l'œil de l'observateur et qui ont été exposées au contact immédiat de l'humeur aqueuse montrent leur noyau parfaitement net, ce qui est un indice de leur mort, tandis que les cellules situées plus profondément sont encore vivantes.

Il est indispensable d'être averti de ce fait, pour n'être pas induit en erreur dans les expériences où l'on excite la cornée par des courants d'induction; autrement, on pourrait attribuer à l'action de l'électricité la mort de ses cellules, qui est due à une tout autre cause. Aussi faut-il avoir soin, avant toute expérience, de bien examiner la cornée dans tous ses plans et de s'assurer que toutes ses cellules sont à l'état vivant.

Je passe maintenant aux expériences que nous avons faites pour analyser plus exactement les phénomènes d'autodigestion qui se produisent dans les cellules quand elles sont mortes ou qu'on les a fait mourir. Dans celles dont je vous ai rendu compte jusqu'à présent, nous n'avions pas poussé l'observation assez loin pour être témoin des résultats ultimes de l'autodigestion. Dans cette nouvelle série nous avons procédé d'une façon un peu différente; au lieu d'enlever la cornée et de l'étaler sur une lamelle de verre pour l'électriser sur la platine du microscope, nous avons opéré sur l'œil entier de la grenouille. Après l'avoir détaché, nous avons appliqué aux deux extrémités de l'un des diamètres de la cornée les deux pointes en platine de la pince électrique, à travers laquelle nous avons fait passer un courant d'induction tétanisant pendant dix secondes, les bobines se recouvrant et donnant le maximum d'intensité de l'appareil.

Lorsque l'on opère ainsi, le courant électrique ne passe pas par la cornée; prenant le chemin le plus court, il passe à travers l'humeur aqueuse. Il ne traverse donc la cornée que dans les points où sont appliqués les électrodes, de sorte qu'elle présente ensuite deux zones où les cellules ont subi l'action du courant d'induction, tandis que dans le reste de son étendue elles ne sont pas modifiées.

Les deux yeux de la même grenouille ayant été ainsi traités (et nous savons que l'action du courant pendant dix secondes est plus que suffisante pour tuer les cellules de la cornée), ils sont mis chacun dans un petit flacon bien bouché. L'un de ces flacons, placé dans de la glace fondante, se trouve maintenu à zéro ou à une température voisine de zéro, l'autre est porté dans l'étuve à une température de 34° C.

Au bout d'une heure, on retire les deux yeux de leurs flacons respectifs, on détache les cornées en se plaçant dans un milieu d'une température de 5 à 6 degrés, on étale chaque cornée sur une lame de verre dans une chambre humide, la face profonde en haut, et l'on procède à un examen comparatif.

On constate d'abord que, dans la cornée qui a séjourné pendant une heure dans l'étuve à 34 degrés, les noyaux sont très apparents dans les cellules, aux points touchés par les électrodes et dans la zone environnante. Dans la cornée conservée à zéro, les noyaux ne se montrent pas dans les régions correspondantes.

On reprend alors la même expérience en faisant durer pendant trois heures le séjour des deux cornées dans des milieux de température différente. Observant ensuite ces cornées dans l'humeur aqueuse et avec les précautions que j'ai déjà indiquées, on remarque que, sur la cornée qui a séjourné pendant trois heures dans un milieu élevé à 34 degrés, après que l'œil a été soumis pendant dix secondes à l'action d'un courant tétanisant, les noyaux sont décomposés en granulations de nombre et de grandeur variable, comme s'ils avaient été cassés en morceaux.

Avant de discuter la manière dont cette division s'est opérée, je dois vous renseigner sur les moyens qui m'ont permis de fixer ces résultats de manière à vous les montrer aujourd'hui. Ces moyens, vous les connaissez déjà; vous les avez vu appliquer devant vous. Ils consistent à exposer l'œil aux vapeurs d'acide osmique pendant dix minutes, un quart d'heure ou une demi-heure (on peut dépasser ces limites sans inconvénient), en le suspendant, au moyen d'une épingle recourbée, à la face inférieure d'un bouchon fermant un petit flacon dans le fond duquel on a versé quelques gouttes d'une solution d'acide osmique à 2 pour 100. L'œil est porté dans l'eau distillée, la cornée détachée au moyen des ciseaux, incisée sur ses bords, raclée sur ses deux faces avec un scalpel pour en enlever l'épithélium antérieur et l'épithélium postérieur, et portée ensuite dans une solution de purpurine (1) pendant vingt-quatre heures, ou pendant quarante huit heures si au bout d'un jour la coloration n'est pas suffisante. La membrane est ensuite lavée à l'eau distillée et montée dans la glycérine.

C'est ainsi qu'ont été faites les préparations que vous allez examiner.

Vous y remarquerez d'abord, en observant les points de la cornée sur lesquels n'a pas porté l'action du

(1) Voy. *Traité technique d'histologie*, p. 280.

courant électrique; que les éléments cellulaires si délicats de cette membrane, éléments que vous connaissez maintenant d'une façon suffisante, sont absolument fixés dans leur forme. Vous reconnaîtrez leurs prolongements les plus minces, et vous constaterez que dans l'intérieur de leur protoplasma on ne peut pas distinguer trace du noyau. Les cellules sont colorées uniformément en rose; l'application de la purpurine n'a même pas pu faire prendre à leurs noyaux une coloration plus accusée que celle du protoplasma cellulaire.

Dans le voisinage de ces cellules, vous remarquerez des noyaux colorés en rouge par la purpurine et entourés d'une atmosphère granuleuse, dont il n'est pas possible de déterminer exactement la limite. Puis, tout à côté, vous observerez d'autres noyaux, et ce sont les plus nombreux dans la zone atteinte par l'action du courant qui sont représentés par des groupes de granulations dont l'ensemble rappelle la forme du noyau duquel elles proviennent, mais sans qu'une ligne limitante en indique le contour (fig. 27). Ces granulations, vive-

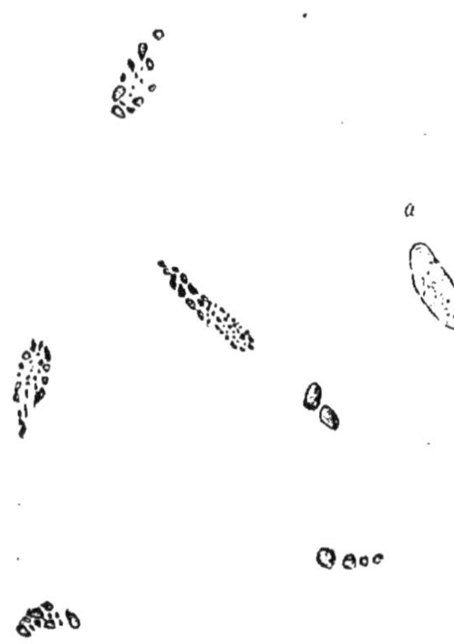

FIG. 27. — Noyaux de cellules fixes de la cornée de la grenouille verte, fragmentés sous l'influence de décharges d'induction. Après l'action du courant électrique, la cornée a été laissée pendant une heure dans une étuve chauffée à 34 degrés centigrades, et fixée ensuite par les vapeurs d'acide osmique.

ment colorées par la purpurine et par conséquent bien nettes, ont des dimensions très variables; tantôt toutes celles qui procèdent d'un même noyau sont également fines et réparties à peu près uniformément dans tout l'espace qu'il occupait; tantôt, au milieu de granulations très fines, on en remarque une beaucoup plus grosse; tantôt enfin quelques granulations de dimension moyenne dessinent pour ainsi dire le pourtour du noyau en laissant son milieu complètement vide.

Quelle est la cause de ce singulier phénomène? Ce n'est pas l'autodigestion seule, puisque tout à côté des noyaux ainsi fragmentés vous en observerez d'autres qui sont parfaitement intacts et entourés de leur membrane d'enveloppe caractérisée par son double contour. Ces derniers noyaux appartiennent aussi à des cellules tuées par l'électricité, puisqu'ils sont apparents. L'autodigestion qui modifie le protoplasma cellulaire n'atteint donc pas nécessairement le noyau, et sa fragmentation doit avoir encore une autre cause.

Si vous examinez plus attentivement et dans un plus grand nombre de régions les préparations qui sont disposées sous ces microscopes, vous y rencontrerez, outre les noyaux complètement fragmentés en granulations et ceux qui ont conservé intact leur double contour, certains noyaux plus rares (*a*, fig. 27) dans lesquels le double contour est encore reconnaissable sur plusieurs points, tandis qu'en d'autres il est interrompu, ce qui montre que la membrane à laquelle correspond ce double contour a été brisée à leur niveau.

Ces fractures de la membrane du noyau sont importantes à noter; elles nous serviront de guide pour l'interprétation du phénomène que je viens de décrire.

Vous connaissez l'action brisante des courants d'induction forts; vous avez sans doute été témoins des effets que l'on obtient avec les grandes bobines de Rhumkorff; vous avez vu comment un courant passant à travers un morceau de sucre le réduit en poussière; passant à travers un bloc de cristal, y trace une ligne de brisures. Il est donc probable que c'est à l'action brisante du courant électrique qu'il faut attribuer la fragmentation des noyaux.

Il y a aussi une autre action qui pourrait être mise en cause, c'est ce que l'on nomme l'action cataphorique du courant. Lorsque l'on fait passer un courant électrique dans un espace plus ou moins restreint dans lequel se trouve un liquide tenant en suspension des particules solides légères (par exemple des spores de lycopode suspendues dans de l'eau), le liquide se rend à l'un des pôles, les particules solides à l'autre.

J'ai prié M. Tschiriew de répéter ces expériences devant nous, et nous avons constaté parfaitement le mouvement des spores de lycopode sous l'influence du courant. En changeant les pôles, on voyait les particules solides prendre un mouvement en sens inverse. Du reste, on sait aussi que, sous l'influence d'un courant faible, les granulations qui se trouvent dans l'intérieur d'une cellule sont portées d'un côté ou de l'autre, suivant la direction du courant.

Je ne crois pas que cette action cataphorique soit en jeu ici, car nous n'avons pas affaire à des particules libres, mais à une masse plus ou moins compacte, dans laquelle le courant peut exercer son action brisante comme dans les corps solides.

Lorsque les noyaux viennent d'être soumis à l'action de courants forts, ils sont brisés ; mais comme leurs différents fragments sont restés en place, ils paraissent encore intacts. C'est plus tard seulement qu'ils se montrent séparés en grains arrondis et plus ou moins éloignés les uns des autres.

Cette séparation et cette déformation des fragments doivent être attribuées à l'action des sucs digestifs de la cellule. Dans les cellules atteintes par le courant, on peut très bien observer les trois degrés dont je viens de parler. Dans certaines d'entre elles, le noyau est entier ; dans d'autres, il se montre divisé en fragments irréguliers exactement juxtaposés ; dans d'autres enfin, il est réduit en granulations. Ces granulations, pour le dire en passant, sont des débris de la membrane du noyau, et non pas de son contenu ; ce contenu s'est confondu avec celui de la cellule.

Pour observer ces faits, il n'est pas nécessaire d'employer l'étuve ; nous nous en sommes servi seulement pour accélérer les phénomènes. Si, après avoir fait passer un courant d'induction à travers un œil de grenouille, on le conserve pendant vingt-quatre heures à la température ordinaire (10 à 15 degrés), dans un flacon bouché pour éviter l'évaporation, on constate sur la cornée tous les faits que je viens de signaler.

En résumé, les noyaux ne se montrent pas dans les cellules de la cornée lorsqu'elles sont vivantes.

Ils sont visibles dans l'intérieur de ces cellules quand elles sont mortes.

Ils n'apparaissent pas immédiatement après la mort des cellules.

La température a une influence considérable sur le temps après lequel ils apparaissent.

Ils ont un double contour, ce qui indique qu'ils sont des vésicules limitées par une membrane.

Sous l'action des courants forts, cette membrane se brise, et l'autodigestion la réduit en boules de dimensions variées.

Je passe à une autre question, voisine de celle que je viens de traiter. C'est une des plus difficiles et des plus discutées de l'histologie, et cependant elle est fondamentale. Il s'agit du rapport des cellules fixes de la cornée avec les lames de cette membrane. C'est un problème que je n'ai pas encore abordé, quoique nous ayons rencontré chemin faisant quelques faits importants qui y sont relatifs et qui pourront nous aider à en trouver la solution.

Voici ces faits :

1° La possibilité d'isoler des réseaux cellulaires parfaitement nets (voy. p. 166) ;

2° La possibilité de distinguer, sur les coupes transversales de la cornée faites après l'action du chlorure d'or, des crêtes d'empreinte coupées en travers sur l'une des faces de la cellule, et sur l'autre de petites membranes saillantes correspondant à des crêtes d'empreinte vues de profil (voy. p. 197) ;

3° Enfin, la distinction que nous avons dû faire des cornées des différents animaux en deux groupes, suivant la forme des cellules fixes : cornées à cellules du type corpusculaire, cornées à cellules du type membraniforme.

Partons de cette classification, et revenons sur quelques renseignements que je vous ai donnés antérieurement et qui nous sont indispensables aujourd'hui.

Je vous ai montré (voy. p. 122) que, chez le cheval et le bœuf, on obtient par des injections, soit de bleu de Prusse, soit de térébenthine, et mieux encore par l'insufflation, de beaux tubes de Bowman. Les cornées où les injections interstitielles déterminent la production de ces tubes appartiennent au type corpusculaire.

Il est d'autres mammifères, le rat, le cochon d'Inde, le chien, dont les cornées appartiennent au contraire au type membraniforme. Lorsque l'on essaye par injection ou par insufflation d'y produire des tubes de Bowman, on n'y réussit pas. Autour de la masse injectée qui paraît s'étendre en nappe, il y a bien quelquefois de petits épieux, mais ils sont à peine visibles à l'œil nu.

Si l'on injecte de l'air dans la cornée d'un chien, comme je le fais ici devant vous, au lieu de voir apparaître, comme chez le bœuf, une sorte d'étoile dont certains rayons sont très longs, vous voyez se produire simplement une plaque blanche opaque qui s'étend plus ou moins à partir de la pointe de la canule, et qui, par son apparence feutrée, fait ressembler la cornée à de la neige ou à de l'ouate.

Si, au lieu d'air, on injecte dans la cornée du chien

du bleu de Prusse soluble et que l'on examine ensuite cette cornée au microscope, on a sous les yeux un réseau d'une régularité admirable, qui, par l'étendue de ses mailles et la forme de ses travées, rappelle parfaitement le réseau cellulaire que font apparaître chez le même animal les imprégnations bien réussies au chlorure d'or. Il rappelle également, mais seulement comme forme et non comme dimension, le réseau cellulaire que l'on isole au moyen de l'acide sulfurique.

Le résultat est le même lorsque l'on injecte du bleu dans la cornée du rat et du cochon d'Inde. Pour y réussir, il est important de connaître certains détails de technique. Il faut employer des canules en acier, très fines, à cause du peu d'épaisseur de la membrane dans laquelle elles doivent pénétrer, et aiguisées à pointe courte, de telle façon que leur calibre intérieur vienne s'ouvrir très près de la pointe. Les canules ordinaires ajustées aux seringues de Pravaz sont, au contraire, à pointe longue en fer de lance. Elles ont l'avantage de pénétrer plus facilement, mais elles ne peuvent être employées pour ces cornées très minces, où l'on ne pourrait les enfoncer un peu avant sans perforer complètement la membrane. Le mieux est d'arranger soi-même la pointe de la canule en l'aiguisant sur une pierre d'Arkansas, la frottant d'abord sur le plat, du côté du calibre, pour en diminuer la longueur, puis sur les côtés pour la rendre bien tranchante. La seringue à laquelle on l'adapte est remplie de bleu de Prusse soluble ou d'une solution d'orcanette dans l'essence de térébenthine.

L'opération elle-même est délicate. Malgré leur finesse, les canules ont encore un diamètre extérieur plus considérable que l'épaisseur de la partie connective de la cornée du cochon d'Inde, et surtout que celle de la cornée du rat, et elles ne peuvent pénétrer dans l'intérieur de ces membranes que grâce à la souplesse des fibres qui les constituent.

Il faut pousser le piston avec ménagement et augmenter peu à peu la pression jusqu'à ce qu'un premier effet soit obtenu; lorsque l'injection a commencé à se produire, il ne faut plus appuyer que très faiblement.

La masse diffuse sous la forme d'un cercle à peu près régulier. Lorsque ce cercle atteint le bord de la cornée, il s'y brise, comme le fait à la surface de l'eau un cercle d'ondulations quand il en rencontre un autre.

Il ne faut pas chercher à injecter la membrane dans son entier, parce que ce sont les parties dans lesquelles l'injection est incomplète qui donnent les images les plus intéressantes. La cornée est ensuite enlevée et traitée soit par les vapeurs d'acide osmique, soit par la méthode de l'or, pour en fixer les éléments dans leur forme. Lorsqu'elle est suffisamment mince, comme celle du cochon d'Inde ou du rat par exemple, elle peut être examinée au microscope dans son entier. Si l'on a affaire à la cornée du chien, il est préférable, surtout quand l'injection a une certaine étendue en profondeur, de l'étudier sur des coupes soit parallèlles, soit perpendiculaires à la surface.

Commençons par l'observation des coupes parallèles

à la surface. Sur ces coupes, aussi bien que sur la cornée tout entière examinée à plat, vous remarquerez un réseau formé par l'injection bleue, réseau comparable à celui qui se montre sur la cornée du rat traitée par le chlorure d'or (voy. p. 195). Cependant les travées y sont relativement plus larges, les nœuds plus épais et les mailles plus étroites.

L'image que l'on aperçoit varie, même dans une seule préparation, suivant les régions que l'on considère.

Tantôt les travées et les nœuds du réseau sont exactement remplis par l'injection; dans ce cas, on a devant les yeux un réseau coloré en bleu intense, dans lequel il est impossible de reconnaître aucun détail.

Tantôt le réseau est rempli incomplètement; dans les points où il en est ainsi, le milieu des travées et la partie centrale des nœuds ou carrefours sont incolores ou à peine colorés, tandis que sur les bords des travées et des carrefours se montre un liséré bleu d'une coloration relativement intense. Je vous ferai remarquer que ce liséré (voy. fig. 28) correspond exactement comme forme, comme disposition et comme épaisseur, au liséré noir que nous avons observé dans les imprégnations négatives à l'argent (voy. fig. 16). C'est là un fait important et sur lequel je dois insister de suite, parce qu'il confirme l'interprétation que je vous ai donnée de ce dernier liséré (voy. p. 181). En effet, si dans une injection incomplète il se montre un liséré plus coloré sur le bord des travées et des nœuds du réseau cellulaire, cela suffit à prouver qu'il y a en effet sur le bord des cellules, entre elles et les lames, un espace libre, où le bleu peut s'accumuler sous une couche d'une certaine épaisseur, espace rempli à l'état normal de plasma susceptible de se colorer par l'argent.

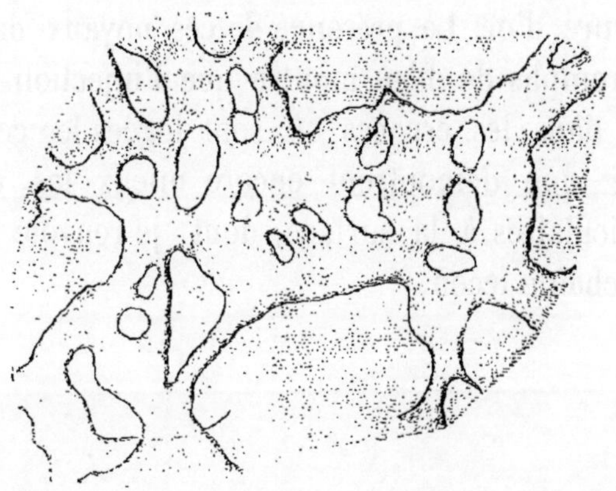

FIG. 28. — Cornée du chien, dans laquelle on a pratiqué une injection interstitielle de bleu de Prusse en solution dans l'eau, et que l'on a durcie par l'action successive de l'acide osmique en vapeur et de l'alcool. Coupe parallèle à la surface.

Quelquefois enfin, le réseau, après avoir été rempli, s'est vidé sous l'influence d'une pression accidentelle, ce que l'on reconnaît à la faible quantité de bleu qu'il contient. Il paraît alors strié de lignes plus foncées, disposées suivant deux systèmes à peu près perpendiculaires l'un à l'autre, l'un de ces systèmes étant sur un plan plus rapproché, l'autre sur un plan plus profond.

Il est évident pour vous, avec la connaissance que vous avez maintenant de la cornée, que ces lignes correspondent aux crêtes d'empreinte. Le bleu, qui s'est écoulé des canaux du réseau sous l'influence de la pression, a pénétré entre les faisceaux connectifs des lames et y est resté emprisonné.

Je dois vous faire remarquer encore que, dans les points où le bleu est peu abondant, comme dans le cas dont je vous ai parlé en dernier lieu, les noyaux cellulaires se montrent aux points nodaux du réseau, lorsque l'on a traité la préparation par le picrocarminate ou par le chlorure d'or. La présence de ces noyaux dans les canaux remplis de bleu montre que l'injection a bien pénétré dans les espaces où sont logées les cellules. C'est ce que démontrent encore mieux les coupes perpendiculaires à la surface, dont je renvoie l'étude à la prochaine leçon.

SEIZIÈME LEÇON

(15 février 1879)

Rapport des cellules fixes avec les lames de la cornée.

Injections interstitielles de bleu de Prusse dans les cornées à cellules du type membraniforme (chien, cochon d'Inde, rat). — Faits observés sur les coupes transversales. — Conclusions qu'il faut en tirer. Existence, dans les cornées à cellules du type membraniforme, d'un système de lacunes correspondant exactement au réseau des cellules et de leurs prolongements. Discussion intercurrente sur les parties de la cornée qui se colorent dans les imprégnations négatives à l'argent.

Les lames de la cornée adhèrent plus fortement entre elles qu'elles n'adhèrent aux cellules; elles ne sont pas soudées par un ciment. — Les cellules ne forment pas dans chaque fente interlamellaire une double couche endothéliale.

Formes bizarres dites formes en oiseaux que prennent les cellules de la cornée dans certaines conditions. Étude de ces formes et du mécanisme de leur production. — Fait qui prouve que ces déformations sont purement passives.

Messieurs,

J'ai abordé dans la dernière leçon l'étude des rapports des cellules connectives avec les lames de la cornée. Je vous ai parlé à ce propos des injections interstitielles de bleu de Prusse dans cette membrane, et je vous ai indiqué les faits que l'on observe sur des coupes parallèles à la surface ou sur des cornées entières vues à plat. Je n'en rappellerai qu'un seul, le plus important : lorsque le réseau cellulaire est injecté d'une manière incomplète, les bords des travées sont les parties les plus colorées.

Je dois ajouter que j'ai tenté des injections interstitielles dans la cornée des oiseaux et dans celle des plagiostomes.

Dans la cornée d'un pigeon que j'avais choisi comme sujet d'expérience, il m'a été impossible d'injecter ni des tubes de Bowman, comme dans la cornée du bœuf ou du cheval, ni un réseau de canalicules comme chez le chien ou chez le rat. La masse s'est répandue sous forme de nappe, et la cornée, examinée au microscope, ne m'a montré que des couches bleues superposées et qui paraissaient striées.

Chez la raie, le résultat de ces injections eût été très intéressant, vu la disposition toute spéciale des lames de la cornée, dont je vous ai entretenus il y a quelque temps (voy. p. 137). Mais cette injection est absolument impossible à réaliser, probablement à cause de la résistance des fibres suturales (voy. p. 140). Lorsque l'on a fait pénétrer la pointe de la canule dans l'épaisseur de la cornée et que l'on pousse l'injection avec force, de manière à surmonter la résistance notable que l'on éprouve, on voit le liquide revenir le long de la canule et s'écouler au dehors, sans avoir aucunement pénétré dans le tissu.

Je passe à l'étude des injections interstitielles sur des coupes de la cornée faites perpendiculairement à sa surface. Après avoir injecté une cornée de chien, je l'ai fixée par les vapeurs d'acide osmique; le durcissement a éte complété par l'immersion dans l'alcool. Les coupes, colorées par le picrocarminate d'ammoniaque et traitées par l'acide formique, ont été conservées dans la glycérine.

En examinant une de ces préparations, vous y constaterez plusieurs faits qui vous feront mieux comprendre ce que vous avez observé sur des coupes parallèles à la surface. Les cellules, logées dans les fentes laissées entre les lames de la cornée et vues de profil, montrent nettement leur noyau et leur protoplasma colorés en rose. Sur certains points, aux deux extrémités du fuseau qui correspond au profil d'une cellule, vous remarquerez deux taches bleues. Ces taches correspondent à des espaces interlamellaires incomplètement injectés et dans lesquels la matière colorante n'a pénétré que dans le vide laissé entre le contour de la cellule et le point où se rejoignent les deux lames qui l'embrassent. La tache bleue que vous voyez aux deux extrémités du fuseau coloré en rouge correspond donc au liséré bleu que je vous ai signalé à la fin de la dernière leçon, et au contour noir que, dans les imprégnations négatives, l'argent dessine autour des cellules.

Dans d'autres endroits, vous remarquerez une fente interlamellaire remplie de la masse bleue, tandis que la cellule qui l'occupait normalement est refoulée contre une des lames. Tantôt elle est accolée à la lame antérieure, tantôt à la postérieure; il n'y a rien de régulier sous ce rapport.

Quelquefois le bleu se montre sur les deux lèvres de la fente; la cellule, détachée des deux lames voisines, se trouve complètement englobée dans la masse d'injection.

Enfin, dans le voisinage immédiat de l'endroit où a pénétré la pointe de la canule et où la pression a été la plus forte, les fentes présentent une grande longueur et même communiquent les unes avec les autres; les deux lames qui les limitent ont été complètement décollées.

Abordons maintenant les questions que soulèvent les observations que nous venons de faire. La première et la plus importante est celle qui a trait aux canaux du suc.

Nous avons vu, surtout en examinant les coupes parallèles à la surface de la cornée, que la masse colorée avait pénétré dans un système de canaux formant un réseau élégant. Nous devrions donc en conclure que les canaux du suc existent réellement.

Il est incontestable que, dans les cornées à cellules du type membraniforme, on injecte, par piqûre, un système de fentes et de lacunes dont la disposition régulière est subordonnée à la forme des cellules fixes. Il y a même un rapport parfait entre la forme et la disposition du réseau cellulaire et celles du réseau démontré par les injections interstitielles; ils ont entre eux la plus grande ressemblance et se correspondent complètement. D'autre part, il est évident que le suc nutritif parcourt plus facilement ces voies ouvertes à l'injection qu'il ne circule dans les autres parties de la cornée. Mais comment sont formées ces voies? par quoi sont constitués ces canaux? c'est là le point important.

Nous avons constaté que les lames de la cornée, dans ses couches antérieures surtout, s'anastomosent les unes avec les autres, excepté pourtant chez les plagiostomes où leur disposition est toute différente, pour former un système comparable à celui que j'ai décrit dans la gaîne lamelleuse des nerfs sous le nom de système de tentes (voy. p. 116). De plus, elles se soudent ou s'accolent dans une partie seulement de leur étendue. Il en résulte un système caverneux complexe. Dans ce système, les espaces, les fentes, les lacunes, comme vous voudrez les appeler, peu importe, sont occupés par les cellules fixes. Ils semblent même, dans les conditions physiologiques, n'être absolument faits que pour loger ces cellules, et, à les bien considérer, on dirait qu'ils se sont rétrécis jusqu'à ce que le protoplasma cellulaire qui les occupe les ait empêchés de se fermer davantage.

Avant d'aller plus loin dans cette analyse, je dois vous rappeler quelques faits indispensables à la compréhension du sujet que nous discutons. Lorsque l'imprégnation au chlorure d'or donne des préparations parfaitement nettes, ce sont les cellules qui dessinent le réseau coloré en violet, et non les lacunes du système plasmatique. Lorsque, au moyen d'un mélange à parties égales d'eau et d'acide sulfurique, on isole un réseau de cellules étoilées, réunies ensemble par leurs prolongements, ce sont bien les cellules que l'on isole ainsi, et non pas une substance plasmatique coagulée dans des canaux qui auraient cette forme (voy. p. 171). Lorsque, par le nitrate d'argent, on a déterminé dans la cornée une imprégnation négative, ce ne sont pas des systèmes de lacunes ou de canaux qui sont ménagés en clair, c'est bien le protoplasma cellulaire avec ses prolongements qui a été respecté. Vous avez même vu que les fentes ou lacunes sont au contraire plus fortement imprégnées que le fond général, puisque, sur le bord des cellules, où il existe en réalité des fentes de ce genre, nous avons observé une coloration plus foncée.

Et ici, permettez-moi une courte digression ; l'importance du sujet l'excusera. Lorsque, dans une cornée traitée par le nitrate d'argent, les cellules ramifiées se détachent en clair sur un fond coloré, nous devons nous demander par quoi est formé ce fond. Toute la substance intercellulaire, toute la charpente fibreuse, est-elle colorée uniformément en brun? Mais, dans ce cas, on ne comprendrait pas comment, ainsi imprégnée dans toute son épaisseur, la cornée resterait suffisamment perméable à la lumière pour permettre de distinguer, aussi nettement qu'on le fait, les cellules superposées qui n'ont qu'une épaisseur minime par rapport à celle des lames. Et, d'autre part, si la cornée n'est pas imprégnée dans la totalité de sa charpente fibreuse, quelle est donc la partie qui réduit l'argent ? Quelle est la substance qui devient brune et qui fait, par contraste, apparaître les cellules?

Pour résoudre cette question, il est nécessaire d'avoir recours aux coupes transversales. Après avoir imprégné une cornée au nitrate d'argent par les procédés ordinaires, pratiquons-y une coupe méridienne, disposons-la sur une lame de verre, et examinons. Nous reconnaîtrons facilement que, si toute la charpente fibreuse présente à la vérité un ton jaunâtre, il existe cependant au niveau des cellules, dans les intervalles entre les lames, des lignes brunes beaucoup plus accusées. Or, comme l'imprégnation est négative (et il est facile de s'en assurer sur la même préparation, en renversant par pression un bord de la coupe, de manière à faire apparaître les lames à plat), ces lignes ne correspondent pas aux cellules. Il faut en conclure qu'il y a là, au niveau des cellules, dans les espaces interlamellaires, une substance spéciale, probablement une mince couche de plasma, qui réduit l'argent beaucoup plus facilement que la substance fibreuse.

Je reviens à la discussion des résultats que fournissent les injections interstitielles de la cornée.

Il est constant, comme je viens de vous le rappeler, que les différents modes de préparation que nous avons appliqués successivement à la cornée (isolation par l'acide sulfurique, imprégnation par le nitrate d'argent et par le chlorure d'or) ne nous avaient révélé autre chose entre les lames de cette membrane que des cellules plus ou moins étendues, plus ou moins nombreuses, reliées par des prolongements plus ou moins larges.

Les injections seules, faites soit avec du bleu de Prusse soluble dissous dans l'eau, soit avec de l'orcanette dissoute dans de l'essence de térébenthine, dessinent nettement un système de lacunes dans les cornées à cellules du type membraniforme.

Lorsque l'injection n'a pas été poussée avec beaucoup de force, ces lacunes forment un système canaliculé correspondant à peu près exactement au réseau des cellules. Si la pression a été plus forte ou plus prolongée, elles contiennent une plus grande quantité de masse injectée, présentent une plus grande épaisseur et augmentent même en étendue par le décollement des lames qui les limitent. Il peut arriver ainsi que deux espaces ou deux canaux voisins se réunissent et constituent des lacunes plus ou moins vastes, de formes désormais tout à fait irrégulières et ne rappelant plus en rien le réseau cellulaire logé dans les interstices normaux.

La fusion de deux lacunes voisines, par décollement des lames qui les limitent, soulève, sur la constitution intime de la cornée, une nouvelle question : Y a-t-il, lors d'une fusion de ce genre, simple séparation de deux lames juxtaposées ou rupture d'une substance cimentante qui les unissait? En d'autres termes, y a-t-il normalement entre les lames un simple accolement ou une véritable soudure?

Pour ma part, je ne pense pas qu'il existe entre les lames de la cornée un ciment analogue à celui qui soude entre elles les cellules musculaires du cœur. Je crois que ces lames sont maintenues par simple accolement, par une adhérence moléculaire analogue à celle que l'on observe, par exemple, entre deux lames de glace parfaitement planes.

En effet, le décollement se fait avec la plus grande facilité. Prenons, par exemple, une cornée de rat et, après l'avoir étalée, faisons-la sécher rapidement. Pratiquons-y une coupe mince, perpendiculaire à la surface, et, après l'avoir laissé gonfler dans l'eau, colorons-la au picrocarminate pour en mieux distinguer les différentes parties. Sous l'influence de la pression la plus légère, nous verrons s'y former des fentes entre les lames. Si, tout en continuant à l'observer, nous pressons un peu plus fortement avec l'aiguille sur le verre recouvrant, ces fentes s'agrandiront de plus en plus, et quelques-unes iront jusqu'à se fusionner. La séparation des lames de la cornée peut ainsi se faire par simple pression et sans l'emploi d'aucun réactif dissociateur. Il est donc peu probable qu'il existe entre elles un ciment quelconque.

En résumé, j'arrive à me ranger à l'opinion de C. Fr. Müller contre celle de Recklinghausen (voy. p. 81) : Les injections interstitielles pénètrent plus facilement entre les lames au niveau des cellules (en d'autres termes l'adhérence moléculaire des cellules aux lames est moins forte que celle des lames entre elles), mais elles ne restent pas limitées à ces fentes naturelles, elle peuvent aller beaucoup plus loin en décollant les lames. Quant aux sucs nutritifs, ils doivent également circuler plus facilement au niveau des cellules.

Je n'insiste pas. La discussion sur les canaux du suc est sans importance, aujourd'hui que la constitution du tissu conjonctif est mieux connue.

Je passe à une autre question. Nous venons de voir que les lames de la cornée s'anastomosent de manière à limiter des espaces dont l'ensemble forme une sorte de système caverneux. Il s'agit de savoir si ces espaces sont tapissés de cellules endothéliales, en d'autres termes s'il y a des cellules sur les deux faces des fentes, ou s'il y existe une autre disposition.

Sur des coupes méridiennes, faites après dessiccation, colorées au picrocarminate d'ammoniaque et traitées par la glycérine additionnée d'acide formique, on élargit facilement les fentes virtuelles en pressant avec une aiguille sur la lamelle recouvrante. En examinant des fentes ainsi agrandies, on les voit souvent présenter des cellules sur leurs deux lèvres. Dans les fentes restées à l'état virtuel, on remarque fréquemment deux noyaux situés tout à côté l'un de l'autre et possédant chacun une masse de protoplasma distincte. Ces observations pourraient porter à penser qu'il y a dans chaque fente interlamellaire une double couche de cellules, et que les lames de la cornée sont tapissées d'un revêtement endothélial.

Je ne pense pas qu'il en soit ainsi. L'existence, sur quelques points, de deux cellules superposées ne permet pas de conclure qu'elles forment une double couche continue, d'autant plus qu'il se peut fort bien qu'une partie des cellules que l'on observe ainsi soient des cellules migratrices, fortuitement arrêtées à côté de cellules fixes. Lorsque, dans une fente agrandie, on trouve une cellule sur l'une des lèvres et l'autre sur la lèvre opposée, cela prouve simplement que chaque lèvre a entraîné une cellule, mais non pas qu'il y a un double revêtement.

Cependant, quand on a isolé les lames de la cornée

de la raie après un séjour prolongé de cette membrane dans le liquide de Müller et qu'on les a colorées par l'hématoxyline, on remarque qu'elles présentent des noyaux sur leurs deux faces, ce qui conduirait à admettre pour cette cornée un revêtement endothélial des espaces interlamellaires.

Il est possible que chez cet animal et chez les plagiostomes en général il en soit ainsi ; mais leur cornée diffère tellement de celle de tous les autres animaux qu'on ne peut conclure de l'une aux autres. D'autre part, on conçoit fort bien que, même s'il n'existe dans les espaces interlamellaires qu'une seule couche de cellules, une lame isolée puisse entraîner avec elle celles des deux espaces entre lesquels elle se trouve et simuler ainsi un double revêtement endothélial.

L'observation directe ne nous donnant pas la solution de ce problème, voyons si nous pourrons y arriver par des observations plus ou moins indirectes.

S'il existait deux couches endothéliales dans chaque fente interlamellaire, les préparations des cellules de la cornée isolées par l'acide sulfurique devraient nous montrer la superposition immédiate de deux réseaux cellulaires. Or, en examinant avec le plus grand soin ces réseaux, on ne constate jamais une semblable superposition.

Voici une autre observation qui est encore plus démonstrative. Prenons une cornée à cellules du type membraniforme (lapin, rat, cochon d'Inde) et, après l'avoir traitée par la méthode de l'or, pratiquons-y des coupes méridiennes.

Dans ces coupes, ainsi que je vous l'ai signalé déjà (voy. p. 197), vous verrez assez souvent des cellules connectives présenter des crêtes d'empreinte sur leurs deux faces (voy. fig. 29). Il suit de là qu'elles sont en

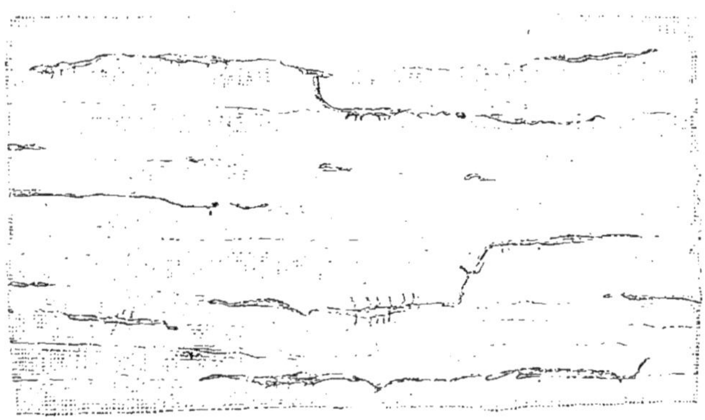

FIG. 29. — Cornée du lapin traitée par le jus de citron et le chlorure d'or. Coupe perpendiculaire à la surface de la membrane.

contact immédiat avec les deux lames cornéennes entre lesquelles elles se trouvent, et dès lors il ne saurait être question de l'existence d'une double couche endothéliale.

Il faut à plus forte raison abandonner l'hypothèse de Schweigger-Seidel, d'après laquelle les cellules, de nature endothéliale, seraient appliquées par leur partie profonde (protoplasma et noyau) sur une lame cornéenne, tandis que l'autre face serait libre et munie d'une sorte de cuticule. En effet, si cette hypothèse était exacte, la face profonde de la cellule posséderait seule des crêtes d'empreinte, sa face cuticulaire n'en devrait pas porter. Du reste, cette assimilation des plans cellulaires de la cornée à des lames endothéliales, qui a séduit à plusieurs reprises les histologistes, n'est plus soutenable aujourd'hui.

En résumé, les cellules connectives sont simplement disposées entre les lames, et leur adhérence à ces lames est moindre que celle des lames les unes aux autres.

Nous avons maintenant toutes les notions nécessaires pour comprendre les formes singulières que prennent, dans certains cas, les cellules fixes de la cornée, formes que vous avez sans doute remarquées dans un certain nombre des préparations qui ont passé sous vos yeux.

Lorsque, en enlevant la cornée d'une grenouille, on la manie un peu rudement, ou lorsqu'on l'a incisée avec des ciseaux pour pouvoir l'étaler à plat sur la lame de verre, on constate que, dans le voisinage immédiat des points qui ont été sectionnés, déchirés, tiraillés ou touchés un peu brutalement, les cellules de la cornée présentent dans leur forme des modifications considérables. Les cellules ainsi modifiées, signalées d'abord par Retzius sous le nom de *cellules en oiseaux*, ont été étudiées plus attentivement par Fuchs, dans un travail récent (voy. p. 88).

Quelquefois, et dans leur déformation la plus accusée, les cellules paraissent réduites à de simples bâtonnets. D'autres fois ces bâtonnets, qui sont loin d'avoir tous la même longueur, sont repliés sur eux-mêmes comme on pourrait plier des bâtons de cire à modeler, et dessinent un ou plusieurs festons. Souvent les saillies des festons se prolongent sous forme de piquants minces plus ou moins délicats.

Pour mieux étudier ces déformations, Fuchs a essayé de les reproduire expérimentalement. Il grattait la cornée avec une aiguille de manière à en érailler la surface suivant une ligne déterminée, ou bien il la piquait dans un ou plusieurs points, pour produire un désordre plus limité. Il traitait ensuite la membrane par le chlorure d'or pour fixer les cellules dans la forme artificielle qu'il leur avait fait prendre.

J'ai employé les mêmes moyens mécaniques; puis j'ai également traité la cornée par la méthode de l'or (jus de citron, chlorure d'or à 1 pour 100, eau avec acide acétique, voy. p. 190), et je suis arrivé à peu près au même résultat. Lorsque l'on a égratigné la cornée suivant une ligne, on remarque de chaque côté de cette ligne une rangée de cellules qui, au lieu de présenter comme les autres la forme étoilée, sont festonnées, les saillies des festons étant toutes du côté opposé à la ligne éraillée, comme si le corps de la cellule avait été repoussé par l'action mécanique de l'aiguille. Quand on a pratiqué une simple ponction, on trouve, tout autour de l'endroit où elle a été faite, plusieurs rangées de cellules festonnées dont les festons se terminent par des prolongements effilés qui se dirigent tous vers la périphérie.

En examinant attentivement un de ces cercles de cellules festonnées, celui, par exemple, que j'ai placé sous un de ces microscopes, vous remarquerez que la disposition des cellules n'est pas tout à fait régulièrement radiée; de plus, en abaissant l'objectif de manière à observer des couches de plus en plus profondes, vous reconnaîtrez que les festons changent de direction et paraissent tourner. Ils forment une sorte de tourbillon analogue à celui sur lequel Fuchs a insisté à propos d'autres dispositions physiologiques, et dont je vous ai expliqué le mécanisme de production (voy. p. 111).

Si vous examinez des cornées qui ont été soumises, soit à des égratignures légères, soit à des tiraillements, vous trouverez tous les intermédiaires entre les cellules normales et celles qui ont des formes dites en oiseaux. Je ne m'attacherai pas à décrire toutes ces formes; elles sont faciles à reproduire, et un simple coup d'œil jeté sur une préparation vaudra mieux que toute description. Mais je dois rechercher avec vous par quel mécanisme se produisent les festons qu'on y distingue et par quoi ils sont constitués.

Vous savez que les cellules de la cornée se trouvent renfermées dans des espaces interlamellaires bien limités, autour desquels les lames sont unies plus ou moins intimement l'une à l'autre, excepté au niveau des prolongements cellulaires. Si donc, par suite d'une action mécanique, la cellule est refoulée contre un des côtés de la cavité qui la contient, son protoplasma et son noyau s'engageront dans les espaces ménagés aux prolongements qu'elle possède dans cette direction, les gonfleront et les transformeront en gros festons, qui demeureront surmontés de la pointe élancée du prolongement primitif.

Les cellules qui ont pris ces formes en oiseaux les conservent longtemps. J'ai piqué la cornée dans son centre chez une grenouille vivante, et, vingt-quatre heures après seulement, j'ai fixé les cellules par le chlorure d'or. Autour du point piqué, elles présentaient nettement une forme festonnée. On trouverait là, s'il en était besoin, une nouvelle preuve que ces déformations sont passives, et que les cellules fixes de la cornée ne sont pas contractiles.

DIX-SEPTIÈME LEÇON

(20 février 1879)

Cellules migratrices de la cornée.

Leur variété de nombre et de siège. Cellules interlamellaires et interfasciculaires.
Cellules interlamellaires. — Analogie de leurs formes avec celles des cellules lymphatiques ordinaires. Description de ces formes. Particularités qu'elles présentent dans la cornée. Crêtes d'empreinte.
Cellules interfasciculaires ou intralamellaires. Leur abondance relative suivant les espèces de cornée. — Leur étude au moyen de la méthode de l'or dans la cornée du bœuf ou du cheval. Leur forme en épieux. Causes de cette forme. — Leur observation sur des coupes transversales.
Cellules migratrices dans la cornée du triton. — Cellules interfasciculaires de la grenouille.
Action des décharges d'induction sur les cellules migratrices.

MESSIEURS,

Nous allons nous occuper aujourd'hui des cellules migratrices de la cornée.

Je n'ai pas besoin de vous rappeler quelle est l'importance de la migration des cellules au point de vue de l'histologie et de l'histogénèse, aussi bien dans le domaine de la physiologie que dans celui de la pathologie. Or, c'est dans la cornée que la migration des cellules a été observée pour la première fois, et l'histoire de sa découverte se rattache intimement à la membrane qui nous occupe. Aussi, bien que je n'aie pas l'intention de traiter la question de la migration dans son ensemble, je dois néanmoins attirer votre attention sur celle qui se produit dans la cornée.

L'observation des cellules migratrices se fait avec la plus grande facilité dans une cornée de grenouille, conservée dans la chambre humide (voy. p. 79). Tandis que les cellules fixes sont invisibles ou qu'on n'en distingue encore que les premiers linéaments, les cellules migratrices sont parfaitement dessinées et se voient d'autant mieux qu'elles sont les seuls éléments figurés qui se présentent nettement dans le champ du microscope. Possédant une grande réfringence, elles apparaissent comme des masses brillantes, avec les formes les plus variées et quelquefois les plus bizarres. Elles se modifient à vue d'œil et, si l'on en poursuit l'examen assez longtemps, on les voit non seulement se transformer, mais encore changer de place en rampant dans l'intérieur de la membraue.

Cette première observation faite, je dois vous donner quelques renseignements sur le nombre, le siège et les formes variées des cellules migratrices, puis décrire leurs différentes modifications et l'action qu'exercent sur elles les courants électriques.

Le nombre des cellules lymphatiques que contient une cornée varie beaucoup chez une même espèce d'animal, indépendamment des conditions de saison et de milieu. Ainsi, sur vingt grenouilles vertes, conservées dans un même baquet, il y en aura dont la cornée présentera un nombre considérable de cellules migratrices;

chez d'autres, au contraire, il s'en trouvera si peu, qu'il faudra de l'attention et des recherches minutieuses pour en découvrir quelques-unes.

Les cellules migratrices peuvent siéger dans le centre de la cornée aussi bien que sur ses bords, dans ses couches profondes aussi bien que dans les superficielles; en un mot, elles se rencontrent dans toutes les régions du stroma de la membrane. Toutefois, elles sont toujours plus abondantes à la périphérie; elles s'y montrent dans toutes les couches, les profondes, les moyennes et les superficielles, en nombre à peu près égal. Dans les parties centrales, au contraire, sur les cornées qui n'en sont pas très richement pourvues, il est rare d'en observer dans les couches profondes; elles sont presque toutes au voisinage de l'épithélium antérieur. D'habitude même, on remarque qu'à une faible distance du bord, elles ont quitté les couches profondes pour les moyennes, et, en examinant une cornée de la périphérie au centre, il faut, pour en rencontrer, pénétrer de plus en plus profondément avec l'objectif dans l'intérieur de la préparation.

Malgré leurs variétés infinies de forme, les cellules migratrices peuvent être rangées en deux groupes appartenant à des types bien différents l'un de l'autre, et que l'on reconnaît d'emblée lorsqu'on en a un certain nombre sous les yeux. Cette différence tient au siège qu'elles occupent. Quand elles sont situées entre les lames cornéennes, elles ont des formes analogues à celles des cellules lymphatiques de la lymphe ou du sang observées entre des lames de verre. Plus ou moins aplaties, munies de prolongements variés, elles possèdent généralement une partie globuleuse, plus épaisse et plus réfringente, ou bien elles sont étalées complètement comme un voile mince, et l'on n'en saisit les contours que grâce à un bon éclairage. C'est la forme que nous appellerons interlamellaire.

Mais, lorsqu'elles ont pénétré dans les lames elles-mêmes et qu'elles se trouvent serrées entre les faisceaux parallèles qui les constituent, elles présentent un aspect tout différent. Elles sont alors très allongées, en forme d'épieux ou de fuseaux. Quelquefois un fuseau plus épais est accompagné sur ses deux bords de fuseaux plus courts et plus minces, qui font partie de la même cellule, mais dont l'union avec le fuseau principal est à peine visible à cause de sa minceur. Nous appellerons cette seconde forme, interfasciculaire ou intralamellaire.

Étudions maintenant plus attentivement ces deux ormes et les modifications qu'elles subissent, et commençons par les cellules migratrices interlamellaires.

A une première observation, ces cellules paraissent semblables, comme je vous l'ai dit tout à l'heure, aux cellules lymphatiques de la lymphe ou du sang observées dans une chambre humide ordinaire (1). Si l'on en excepte quelques différences sur lesquelles je reviendrai tout à l'heure, elles ont à peu près les mêmes formes. (voy. fig. 30). Dans l'une des plus communes, la cellule se montre comme un corps globuleux, réfringent, de l'un des points duquel partent en

(1) Voy. *Traité technique d'histologie*, p. 11

divergeant des prolongements plus ou moins nombreux. L'ensemble rappelle à peu près une grenade.

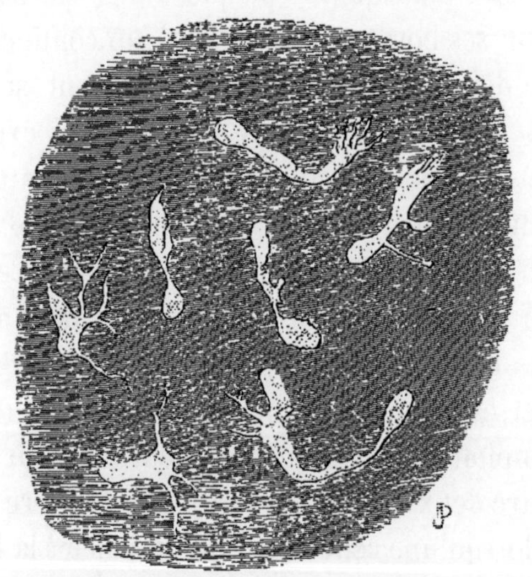

FIG. 30. — Cellules lymphatiques interlamellaires de la cornée de la grenouille observées à l'état vivant.

Quelquefois il part de deux points opposés de la cellule des prolongements amiboïdes ramifiés, le corps cellulaire restant au milieu comme une masse réfringente.

D'autres fois, du corps cellulaire plus ou moins allongé, souvent renflé à l'une de ses extrémités, se dégagent des bras terminés par des prolongements digitiformes, de longueur, d'épaisseur et de direction variées.

Assez souvent, le corps de la cellule est globuleux et donne naissance à des expansions membraneuses plus ou moins étendues.

Enfin, une dernière forme, la plus difficile à reconnaître, est celle dans laquelle la cellule s'est étalée jusqu'à n'être plus qu'une plaque mince découpée ou frangée sur ses bords, ressemblant à un continent dans une carte de géographie. Ces plaques sont si minces qu'il faut pour les découvrir, outre une excellente lumière et un bon objectif, une très grande attention.

Les cellules ainsi aplaties sont les seules dans lesquelles on distingue le noyau à l'état vivant. Ce noyau est lobulé et quelquefois contourné, comme dans la plupart des cellules lymphatiques.

Ces diverses formes peuvent être reconnues dans les cellules lymphatiques nageant librement dans leur propre plasma entre deux lames de verre. La dernière même s'observe lorsqu'une cellule, s'étant attachée à la lamelle de verre, s'y étale peu à peu : elle devient alors tellement mince qu'il serait impossible de la distinguer si on ne l'avait pas suivie des yeux dans toutes les phases de sa transformation.

Si, après avoir renouvelé connaissance avec les cellules lymphatiques observées dans la chambre humide, on étudie avec soin les cellules migratrices de la cornée, on arrive à y reconnaître certains détails qui avaient échappé à la première observation et qui sont en rapport avec la situation qu'occupent ces cellules.

Nous savons que les lames de la cornée ne sont pas homogènes comme des lamelles de verre, mais qu'elles sont constituées par des faisceaux parallèles qui laissent entre eux des interstices dont les cellules fixes prennent l'empreinte. Dès lors nous devions nous demander si les cellules migratrices ne présenteraient pas, elles aussi, une disposition qui rappellerait plus ou moins les crêtes d'empreinte des cellules fixes.

Il en est réellement ainsi : en effet, si vous examinez avec soin une cellule migratrice à prolongements digitiformes, vous remarquerez que ses prolongements ont une direction parallèle à ceux des cellules fixes.

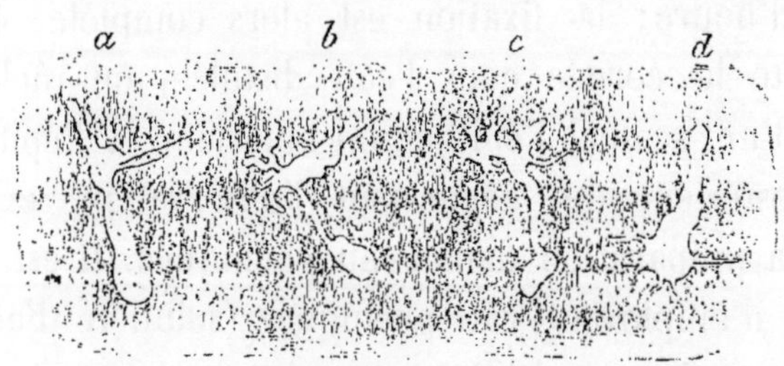

Fig. 31. — Transformations successives d'une même cellule migratrice interlamellaire de la cornée de la grenouille.

Souvent vous en observerez deux ou trois parallèles entre eux, présentant des prolongements secondaires perpendiculaires à leur direction, et ceux-ci portant quelquefois des prolongements tertiaires parallèles aux premiers. En un mot, vous reconnaîtrez facilement que les prolongements des cellules migratrices s'insinuent et se cramponnent dans les interstices des faisceaux des deux lames cornéennes entre lesquelles elles sont situées (voy. *a* fig. 31).

Avant d'étudier les transformations successives de ces éléments et leur migration proprement dite, c'est-à-dire leur mouvement de translation dans l'intérieur de la cornée, je veux vous indiquer une méthode au moyen de laquelle on peut les fixer instantanément : On a dans la chambre humide une cornée dans laquelle on a observé un certain nombre de cellules migratrices présentant des formes intéressantes. Pour les conserver, il suffit de détacher la lamelle de verre avec la cornée qui y reste adhérente et de l'exposer aux vapeurs d'acide osmique pendant dix minutes à un quart d'heure; la fixation est alors complète. Puis on porte la cornée dans l'eau distillée, on râcle à l'aide d'un scalpel l'épithélium antérieur et l'épithélium postérieur qui gêneraient l'observation, et on monte la préparation dans l'eau phéniquée. Il est nécessaire d'employer l'eau phéniquée (solution d'acide phénique à 1 pour 100) et non la glycérine; autrement les détails les plus fins des cellules migratrices, ceux qu'il importe le plus d'observer, deviendraient invisibles par suite de l'indice de réfraction élevé du milieu.

Vous avez examiné, à la fin de la dernière leçon, une préparation ainsi faite, et ceux d'entre vous qui ont déjà étudié la migration ont dû être frappés de l'illusion qui se produit : Les cellules sont si bien conservées dans leur forme amiboïde que l'on s'attend à les voir se transformer et que l'on est tout surpris, avec cette apparence de vie, de les voir rester immobiles. Cette illusion suffit à montrer la perfection de la méthode au moyen de laquelle elles ont été fixées.

Pour observer les mouvements des cellules et leur migration, il faut examiner la cornée vivante dans l'humeur aqueuse. On peut constater alors que toutes les formes que je viens de décrire passent facilement les unes dans les autres (voy. fig. 31). Les prolongements déjà émis rentrent dans le corps de la cellule ; il en naît de nouveaux en d'autres points ; en un mot, les cellules migratrices sont de véritables protées, comme les cellules lymphatiques du sang.

Il arrive souvent que, se fixant entre deux lames cornéennes, une cellule envoie une expansion amiboïde aplatie, qui s'étend de plus en plus ; le corps de la cellule diminue à mesure, jusqu'à n'être plus qu'un grain sur un des bords de la lame protoplasmique qui atteint les dimensions d'une cellule fixe. Ce grain disparaît à son tour, et la cellule tout entière est tellement amincie qu'elle n'est reconnaissable que pour celui qui a assisté à ses diverses transformations.

Le corps cellulaire contient généralement un noyau, invisible tant que la cellule est globuleuse, mais apparent lorsqu'elle est devenue membraniforme. Ainsi, dans l'exemple dont je viens de parler, lorsque le corps cellulaire est réduit à un grain, on voit le noyau sortir de ce grain comme s'il en était exprimé, et dessiner son contour irrégulier sur la partie de l'expansion la plus voisine.

Arrivons à la migration proprement dite.

Le trajet que suivent les cellules migratrices est très variable. Quelquefois elles passent à travers tout le champ du microscope en ligne droite, comme elles pourraient le faire en cheminant librement dans le plasma de la lymphe. Toutefois, il est loin d'en être toujours ainsi, et généralement leur parcours est très irrégulier. Souvent on les voit s'arrêter longtemps dans un point, puis continuer leur trajet primitif, ou bien en dévier à droite ou à gauche, ou enfin revenir sur elles-mêmes, comme si quelque obstacle les avait déterminées à changer de route.

Recklinghausen, qui a le premier observé ces faits, pensait que les cellules migratrices cheminaient dans les canaux du suc, c'est-à-dire dans les espaces où seraient logées les cellules fixes. Il est vrai que très souvent on observe les cellules migratrices sur un prolongement ou sur le corps d'une cellule fixe, et quelquefois les deux cellules sont en contact tellement immédiat que leur contour est net pour le même point de l'objectif, même quand il est à grand angle d'ouverture. Mais il ne ressort pas de là que les cellules migratrices cheminent dans des canaux préformés. Elles voyagent indifféremment dans toutes les directions et dans toutes les couches de la cornée, comme l'a fait très justement observer Engelmann (1). Emporté par la critique, d'ailleurs excellente, qu'il fait de la manière de voir de Recklinghausen, cet auteur est allé jusqu'à soutenir que les lames de la cornée sont constituées par des fibrilles d'une extrême minceur disposées parallèlement et séparées par des interstices remplis de liquide, mais sans aucune substance unissante. Ces fibrilles pourraient être séparées, écartées les unes des autres sans difficulté aucune;

(1) Engelmann, *Ueber die Hornhaut des Auges*, Leipzig, 1867.

dès lors, les cellules migratrices y chemineraient dans toute direction, perpendiculairement au plan des lames ou des fibres, ou dans le sens de ces fibres, sans que la charpente de la cornée gênât en rien leur trajet.

Cette manière de comprendre la migration tient à ce qu'Engelmann a méconnu la différence fondamentale qui existe dans la forme des cellules migratrices suivant qu'elles sont situées entre les lames ou entre les faisceaux. Il convient même d'ajouter que ce ne sont pas les fibrilles qu'elles écartent, mais les petits faisceaux que forment ces fibrilles dans l'épaisseur de la membrane.

Néanmoins, de ses observations comme des nôtres, que vous pourrez, du reste, reproduire vous-mêmes, il résulte à l'évidence que les cellules migratrices ne circulent pas dans des canaux, mais qu'elles cheminent librement dans la cornée. L'observation attentive de la migration va même absolument contre la théorie que Recklinghausen avait fondée sur elle.

Maintenant que vous connaissez les cellules migratrices interlamellaires, il me sera facile de vous montrer en quoi diffèrent d'elles les cellules interfasciculaires. Mais auparavant je dois vous donner quelques renseignements sur la fréquence relative de ces deux espèces de cellules migratrices.

Nous avons divisé, vous vous en souvenez, les cornées suivant l'étendue et la forme des cellules fixes qu'elles contiennent, en cornées à cellules du type corpusculaire et cornées à cellules du type membraniforme. Dans les premières, nous avons injecté des tubes de

Bowman, dans les secondes un réseau. Eh bien! dans les premières, celles où se produisent les tubes de Bowman, les cellules interfasciculaires sont les plus abondantes. Dans les cornées à cellules membraniformes, au contraire, les cellules migratrices interlamellaires sont les plus nombreuses. Mais, dans n'importe quelle cornée, on rencontre les deux formes que nous avons distinguées.

Dans la cornée de la grenouille, qui, bien que tout à fait à la limite du type corpusculaire, s'y rattache néanmoins, les cellules interlamellaires sont généralement les plus nombreuses et les plus facilement reconnaissables. Il y existe cependant aussi des cellules interfasciculaires, mais j'avoue que, si je les avais observées seulement chez la grenouille, j'aurais conservé des doutes sur leur véritable situation et sur leurs rapports.

C'est surtout dans les cornées appartenant vraiment au type corpusculaire, celles du bœuf et du cheval, qu'il faut étudier les cellules migratrices intralamellaires.

Cette étude doit être commencée au moyen de la méthode de l'or. En effet, comme les cellules lymphatiques fixent l'or d'une façon énergique, elles se colorent beaucoup plus fortement que les autres et peuvent en être distinguées facilement.

Une préparation dont je vous ai déjà parlé m'en fournira la preuve. Lorsque j'ai voulu vous montrer qu'un séjour trop long dans le sel d'or empêche la coloration des cellules cornéennes (voy. p. 198), j'ai fait passer sous vos yeux un fragment de cornée de cheval dont le centre ni les bords n'étaient colorés ; seul, un anneau violet indiquait la zone de l'action favorable de l'or. Si, reprenant cette préparation, vous l'examinez dans la région où l'action de l'or est à peine marquée sur les cellules fixes, vous observerez à côté d'elles des cellules migratrices très fortement colorées en violet.

Ces cellules migratrices ont même des formes très singulières. Au lieu d'être composées, comme celles que nous avons étudiées jusqu'à présent, d'un corps globuleux avec des bras ou des appendices filiformes, elles ressemblent à un fagot composé d'une série d'épieux placés les uns à côté des autres et réunis par des parties plus minces. En réalité, elles ne sont pas constituées par des épieux séparés, mais par des parties alternativement minces et épaisses suivant qu'elles sont déprimées par les faisceaux de la substance fondamentale ou qu'elles pénètrent dans leurs interstices. Mais, comme les parties épaisses sont d'un violet foncé, tandis que les autres, grâce à leur minceur, sont à peine teintées, les premières seules apparaissent d'abord et simulent ainsi des épieux juxtaposés.

A côté de ces cellules, vous en remarquerez d'autres un peu différentes ; elles sont formées d'un seul épieu, présentant sur ses côtés des expansions, comme de petites ailettes membraneuses. Cette disposition se comprend facilement : la cellule migratrice étant logée entre les faisceaux qu'elle a écartés les uns des autres, une partie de sa substance, engagée dans les interstices qui séparent ces faisceaux, s'y étend en lames minces ; ce sont ces lames minces que fixe le chlorure d'or et qui se montrent comme des ailettes sur les côtés de l'épieu (voy. *m'* fig. 32).

Du reste, pour nous renseigner exactement sur la situation des cellules migratrices dans la cornée du cheval ou du bœuf, nous possédons une méthode sûre. La voici :

Un fragment d'une cornée tout à fait fraîche est exposé aux vapeurs d'acide osmique pendant quelques

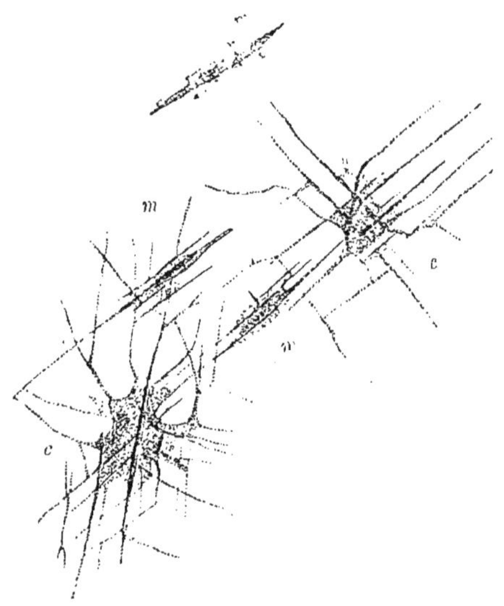

FIG. 32. — Cornée de cheval traitée par le jus de citron et le chlorure d'or. — *cc*, deux cellules fixes ou connectives ; *mm*, deux cellules migratrices interfasciculaires présentant une série d'épieux parallèles ; *m'* une cellule migratrice interfasciculaire présentant des expansions latérales en forme d'ailettes.

heures ; le durcissement est complété par un séjour de vingt-quatre heures dans l'alcool ordinaire ; puis on pratique des coupes perpendiculaires à la surface de la membrane, on les colore par le picrocarminate et on les traite successivement par l'acide formique et la glycérine pour leur donner une transparence convenable.

Sur ces préparations, et vous en verrez une à la fin de la leçon qui provient de la cornée du bœuf (voy. fig. 33),

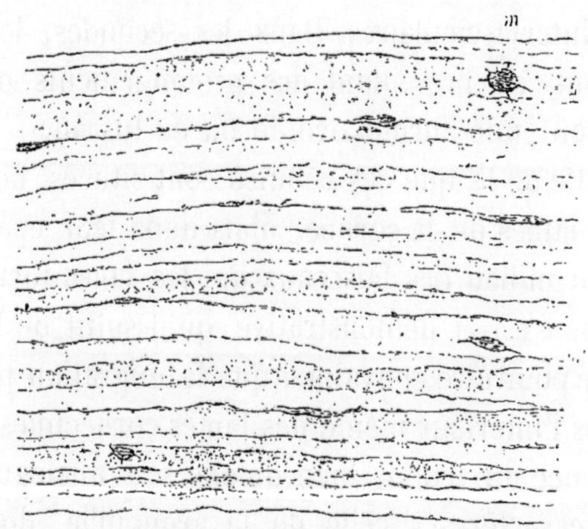

Fig. 33. — Cornée du bœuf soumise à l'action des vapeurs d'acide osmique et traitée par l'alcool. Coupe perpendiculaire à la surface, colorée par le picrocarminate et conservée dans la glycérine additionnée d'acide formique. — *m*, cellule migratrice comprise dans une lame dont les fibres ont été coupées perpendiculairement à leur direction; *m'*, cellule migratrice comprise dans une lame dont les fibres ont été coupées parallèlement à leur direction.

vous distinguerez les lames de la cornée incolores et séparées par des corpuscules rouges correspondant aux cellules fixes; les unes présentant une striation dans leur longueur, les autres l'indice de la section transversale de leurs faisceaux constitutifs. Après vous être ainsi orientés, vous remarquerez, dans l'épaisseur même des lames, les cellules migratrices colorées en rouge. Ces cellules ont un aspect différent suivant que les lames dans lesquelles elles se trouvent sont coupées perpendiculairement ou parallèlement à la direction de leurs fibres. Dans les premières, elles montrent sur tout leur pourtour des expansions rayonnantes plus ou moins régulières, qui leur donnent l'aspect d'une roue à palettes; ces palettes correspondent, de même que les ailettes que nous avons signalées dans les préparations à l'or, à l'empreinte des espaces interfasciculaires. Dans les secondes, les cellules, tout en présentant des prolongements ou des saillies, ont une forme ovoïde ou en fuseau.

Il résulte de là que ces cellules sont situées, non pas entre les lames de la cornée, mais dans leur épaisseur même, au milieu des faisceaux qui les constituent. La préparation est si démonstrative qu'il suffit de l'avoir examinée pour être convaincu que la migration peut se faire dans l'intérieur même des lames cornéennes.

La cornée du triton, bien qu'elle soit analogue par certains caractères à celle de la grenouille, doit être rangée parmi les cornées à cellules du type membraniforme. Les cellules fixes, qui y sont très grandes et très aplaties, laissent entre elles fort peu d'espace. Grâce à sa minceur cette cornée est très favorable pour l'étude des deux types de cellules migratrices. Elle doit être préparée par la méthode de l'or (jus de citron, chlorure d'or, eau légèrement acétifiée) et montée à plat dans la glycérine.

Les cellules migratrices s'y voient d'autant mieux qu'elles sont les seules à présenter une coloration un peu intense, les cellules fixes étant à peine teintées à cause de leur grande minceur. Vous en remarquerez qui présentent la forme de fagots (voy. *b* fig. 34); elles sont constituées, comme celles de la cornée du cheval, par plusieurs épieux juxtaposés. Ces épieux sont ici beaucoup plus allongés et beaucoup plus effilés, et il faut une grande attention pour distinguer les parties minces qui les unissent les uns aux autres.

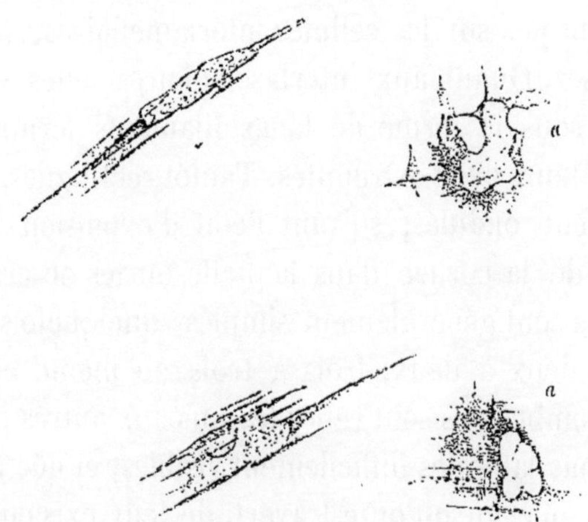

FIG. 34. — Cellules migratrices de la cornée du triton dans une préparation obtenue au moyen de la méthode de l'or. — aa, cellules interlamellaires; bb, cellules interfasciculaires.

Il s'agit évidemment là de cellules interfasciculaires; mais, tout à côté, vous pourrez observer d'autres cellules qui sont aplaties, à bords irréguliers, et qui contiennent, au sein de leur protoplasma fortement coloré, un noyau incolore replié sur lui-même, mamelonné et tel qu'il se voit dans les cellules lymphatiques ordinaires. La surface du protoplasma porte çà et là l'empreinte des lames cornéennes; certains fragments colorés en violet ne sont reliés au corps cellulaire que par un mince prolongement. Ces cellules sont des cellules migratrices interlamellaires.

Revenons à l'observation de la cornée de la grenouille à l'état vivant. Étant donné ce que je viens de vous dire des deux types de cellules migratrices et de leurs caractères, il vous sera désormais facile de les reconnaître sur une cornée examinée dans la chambre humide. Je ne reviens pas sur les cellules interlamellaires, vous les connaissez. Quant aux interfasciculaires, elles se présentent sous la forme de longs filaments terminés en pointe à leurs deux extrémités. Tantôt rectilignes, tantôt légèrement ondulés, suivant l'état d'extension de la portion de la cornée dans laquelle on les observe, ces filaments sont généralement simples; quelquefois aussi, groupés deux à deux, trois à trois ou même en plus grand nombre, ils sont reliés les uns aux autres par des expansions latérales difficilement visibles, et que l'on ne distingue que lorsqu'on est averti de leur existence par l'analogie de ces épieux avec ceux qui se montrent dans la cornée du triton et du cheval.

Nous allons nous occuper maintenant des effets des décharges d'induction sur les cellules migratrices de la cornée de la grenouille.

A propos des cellules fixes de la cornée, je vous ai parlé (voy. p. 210) de l'opinion de Kühne, d'après laquelle ces cellules se contracteraient sous l'influence des décharges électriques jusqu'à devenir fusiformes. J'avais pensé d'abord que cette observation erronée tenait à une confusion que l'on aurait faite des cellules fixes avec les migratrices. D'autre part, je savais, par les expériences de beaucoup d'auteurs et par celles que j'avais faites moi-même, que, si l'on soumet à l'action de décharges d'induction des cellules lymphatiques libres, elles reviennent à la forme sphérique pour reprendre, au bout d'un temps variable, leur activité première. Kühne, me disais-je, aura ramené à la forme ronde des cellules migratrices, et il aura attribué à toutes les cellules de la cornée les propriétés qu'il a cru reconnaître dans quelques-unes d'entre elles.

L'expérience m'a montré que cette interprétation doit être rejetée. L'effet que produisent les décharges d'induction sur les cellules migratrices dans la cornée n'est pas du tout le même que sur les cellules lymphatiques libres dans du plasma. Lorsque des cellules lymphatiques contenues dans une goutte de lymphe disposée dans une chambre humide sont soumises à l'action d'un courant faible, elles ne sont pas gênées dans leurs mouvements ; il semble même qu'une série de décharges d'induction de faible intensité les excite et augmente leur activité. Lorsque les décharges sont fortes, les cellules sont ramenées à la forme ronde; elles restent réfringentes, leur noyau n'apparaît pas, et quelque temps après elles poussent de nouveau des prolongements. Enfin, lorsque le courant est très fort, les cellules lymphatiques, ramenées à la forme ronde, sont tuées, et le noyau apparaît dans leur intérieur.

Pour étudier ce qui se passe dans les cellules migratrices de la cornée sous les mêmes influences, il faut examiner une cornée de grenouille dans la chambre humide, y rechercher les régions qui contiennent des cellules migratrices bien vivantes, bien protéiformes, puis la disposer sur le porte-objet électrique de façon que ces régions se trouvent sur le passage du courant. Après avoir choisi un point favorable pour l'observation, on fait passer, tout en examinant attentivement les cellules, quelques décharges rares et de faible intensité. Ni pendant le passage du courant, ni après, il ne se produit aucun changement, les cellules migratrices continuent leurs mouvements. Sous l'influence d'une série de décharges faibles ou moyennes, elles paraissent même avoir une activité plus considérable ; elles sont excitées, non paralysées.

Avec un courant relativement fort, les cellules migratrices sont immobilisées, mais elles ne deviennent pas globuleuses; elles gardent la forme qu'elles avaient et semblent simplement stupéfiées. Puis, après un quart de minute ou une demi-minute, elles reprennent leur activité première. Il y a ici, vous le voyez, une première différence avec les cellules de la lymphe. Les cellules migratrices de la cornée ne reviennent pas à la forme ronde; cela tient à ce que leur retrait ne peut s'effectuer facilement dans les espaces étroits qu'elles occupent.

Employons un courant plus fort, par exemple celui qui est nécessaire pour tuer les cellules fixes de la cornée. Les cellules migratrices ne reviennent pas sur elles-mêmes; leurs expansions restent étendues. Mais il se passe dans leur protoplasma, comme dans celui des cellules fixes, une série de modifications : il devient diffluent, dans son intérieur se montrent des granulations graisseuses, et le noyau apparaît.

DIX-HUITIÈME LEÇON

(22 février 1879)

Cellules migratrices de la cornée.

Granulations graisseuses que contiennent les cellules lymphatiques. Conditions dans lesquelles les cellules subissent la transformation graisseuse. Expériences.

Transplantation de la cornée dans le sac lymphatique dorsal de la grenouille. Confirmation des résultats obtenus par Recklinghausen : les cellules migratrices ne proviennent pas des cellules fixes. Les cellules fixes sont encore vivantes au bout de huit jours dans la cornée transplantée dans le sac lymphatique dorsal; elles se chargent de granulations graisseuses. Les cellules immigrées se dirigent vers l'épithélium antérieur. Explication de ce phénomène.

Origine des cellules migratrices. — Expérience de Cohnheim.

Épithélium antérieur de la cornée.

Ses trois couches : cellules à pied, cellules à fossettes, cellules lamellaires. — Discussion sur la nature du plateau des cellules à pied. — Théorie des cellules à pied. — Cellules à fossettes; leurs formes variées. — Vacuoles qui se forment dans les cellules de l'épithélium antérieur. — Ces cellules contiennent une substance analogue à la myéline.

Messieurs,

En vous parlant, à la fin de la dernière leçon, des effets des décharges d'induction sur les cellules migratrices de la cornée, je vous ai dit que les courants forts, qui tuent ces cellules, y font apparaître, en même temps que le noyau, un certain nombre de granulations graisseuses.

Cette observation me conduit à vous parler des granulations graisseuses distinctes que l'on observe dans toutes les cellules lymphatiques à l'état de migration dans la cornée, et dont le diamètre peut aller jusqu'à 1 ou 2 μ. L'histoire de ces granulations se rattache à la question des transformations graisseuses en général.

Les cellules lymphatiques de la cornée viennent du sang, comme nous le verrons. Or, dans le sang, elles sont loin de contenir toutes des granulations graisseuses. Si donc toutes celles qui se trouvent dans la cornée en renferment, il faut admettre, ou bien que seules les cellules lymphatiques pourvues de granulations graisseuses pénètrent dans la cornée (et il n'y a guère de raison pour cela), ou bien que celles qui y sont entrées se chargent de granulations graisseuses pendant le séjour qu'elles y font.

Pour vous donner l'explication de ce phénomène curieux, l'existence constante de granulations graisseuses dans les cellules lymphatiques de la cornée, je commencerai par vous rappeler une expérience que j'ai faite il y a plus de dix ans. Cette expérience est simple, facile à reproduire, et elle donne des résultats constants et bien démonstratifs.

Dans un morceau de moelle de sureau macérée, c'est-à-dire provenant d'une branche morte sur l'arbre, on découpe un petit fragment rectangulaire de 2 millimètres environ de côté et on l'introduit dans le sac lymphatique dorsal d'une grenouille ou dans la cavité péritonéale d'un lapin, d'un rat, d'un chien, etc., en un mot, dans une cavité lymphatique. Le retirant au bout de deux ou trois jours, on constate que les cellules lymphatiques ont pénétré dans son intérieur, et cela d'autant plus abondamment que la moelle de sureau était mieux macérée.

Accumulées par l'irritation développée autour du corps étranger, elles ont cheminé de cellule végétale en cellule végétale à travers les canaux poreux de leurs cloisons pour atteindre l'intérieur de la troisième, même de la quatrième rangée de ces cellules à partir de la surface.

L'existence des canaux poreux est une condition indispensable de cette pénétration ; ce qui le prouve, c'est que, si l'on prend au lieu de moelle de sureau un fragment de laminaria digitata, dont les cellules ne communiquent pas entre elles, on trouve des cellules lymphatiques accumulées dans les cellules végétales ouvertes sur les différentes faces du fragment, tandis qu'il n'y en a aucune dans la profondeur.

Les cellules lymphatiques qui ont pénétré dans l'intérieur de la moelle de sureau contiennent presque toutes un plus ou moins grand nombre de granulations graisseuses distinctes, indice d'une transformation graisseuse à son début. Cette transformation tient à ce que les cellules lymphatiques se trouvent là dans des conditions défavorables, les échanges nutritifs qui leur sont nécessaires s'opérant alors lentement et d'une façon incomplète.

D'autres observations analogues m'ont confirmé dans cette manière de voir : partout où les échanges nutritifs sont incomplets, soit parce que les sucs nourriciers n'arrivent qu'avec peine jusqu'aux éléments cellulaires, soit parce que ceux-ci sont en nombre trop considérable par rapport aux vaisseaux qui doivent subvenir à leur entretien, on voit se produire la dégénération graisseuse.

J'ai répété récemment cette expérience pour vous en montrer les résultats. Un petit fragment de moelle de sureau a été introduit sous la peau du dos d'une grenouille. Après trois jours, il en a été retiré et soumis pendant un quart d'heure à l'action des vapeurs d'acide osmique. J'ai disposé sous ces microscopes deux coupes faites sur ce fragment ainsi fixé; vous remarquerez que les cellules lymphatiques, très abondantes dans les régions superficielles, se montrent en nombre décroissant jusque dans la quatrième rangée des cellules de la moelle de sureau. Elles présentent des prolongements amiboïdes, ce qui prouve qu'elles ont été fixées instantanément par l'acide osmique; enfin, dans chacune d'elles, vous distinguerez un certain nombre de granulations graisseuses colorées en noir par l'osmium.

L'acide osmique n'est pas indispensable pour reconnaître ces granulations, mais il est intéressant d'employer ce réactif pour constater la netteté avec laquelle il fixe la forme des éléments délicats, et pour conserver un spécimen d'un fragment de moelle de sureau infiltré de cellules lymphatiques.

Je reviens aux cellules migratrices de la cornée. Il est clair que des cellules lymphatiques, enclavées entre les lames de cette membrane ou comprises dans leur épaisseur, sont dans des conditions défectueuses. Les liquides nourriciers ne leur arrivent que par les vaisseaux de la conjonctive, qui sont toujours à une certaine distance, ou bien par l'humeur aqueuse. Mais l'humeur aqueuse (et j'aurai l'occasion de vous le démontrer) n'est pas un milieu favorable pour les cellules lymphatiques. Celles qui se sont engagées dans la cornée sont, en somme, dans des conditions aussi mauvaises que celles qui se trouvent dans la deuxième ou la troisième rangée de cellules de la moelle de sureau, et c'est pour cela que toutes finissent par subir la transformation graisseuse.

Je ne veux pas dire par là que la graisse qui se manifeste à un moment donné dans les cellules lymphatiques se forme de toutes pièces dans leur intérieur. Je suis convaincu que toutes les cellules lymphatiques en contiennent à l'état physiologique une quantité plus ou moins grande, que l'on pourrait reconnaître par l'analyse chimique. Mais au microscope nous ne la distinguons pas, parce qu'elle se trouve dans un certain état de saponification qui l'empêche de se montrer sous la forme de gouttelettes réfringentes que nous lui connaissons. Lorsque la cellule meurt ou qu'elle devient malade, il se produit dans son intérieur des modifications par suite desquelles cette graisse, *larvée* jusqu'alors, est mise en évidence.

Ce que je viens de vous exposer me permet de vous donner une explication de l'affinité spéciale des cellules lymphatiques pour l'or et de la facilité avec laquelle elles en réduisent les sels. Je crois que cela tient à la quantité de matières grasses dont elles sont chargées.

En effet, de toutes les substances organiques, ce sont les hydrocarbonées qui réduisent l'or avec le plus de facilité; en première ligne, la graisse et le glycogène. Pour vous bien démontrer le pouvoir réducteur de la graisse, il me suffit de prendre un exemple dans la cornée elle-même. Lorsque cette membrane contient une très grande quantité de cellules migratrices, comme il arrive chez le lapin à la suite de la section intra-crânienne de la cinquième paire, ces cellules, après avoir subi l'action du chlorure d'or, montrent dans leur intérieur des granulations graisseuses distinctes et qui sont colorées en violet intense, ainsi que vous pourrez le constater sur les préparations qui sont disposées sous ces microscopes.

Je vous ai dit que, dans la cornée, les cellules fixes ne montrent généralement pas de granulations graisseuses. Il ne faudrait pas croire cependant qu'elles ne contiennent pas de graisse larvée; on peut en effet, dans certaines conditions, la faire apparaître, et ceci va me conduire à vous parler des transplantations de la cornée dans le sac lymphatique de la grenouille.

Lorsque la cornée d'une grenouille a été introduite dans le sac lymphatique dorsal du même animal par une petite incision faite à la peau et qu'elle y a été abandonnée plusieurs jours, on constate, en l'examinant ensuite dans une chambre humide, qu'il s'est fait une migration très abondante de cellules lymphatiques dans son intérieur. Cette migration est d'autant plus marquée que, toutes choses égales d'ailleurs, la cornée a séjourné plus longtemps dans le sac lymphatique.

Ces expériences ont été faites d'abord par Recklinghausen et consignées dans son remarquable travail « sur les corpuscules du tissu conjonctif et du pus », dont j'ai déjà eu l'occasion de vous parler (voy. p. 61).

Dans le but de démontrer d'une façon complète que les cellules migratrices de la cornée provenaient bien de la lymphe et non de la transformation des cellules fixes, Recklinghausen a varié ses expériences. Il a placé dans le sac lymphatique dorsal de la grenouille des cornées fraîches, des cornées macérées dans l'eau, des cornées dont les cellules avaient été tuées par des réactifs, des cornées putréfiées, et dans toutes ces conditions, dont la plupart excluaient toute participation des cellules fixes, il a pu observer la présence dans la cornée de nombreuses cellules migratrices. Enfin, pour être absolument certain que c'étaient des cellules de la lymphe qui pénétraient ainsi dans la cornée, il introduisit à la fois dans le sac dorsal une cornée de grenouille et une certaine quantité de vermillon réduit en poudre fine. Les cellules lymphatiques qu'il trouva dans la cornée quelques jours après cette opération étaient chargées de granulations de vermillon. Il n'y avait donc plus de doute : les cellules migratrices, vaguant dans le sac lymphatique, s'étaient emparées du vermillon et avaient pénétré, ainsi lestées, dans l'intérieur de la membrane.

J'ai répété la plupart de ces expériences et j'en ai reconnu l'exactitude. Du reste, si je les ai reprises, c'était plutôt pour m'instruire que pour vérifier les résultats annoncés par Recklinghausen. Je connais trop bien cet observateur, je sais trop le soin, la précision, la défiance de soi-même qu'il apporte dans ses expériences, pour avoir le moindre doute sur la réalité des faits qu'il dit avoir constatés.

J'ai remarqué de plus certains détails que Recklinghausen n'a pas consignés dans son mémoire :

Après avoir séjourné huit jours dans le sac lymphatique dorsal de la grenouille, les cellules fixes de la cornée vivent encore, ce que l'on reconnaît à ce qu'elles sont parfaitement nettes et à ce qu'il n'y a pas de noyaux visibles dans leur intérieur. Dans la plupart d'entre elles, même avant d'avoir employé aucun réactif, on peut distinguer des granulations graisseuses.

Il ressort de cette observation que, dans des conditions qui ne sont pas physiologiques, qui ne sont pas favorables aux cellules, il se produit, même dans les cellules fixes, une transformation graisseuse.

Un autre point m'a frappé dans ces expériences. Ayant séparé la cornée de manière à conserver tout autour d'elle un anneau de la sclérotique, j'y avais pratiqué, avant de l'introduire dans le sac dorsal, une incision à peu près suivant un de ses diamètres. Cette cornée présentait donc un bord adhérent à la sclérotique, ou, pour parler plus exactement, à l'anneau fibreux qui l'unit à la sclérotique cartilagineuse, et une surface de section. Au niveau de celle-ci, les cellules migratrices étaient très abondantes, tandis que leur nombre était très restreint au voisinage de la sclérotique.

Examinant alors plus attentivement cette cornée avec un objectif à grand angle d'ouverture, après l'avoir disposée dans la chambre humide la face postérieure en haut, j'ai recherché dans quelle couche se trouvaient les cellules migratrices. Au voisinage immédiat de la section, j'ai constaté qu'il y en avait en grand nombre à toutes les hauteurs, c'est-à-dire dans toutes les couches de la membrane. A mesure que l'on portait l'observation sur un point qui en était plus éloigné, elles étaient moins nombreuses et en même temps plus profondes dans la préparation; puis on les voyait devenir très rares dans les couches superficielles, et pour en retrouver en quantité notable, il fallait aller jusqu'au voisinage de l'épithélium antérieur.

Vous avez déjà observé un fait analogue sur une cornée vivante examinée immédiatement dans l'humeur aqueuse. Son bord contenait des cellules migratrices dans toute son épaisseur, tandis que vers son centre il ne s'en rencontrait que dans ses couches antérieures (voy. p. 271). Je ne vous ai pas donné alors l'explication de ce fait, parce que je ne possédais pas tous les éléments nécessaires. En effet, chez l'animal vivant, les deux faces de la cornée ne sont pas dans les mêmes conditions ; la face postérieure baignant dans l'humeur aqueuse, l'antérieure étant en rapport avec l'air, on pouvait supposer que les cellules lymphatiques émigraient vers la partie antérieure, parce qu'elles avaient une tendance à aller du côté de l'air.

Cette tendance des cellules lymphatiques à se rapprocher des régions où elles trouveront de l'oxygène en plus grande abondance peut être démontrée par une expérience fort simple. On dispose sur le disque d'une chambre humide ordinaire une goutte de lymphe ; on s'assure par une observation faite avec un faible grossissement que les cellules sont réparties à peu près également sur tous les points du disque ; puis on abandonne la préparation à elle-même. Le lendemain, on reconnaît que la plupart des cellules lymphatiques se trouvent sur les bords du disque, au voisinage immédiat de la rigole circulaire qui contient de l'air. On dirait qu'elles ont une sensibilité spéciale pour l'oxygène, et qu'elles tendent à pousser des prolongements et par conséquent à s'avancer du côté où il s'en trouve. Je n'insiste pas sur ces faits, qui sont suffisamment connus (1) ; je vous les rappelle simplement pour vous montrer que cette affinité pour l'air pouvait être une cause de la progression des cellules migratrices vers la face antérieure de la cornée.

Pour s'assurer s'il en était réellement ainsi, il fallait une expérience de contrôle. Cette expérience, nous l'avons aujourd'hui dans la transplantation de la cornée. Il est évident, en effet, que, dans le sac lymphatique, la cornée a ses deux faces dans le même milieu ; si donc les cellules migratrices vont encore vers les couches superficielles, on ne peut plus l'attribuer à leur affinité pour l'air, et il faut invoquer une autre cause. Cette

(1) Voy. *Traité technique d'histologie*, p. 163.

cause, je crois la trouver dans la texture de la charpente connective elle-même. Vous savez en effet que les lames de la cornée, outre leur direction générale, ont encore une orientation spéciale dans la région antérieure de la membrane. Elles se dirigent obliquement vers sa surface pour aller s'y terminer. En s'enchevêtrant, ces lames obliques formeraient une sorte de nasse dans aquelle les cellules lymphatiques se trouveraient prises de telle sorte qu'elles ne reviendraient que difficilement en arrière, tandis que, en avant, le chemin étant ouvert, elles arriveraient sans difficulté jusqu'au voisinage de l'épithélium antérieur.

La migration des cellules lymphatiques vers la surface antérieure de la cornée explique pourquoi les abcès interstitiels de cette membrane s'ouvrent presque tous à sa face antérieure. Je ne veux pas dire que le pus en masse suive la direction donnée par les lames de la cornée; mais l'ouverture d'un abcès est précédée d'un travail inflammatoire dans lequel la migration joue un grand rôle, et dès lors il est naturel que l'ouverture de l'abcès se fasse suivant la direction de la migration.

Mais revenons à notre sujet et occupons-nous de l'origine des cellules migratrices de la cornée. Il en vient certainement du sang, ainsi que Cohnheim l'a démontré par une expérience devenue classique: On introduit dans le sac lymphatique dorsal d'une grenouille du bleu d'aniline insoluble dans l'eau et en poudre très fine. Pour cela, on dissout le bleu d'aniline dans une petite quantité d'alcool et on y ajoute une quantité d'eau cinq à six fois aussi grande. Lorsque l'on a injecté dans le sac dorsal un à deux centimètres cubes de ce liquide tenant le bleu en suspension, les cellules lymphatiques s'en emparent et le transportent avec elles.

Pour être plus assuré qu'un grand nombre de cellules lymphatiques se chargent de granulations bleues, on répète pendant plusieurs jours de suite la même opération, puis on détermine chez la grenouille une kératite en cautérisant la cornée dans un point limité avec le crayon de nitrate d'argent. Parmi les cellules migratrices qui pénètrent alors dans cette membrane, un certain nombre présentent des granulations bleues dans leur intérieur (1).

Cette expérience prouve qu'en effet il vient des cellules migratrices du sang ; mais elle ne démontre pas que toutes les cellules migratrices aient cette origine. Certaines pourraient provenir d'une transformation des cellules fixes. Il n'y a pas entre ces deux espèces de cellules une différence telle que cela soit impossible. Cependant, personne, que je sache, n'a fait à ce sujet une observation directe ; personne n'a vu une cellule fixe se transformer en une cellule mobile. Nous devons donc rester sur la réserve et nous contenter de poser la question.

La question inverse doit également être posée. Les cellules migratrices peuvent-elles devenir des cellule fixes? Je serais plus disposé à admettre cette transformation que la précédente. Les cellules lymphatiques,

(1) Voy. Cohnheim, *Ueber Entzündung und Eiterung* (*Arch. de Virchow* t. LX, p. 21).

en effet, ne diffèrent pas absolument des cellules embryonnaires, qui sont l'origine de tous les tissus. D'autre part, nous avons vu des cellules migratrices s'étaler en membranes tellement minces qu'elles disparaissaient à nos regards et devenaient aussi invisibles que les cellules fixes le sont au début de l'observation de la cornée vivante dans la chambre humide. On conçoit donc fort bien que les cellules migratrices puissent s'étendre entre deux lames cornéennes et s'y fixer d'une manière définitive.

Restent les noyaux. Les noyaux des cellules lymphatiques diffèrent de ceux des cellules fixes. Mais, si nous considérons qu'ils sont constitués par une substance essentiellement ductile et que leur forme dépend, jusqu'à un certain point, des pressions exercées sur eux par le protoplasma qui les entoure, nous comprendrons facilement que, si ce protoplasma perd son activité première, les noyaux puissent s'aplatir et devenir semblables à ceux des cellules fixes. Je n'irai pas plus loin dans cette hypothèse; l'observation directe seule pourrait en démontrer l'exactitude.

Nous avons terminé l'étude du stroma de la cornée ; avant d'entreprendre celle des nerfs de cette membrane, il est nécessaire d'acquérir une connaissance aussi exacte que possible de son épithélium antérieur et de son épithélium postérieur.

Épithélium antérieur de la cornée.

Occupons-nous de l'épithélium antérieur d'abord.

L'épithélium antérieur de la cornée est formé de trois couches distinctes :

Une couche profonde, dont les cellules sont cylindriques, ou, pour être plus exact, prismatiques allongées perpendiculairement à la surface de la cornée; une couche moyenne, où les cellules sont plus ou moins cubiques, et, enfin, une couche superficielle où les cellules sont aplaties parallèlement à la surface.

Ce qui caractérise les cellules de la couche profonde, c'est que toutes portent à leur base, qui peut être plus ou moins large, une bordure d'une épaisseur variable suivant les espèces animales. Cette bordure, claire et réfringente, permet de les reconnaître des autres, même dans une préparation où elles sont isolées par dissociation.

Les cellules de la couche moyenne de la cornée ont pour caractère spécial de présenter des dépressions en forme de godets ou de fossettes.

Enfin, dans la troisième couche, les cellules sont plates et rangées les unes au-dessus des autres comme les feuillets d'un livre.

Avant de poursuivre l'analyse des éléments qui composent l'épithélium antérieur de la cornée, il convient d'en étudier l'ensemble sur des coupes transversales. Pour cela, on place d'abord l'œil tout entier pendant plusieurs mois dans une solution de bichromate d'ammoniaque à 2 pour 100, puis on en détache la cornée, dont on complète le durcissement par l'action successive de la gomme et de l'alcool. La gomme doit être employée en solution très faible, moins que sirupeuse, pour qu'elle pénètre bien dans le tissu et n'en amène pas le retrait. Un bon procédé consiste à placer la cornée dans un vase à fond plat contenant une solution de gomme très diluée : abandonnée pendant un ou deux jours à l'évaporation, cette solution se concentre peu à peu, et la cornée contient alors une quantité suffisante de gomme pour acquérir une consistance convenable sous l'influence de l'alcool. Les coupes doivent être très minces et ne comprendre, si possible, qu'une seule épaisseur de cellules épithéliales, comme celle que j'ai

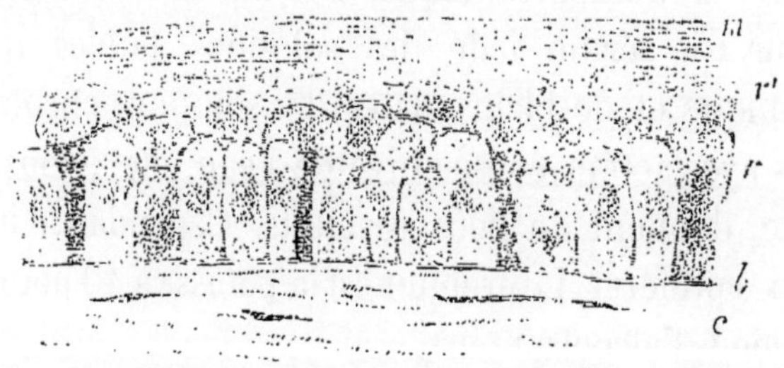

Fig. 35. — Épithélium antérieur de la cornée du lapin. Coupe faite après l'action successive du bichromate d'ammoniaque, de la gomme et de l'alcool, colorée par le picrocarminate et conservée dans la glycérine. — *m*, couche superficielle formée de cellules lamellaires ; *r'*, couche moyenne formée de cellules à fossettes ; *r*, couche profonde formée de cellules cylindriques ; *b*, membrane basale antérieure ; *c*, tissu propre de la cornée.

disposée sous ce microscope (fig. 35). Cette coupe a été colorée au picrocarminate d'ammoniaque et conservée dans la glycérine. Vous y reconnaîtrez les trois espèces de cellules de l'épithélium antérieur : les superficielles aplaties, les moyennes cubiques et les profondes cylindriques. Parmi les profondes, vous en remarquerez qui sont plus étroites, colorées en rouge plus foncé, et dont le noyau est plus allongé. Au-dessus de ces dernières se trouvent des cellules de la seconde rangée, qui leur correspondent si bien qu'elles semblent à peine en être séparées.

Après avoir examiné cette préparation d'ensemble, revenons aux cellules isolées. Elles ont des formes si caractéristiques que vous pourrez reconnaître sans peine la couche à laquelle elles doivent appartenir et pour ainsi dire les remettre en place.

Occupons-nous en premier lieu des cellules profondes, cellules à pied de Rollett. Pour les isoler, on peut avoir recours à n'importe lequel des liquides dissociateurs connus : le sérum iodé, les solutions faibles d'acide chromique et de bichromates, les solutions chromiques fortes avec action consécutive de l'eau, etc. ; tous, je le répète, donnent de bons résultats. Cependant, il y en a deux à préférer. Le premier est la potasse à 40 pour 100; le second, l'alcool au tiers.

Avant tout, je dois vous rappeler les deux opinions qui ont cours dans la science au sujet de ces cellules. Rollett et Lott leur ont décrit (voy. p. 93) un bord homogène réfringent. D'autre part, Henle d'abord et Langerhans ensuite ont soutenu que ces cellules s'appliquaient sur la membrane basale antérieure, non pas par un plateau lisse, mais par une surface dentelée.

Chez les mammifères, le plateau réfringent qui borde ces cellules est très mince et d'une observation difficile. Pour en bien voir la disposition, il faut s'adresser aux urodèles ; aussi Langerhans avait-il choisi la Salamandre terrestre, qui est l'animal chez lequel le plateau des cellules de la première rangée présente la plus grande épaisseur. On peut également l'étudier chez le triton crêté, où ce plateau, bien que notablement moins épais que chez la salamandre, présente encore une épaisseur suffisante pour permettre d'en distinguer les détails.

Chez la salamandre, les cellules profondes de l'épithélium antérieur de la cornée sont des cellules cylindriques basses, quelquefois cubiques, souvent même plus larges que hautes. Elles présentent un plateau très épais, surmonté d'un monticule protoplasmique dans lequel le noyau est couché transversalement.

Pour isoler ces cellules on peut employer la potasse, mais il est préférable d'avoir recours à l'alcool au tiers, après l'action duquel on peut les colorer et les conserver. Plaçons un œil de salamandre dans l'alcool au tiers pendant vingt-quatre heures, raclons l'épithélium antérieur de la cornée et ajoutons-y, sur la lame de verre, une faible quantité de picrocarminate d'ammoniaque, juste suffisante pour colorer légèrement les cellules. Nous serons frappés de voir le plateau présenter une teinte rose assez vive, tandis que le reste de la cellule est coloré en jaune. Cette première réaction distingue absolument le plateau des prolongements ou piquants des cellules épithéliales des autres rangées ; ces piquants se colorent, en effet, de la même façon que le corps cellulaire.

Examinons maintenant le plateau à un fort grossissement (fig. 36). Nous distinguerons à sa base une mince bordure claire incolore ; au-dessus, une striation fine, perpendiculaire à cette bordure. Cette striation s'étend quelquefois à toute son épaisseur; d'autres fois, au contraire, elle n'en occupe qu'une partie, laissant au-dessus d'elle une zone homogène.

Langerhans et Lott ont donc raison tous les deux. Il y a bien un plateau, comme l'a soutenu Lott; mais ce plateau n'est pas homogène, il est strié, ainsi que Langerhans l'a dit.

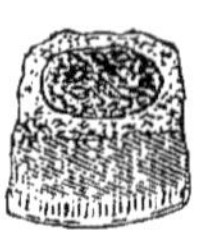

Fig. 36. — Cellule de la première rangée de l'épithélium antérieur de la cornée de la salamandre maculée, isolée après macération dans l'alcool au tiers et colorée par le picrocarminate.

Si on laisse la coloration se poursuivre, et surtout lorsque l'on a ajouté un peu de glycérine, on voit le noyau se colorer en rouge et le protoplasma cellulaire en jaune orangé, tandis que le plateau reste d'un rose pur.

Ces cellules se présentent rarement de profil. Lorsqu'elles sont vues par leur face inférieure, on y distingue un granulé fin et régulier qui correspond à la coupe optique des stries, puis, en abaissant l'objectif, on reconnaît le noyau et le protoplasma. Vues par leur face supérieure, elles montrent les mêmes parties en succession inverse. Quelques-unes contiennent deux noyaux situés côte à côte.

Je dois maintenant vous dire en quoi consiste la théorie des cellules à pied. Il y a, en effet, une théorie qui porte ce nom; elle a été bien exposée, surtout par Lott (1), et elle a une certaine importance pour la ma-

(1) Lott, *Ueber den feineren Bau und die physiologische Regeneration der*

nière dont on doit comprendre le renouvellement des épithéliums pavimenteux stratifiés.

Les cellules épithéliales de la première rangée, ou cellules à pied, étant disposées régulièrement les unes à côté des autres en palissade, on en observe (fig. 35) qui dépassent le niveau général et dans lesquelles le noyau est en voie de division ou qui renferment deux noyaux; dans certaines d'entre elles, qui sont à un stade plus avancé de la division cellulaire, la partie qui dépasse en haut la palissade et qui contient un des noyaux est séparée de la profonde par une ligne de segmentation; elle constitue déjà une cellule de la couche moyenne. Il faut conclure de là que toutes les cellules de l'épithélium antérieur de la cornée viennent des cellules à pied. Ces dernières, les seules qui prolifèrent, donnent naissance à des cellules de la couche moyenne. Les anciennes cellules de cette couche, refoulées à mesure, s'aplatissent, deviennent lamellaires et finalement se détachent. C'est ainsi que l'épithélium de la cornée se renouvelle contamment, par un processus qui lui est commun avec les épithéliums stratifiés.

Les cellules de la couche profonde n'ont pas toutes la même largeur à leur base d'implantation; cette inégalité, peu marquée chez le triton et chez la salamandre, est bien plus accusée chez les mammifères. Dans l'épithélium antérieur de la cornée du lapin, ces cellules, isolées après vingt-quatre heures de macération dans

Epithelien (*Untersuchungen aus dem Institute für Physiologie und Histologie in Graz. Herausg. von Rollett*, 1873, p. 266).

l'alcool au tiers, se montrent les unes avec une large base, les autres avec une base plus étroite, surmontée d'une extrémité élargie en massue; d'autres, enfin, ont leur corps cellulaire relié par un filament assez mince à une base d'implantation un peu plus large. Si vous rapprochez ces faits de ceux que vous avez déjà observés sur les coupes transversales du même épithélium, vous arriverez à vous convaincre que la théorie des cellules à pied est exacte.

J'arrive aux cellules de la couche moyenne, cellules à fossettes. Ces cellules proviennent de la portion supérieure des cellules à pied, détachée de leur portion inférieure qui reste toujours en rapport avec la membrane basale.

Supposons une cellule à pied volumineuse, dont la tête dépasse l'extrémité supérieure de la cellule à pied voisine. Si cette tête se sépare du pied pour former une cellule indépendante, elle présentera pendant un certain temps à sa face inférieure une surface plane correspondant au plan de segmentation, et plus tard, lorsque la séparation sera complète, une fossette, pour loger l'extrémité antérieure de la cellule à pied qui lui a donné naissance. A côté de cette fossette il en existe généralement une ou deux autres qui correspondent aussi à des cellules de la première rangée qu'elles recouvrent seulement en partie.

Quel que soit le nombre des rangées de cellules qui composent la couche moyenne, ces cellules présentent toutes la même disposition générale : elles ont des fossettes sur leur face profonde, et leur face superficielle est convexe.

Pour expliquer cette disposition, il ne suffit pas de dire que les cellules des couches profondes poussent celles des couches superficielles, il faut encore faire intervenir la notion des différences de résistance. En effet, lorsque deux corps ductiles et de résistance égale se rencontrent, ils s'aplatissent l'un contre l'autre et se limitent par une surface plane. Pour que l'un entre dans l'autre, il faut ou bien qu'il soit animé d'une plus grande vitesse, ce qui n'est pas ici le cas, ou bien qu'il ait une plus grande consistance. Cela conduit à penser que les cellules profondes, étant plus jeunes et plus actives, ont plus de tonicité, plus de rigidité que les superficielles.

La disposition générale des fossettes n'exclut pas une grande variété dans leur forme, surtout chez les animaux où la couche moyenne a une épaisseur notable.

Chez l'homme, en particulier, on rencontre des cellules où les fossettes sont tellement profondes que les bords qui les limitent apparaissent sous la forme de dents longues et minces, analogues à des stalactites.

Chez le cheval, au lieu de posséder simplement des fossettes, les cellules de la couche moyenne se montrent sous l'aspect de cylindres garnis de dents à leurs deux extrémités. Chez les tritons et chez les grenouilles, ces cellules présentent sur leurs bords une dentelure fine et délicate.

Toutes ces cellules sont très molles et très altérables. Leurs noyaux eux-mêmes se modifient rapidement et profondément sous l'influence de quelques réactifs qui font apparaître des vacuoles dans leur intérieur. Ces vacuoles, après l'action de l'alcool au tiers et du picrocarminate d'ammoniaque, paraissent creusées dans la substance même du noyau, condensée et comme refoulée à leur périphérie. Souvent un nucléole en occupe le centre.

Je dois encore vous signaler un autre fait qui est en rapport avec la délicatesse des cellules de l'épithélium antérieur de la cornée. Ces cellules renferment une substance analogue à la myéline et de laquelle paraît dépendre la formation des vacuoles; elle est contenue soit dans le protoplasma cellulaire, soit dans le noyau.

Voici les observations sur lesquelles je m'appuie pour admettre l'existence de cette substance. Lorsqu'après avoir laissé pendant vingt-quatre heures une cornée dans du sérum faiblement iodé, on en détache l'épithélium antérieur et qu'on l'examine dans le même réactif, on observe, à côté des cellules épithéliales, une grande quantité de gouttelettes de dimensions variées, qui ressemblent à des gouttes de myéline.

Si l'on dissocie des cellules épithéliales après l'action de l'alcool au tiers et qu'on les conserve pendant quelques jours dans la glycérine, on voit s'en dégager des bourgeons plus ou moins longs, minces, clairs, à extrémités arrondies, limités par un bord réfringent, et analogues à ceux qui dans les mêmes conditions se dégagent des tubes nerveux.

Enfin, lorsque sur une cornée desséchée on fait des coupes perpendiculaires à la surface de la membrane, et qu'après les avoir laissées gonfler dans l'eau on les monte dans l'eau phéniquée, on remarque, au bout de quelques semaines, que les cellules épithéliales sont remplies de gouttelettes dont l'aspect rappelle celui des tubes dont je viens de vous parler.

DIX-NEUVIÈME LEÇON

(27 février 1879)

Épithélium antérieur de la cornée.

Dentelure que présentent sur toute leur surface les cellules épithéliales de la couche profonde et de la couche moyenne. Méthodes pour la faire bien apparaître. Son observation sur la cornée à l'état vivant.
Cellules lamellaires. Empreintes qu'elles portent. Leurs vacuoles. Leur enroulement sur elles-mêmes quand elles sont isolées. — Biréfringence de la couche épithéliale superficielle. Sa cause.
Évolution de l'épithélium antérieur de la cornée.
Cellules migratrices dans l'épithélium antérieur. Leur origine.

Épithélium postérieur de la cornée.

Imprégnation de cet épithélium au nitrate d'argent. — Aspects variés des cellules qui le composent. Formes diverses et bizarres de leurs noyaux. Réactions variées de ces noyaux vis-à-vis du carmin.

MESSIEURS,

Dans la précédente leçon, j'ai commencé avec vous l'étude de l'épithélium antérieur de la cornée.

Vous avez vu que, dans cet épithélium, les cellules de la première rangée portent, sur leur face adhérente à la membrane basale antérieure, un plateau strié.

Ce plateau, si l'on en juge par la coloration qu'il prend sous l'influence des matières colorantes, est une production spéciale.

Dans la couche profonde et dans la moyenne, les cellules possèdent sur toute leur surface une dentelure fine extrêmement délicate. Pour la reconnaître, il faut isoler les cellules au moyen de l'alcool au tiers, du sérum iodé ou des solutions faibles de bichromates. L'alcool au tiers convient très bien pour cette étude; après qu'elles ont été dissociées et colorées au picrocarminate d'ammoniaque, les cellules doivent être examinées sans glycérine, parce que le haut indice de réfraction de ce liquide rendrait les dents beaucoup moins nettes.

Ces dents, qui hérissent toute la surface des cellules de la couche moyenne et de la couche profonde, à l'exception de la portion adhérente à la membrane basale, peuvent être observées dans la cornée vivante chez la grenouille, chez le triton ou chez l'axolotl. Elles ne se voient nettement, on le conçoit, qu'au niveau de l'équateur des cellules, où elles se montrent de profil. Sur le reste de la surface cellulaire, où elles se présentent de face ou plus ou moins obliquement, on n'aperçoit qu'un semis granuleux qui correspond à leur coupe optique.

J'arrive aux cellules lamellaires, qui par leur réunion constituent une couche stratifiée assez épaisse. Elles sont très minces, analogues aux cellules superficielles de la muqueuse buccale. Leur bord est sinueux, mais non dentelé; leur noyau est ovalaire et aplati. Sur leur surface, elles portent l'empreinte des cellules situées au-dessus ou au-dessous d'elles; celles de la couche la plus superficielle sont les seules à ne présenter des empreintes que d'un côté. Souvent elles possèdent dans leur intérieur des vacuoles. Lorsqu'elles sont isolées, elles se replient sur une de leurs faces de manière à prendre la forme d'une tuile. Vues de profil ainsi repliées, elles rappellent grossièrement la forme des cellules endothéliales des veines de la rate, forme qui a été décrite depuis longtemps. J'ai examiné attentivement ces cellules pour savoir sur quelle face elles se replient ; après macération dans l'alcool au tiers, c'est toujours la face postérieure qui est concave ; mais, après l'action d'autres réactifs, c'est tantôt la face postérieure, tantôt l'antérieure; j'ai donc dû abandonner toute tentative d'une explication physiologique à ce sujet.

Je ne pousserai pas plus avant cette description, mais je dois vous parler de certains faits qui sont relatifs à l'épithélium antérieur de la cornée considéré dans son ensemble et qui ont une signification générale.

L'épithélium antérieur se colore fortement par l'acide osmique. Ce fait ne vous surprendra pas, puisque vous avez vu se dégager, des cellules qui le constituent, une substance analogue à la myéline ; c'est la couche lamellaire qui prend la coloration la plus forte.

Sur une coupe de la cornée du bœuf, observée au microscope, à la lumière polarisée, vous remarquerez que les couches moyenne et profonde de l'épithélium antérieur sont monoréfringentes, tandis que la couche lamellaire est biréfringente, et cela d'autant plus que l'on se rapproche de la surface. Vous vous expliquerez facilement cette différence : dans les couches superficielles, les cellules aplaties et tassées sont disposées comme si elles étaient comprimées contre un plan résistant, et nous savons que l'aplatissement dans une direction est une condition de biréfringence (1).

Un troisième point sur lequel je dois appeler votre attention, parce que je n'y ai pas assez insisté dans la dernière leçon, est l'évolution de l'épithélium antérieur de la cornée. Je vous ai parlé de la théorie de Lott, et les faits que je vous ai indiqués vous ont montré que cette théorie est très vraisemblable. Je pense, en effet, comme lui, que les cellules profondes sont génératrices des cellules superficielles : elles contiennent souvent deux noyaux, et ces noyaux, plus ou moins distants l'un de l'autre, paraissent correspondre à une première étape de la division cellulaire. Cette observation, toutefois, ne suffit pas à prouver que la néoformation se fait tout entière dans les couches profondes, car on rencontre aussi quelquefois des cellules lamellaires qui possèdent deux noyaux, et cela semblerait montrer que même les cellules les plus superficielles peuvent se multiplier par division, ou bien que la présence de deux noyaux n'est pas un indice certain d'une division cellulaire prochaine.

Mais la forme même des cellules de la première rangée doit porter à penser qu'elles ont, en effet, un rôle générateur. Les unes sont claires avec un gros noyau dans leur intérieur; d'autres, au contraire, sont étroites, comprimées, rendues beaucoup plus foncées

1) Voy. *Traité technique d'histologie*, p. 292 et 293.

par les nombreuses granulations qu'elles renferment et qui se colorent vivement par le carmin (voy. fig. 35).

C'est au-dessus de ces cellules, moins hautes que les autres, que se voient les premières cellules à fossettes, qui parfois même n'en sont pas séparées. Aussi suis-je porté à croire que ces cellules étroites, fortement colorées, et surmontées immédiatement d'une cellule à fossettes, sont celles qui proliféraient activement au moment où l'on a enlevé la cornée. J'ajoute qu'entre les cellules claires et les cellules étroites on rencontre toutes les formes intermédiaires.

Hier, en parcourant un travail de Lœwe et Kries, publié récemment dans les *Archives* de Max Schultze (1), et qui traite de diverses questions relatives à l'histologie de l'œil, j'ai remarqué un passage où, parlant de l'épithélium antérieur de la cornée, ces auteurs y distinguent des cellules foncées qui, d'après eux, seraient les cellules épithéliales proprement dites, et des cellules plus claires qu'ils considèrent comme étant de nature nerveuse.

Je vous dirai *à priori* que cette interprétation n'est pas admissible. On sait parfaitement aujourd'hui que les nerfs cheminent entre les cellules épithéliales sous forme de filaments minces et qu'ils se terminent par des boutons. Il n'est donc pas nécessaire que je m'arrête à réfuter l'opinion de ces auteurs.

J'arrive à une quatrième question, la plus intéres-

(1) Lœwe et Kries, *Beitræge zur Anatomie des Auges* (*Arch. f. micr. Anat.* t. XV, 1878, p. 542).

sante de celles qui ont trait à l'épithélium antérieur de la cornée : la migration des cellules lymphatiques entre les cellules épithéliales. Elle a été signalée par Engelmann peu de temps après que Recklinghausen l'avait découverte dans le stroma même de la membrane (1). Il dit à ce propos que les cellules migratrices de l'épithélium antérieur diffèrent de celles du stroma en ce qu'elles sont plus petites ; il soutient aussi que ces cellules ne passent pas du stroma dans l'épithélium, parce qu'elles ne peuvent pas traverser la lame élastique antérieure.

Il est difficile d'admettre *à priori* que les cellules migratrices soient plus petites dans l'épithélium que dans le stroma ; les unes et les autres sont des cellules lymphatiques, et l'on ne conçoit guère comment une différence de milieu aussi passagère pourrait amener une différence dans leur dimension. D'autre part, il s'agit de savoir si chez la grenouille, car Engelmann n'a expérimenté que sur cet animal, la membrane basale antérieure est réellement impénétrable aux cellules lymphatiques.

J'ai repris les expériences d'Engelmann dans les conditions mêmes où il les avait faites, c'est-à-dire en examinant dans la chambre humide des cornées vivantes étalées dans l'humeur aqueuse. J'ai vu très souvent les cellules lymphatiques cheminer dans les couches les plus superficielles de la cornée, immédiatement au-dessous de l'épithélium ; mais, bien que j'aie répété cette

(1) Engelmann, *loc. cit.* p. 14.

expérience très souvent, je n'ai jamais été témoin, d'une façon bien nette, du passage d'une cellule lymphatique dans l'épithélium antérieur.

Comme je savais qu'à l'état vivant les cellules lymphatiques de l'axolotl laissent voir leurs noyaux, j'ai examiné par la même méthode la cornée de cet animal, dans l'espoir de mieux saisir les détails de la migration. Dans ces conditions, les cellules fixes de la membrane ne sont pas visibles ou ne se distinguent que très vaguement; les cellules épithéliales antérieures ont un contour bien accusé, mais leur noyau n'est pas apparent. Quant aux cellules lymphatiques, elles sont très nettes, quelque situation qu'elles occupent dans le stroma ou dans l'épithélium, et leur noyau, bosselé de façon bizarre, se voit très distinctement dans leur intérieur. Grâce à cette circonstance, qui empêche de perdre de vue une cellule lymphatique changeant de forme ou s'aplatissant en une lame extrêmement mince, nous avons pu observer une de ces cellules dont le corps était engagé en partie entre les cellules épithéliales et en avait séparé les piquants, entre lesquels il se montrait comme un cordon moniliforme. Le noyau, avec une partie du protoplasma, se trouvait encore au-dessous de l'épithélium, dans le stroma même de la cornée. Continuant l'observation, nous avons pu voir les prolongements engagés dans l'épithélium s'allonger, écarter de plus en plus les cellules épithéliales entre lesquelles ils se glissaient, tandis que le corps globuleux de la cellule diminuait à mesure de dimension.

Comme il nous était assez difficile de nous procurer

des axolotls en nombre considérable, nous avons repris cette observation sur le triton crêté, animal très commun, et dans les cellules lymphatiques duquel on aperçoit également le noyau à l'état vivant.

Ayant étalé dans la chambre humide, la face inférieure en haut, une cornée de triton, nous avons choisi pour l'observation une cellule migratrice rampant à la surface postérieure de l'épithélium; son noyau bosselé la rendait facile à reconnaître et à suivre dans sa migration. Nous avons vu très nettement son protoplasma s'insinuer entre deux cellules épithéliales, les écarter et se montrer entre ces cellules sous l'aspect de grains moniliformes, tandis qu'immédiatement à côté son noyau, situé au-dessus de l'épithélium, indiquait nettement la place qu'elle occupait encore en partie dans le stroma de la cornée.

Ces observations, répétées sur l'axolotl et le triton, suffisaient à prouver que la lame basale antérieure n'est pas une barrière infranchissable pour les cellules migratrices. Elles devaient nous conduire à penser que, chez les batraciens en général, la lame basale antérieure se laisse facilement traverser par les cellules lymphatiques. Pour nous assurer directement de ce fait, il nous a suffi de faire des coupes transversales de la cornée de la grenouille après dessiccation. La préparation que vous observerez sous un de ces microscopes a été obtenue par le procédé classique : dessiccation rapide de la membrane en extension, sections méridiennes pratiquées avec un rasoir bien tranchant, en maintenant la cornée entre les deux lèvres d'une fente faite dans un fragment de moelle de sureau ; coupes transportées avec une aiguille sur la lame de verre, gonflées par l'action de l'eau, colorées par le picrocarminate et traitées ensuite par la glycérine additionnée d'acide formique, ou même par l'acide formique pur pour produire un gonflement plus considérable et mieux accuser certains détails.

Sur une préparation ainsi faite, tout est absolument conservé : l'épithélium antérieur avec ses différentes couches, le stroma de la cornée et la membrane de Descemet avec son revêtement épithélial. Au-dessous de l'épithélium antérieur, on voit une première lame de la cornée très mince, une seconde à peu près aussi mince ; les suivantes sont plus épaisses et se succèdent jusqu'à la membrane de Descemet, séparées les unes des autres par des rangées de corpuscules rouges qui correspondent aux cellules fixes. Traversant la première lame et visibles sur les suivantes de deux en deux alternativement, se montrent des fibres suturales analogues à celles de la cornée de la raie (voy. p. 140), quoique un peu moins régulières. On ne distingue pas de lame basale antérieure.

Je vais vous montrer qu'avec ce procédé élémentaire rien n'est plus facile que de reconnaître les cellules lymphatiques dans l'épithélium antérieur de la cornée.

Sur la préparation que j'ai disposée devant vous, vous observerez dans l'épithélium antérieur des noyaux, rouges dans la couche profonde et dans la superficielle, moins colorés dans la couche moyenne ; leur contenu est granuleux, leur contour régulièrement arrondi et leur diamètre relativement considérable. Entre eux vous remarquerez des noyaux plus petits, plus fortement colorés en rouge, dont le contenu n'est pas granuleux, et que vous reconnaîtrez facilement, à leur forme bosselée de diverses façons, souvent serpentine, pour des noyaux de cellules lymphatiques. Ces noyaux ont donc résisté non seulement à la dessiccation, mais encore à l'action de l'acide formique.

En examinant la limite du stroma et de l'épithélium, vous verrez un certain nombre de ces noyaux engagés dans l'épithélium par une de leurs bosselures, tandis que le reste de leur corps est dans le stroma.

Cette observation est démonstrative ; aussi je n'y insiste pas davantage, et je passe à l'exposé des méthodes à l'aide desquelles on peut isoler les cellules migratrices qui cheminent dans l'épithélium.

Il suffit de faire macérer pendant vingt-quatre heures dans l'alcool au tiers une cornée, surtout une cornée de salamandre ou de triton, pour dissocier facilement ensuite les éléments de l'épithélium antérieur. Parmi les cellules isolées, on en remarque quelques-unes qu'à leur noyau bossué on reconnaît d'emblée comme des cellules lymphatiques. Elles ont les formes les plus diverses, que l'on s'explique fort bien en considérant qu'elles ont dû se mouler sur les cellules épithéliales entre lesquelles elles se trouvaient.

Ces formes sont encore bien plus nettes lorsque l'on emploie, pour dissocier les cellules, la potasse à 40 pour 100. En effet, ce réactif ménage fort bien les cellules de l'épithélium antérieur de la cornée et les cellules migratrices qui y ont pénétré.

Une cornée de triton est placée dans un verre de montre avec deux ou trois gouttes de la solution de potasse. Au bout d'un quart d'heure ou d'une demi-heure, on en racle la surface antérieure. L'épithélium se détache, et il suffit de l'agiter sur la lame de verre dans une goutte de la même solution de potasse pour en séparer les cellules. On recouvre d'une lamelle et on examine. Les cellules migratrices se montrent fixées dans la forme exacte qu'elles avaient prise entre les autres cellules; vous en verrez même quelques-unes faire encore partie de groupes d'éléments épithéliaux, dont l'arrangement vous expliquera parfaitement les formes variées et bizarres qu'elles ont prises. Malheureusement ces préparations ne sont pas persistantes, et, pour les observer dans toute leur netteté, il faut les examiner immédiatement après qu'on les a faites.

Nous devons maintenant nous demander d'où viennent les cellules migratrices qui se rencontrent dans l'épithélium antérieur. Ce que je vous dirai suffit à prouver qu'il en vient du stroma, mais il n'est pas démontré pour cela que toutes en proviennent. On conçoit qu'au niveau du repli de la conjonctive il puisse s'en dégager un certain nombre qui, pénétrant dans l'épithélium par son bord, y cheminent ensuite parallèlement à la surface de la cornée.

Il est probable que, chez la grenouille, la plupart d'entre elles viennent du stroma cornéen, car elles sont généralement plus abondantes dans les couches profondes de l'épithélium. Mais il doit en être autrement chez l'homme et chez les autres animaux dont la cornée est munie d'une lame basale antérieure. En effet, chez l'homme, où l'épaisseur de cette lame dépasse celle d'une cellule lymphatique, je l'ai souvent examinée attentivement sur des coupes, sans jamais observer une cellule migratrice dans son intérieur. Il est donc peu probable que ces cellules la perforent; elles doivent arriver dans l'épithélium antérieur, soit en s'y engageant par son bord au niveau du repli conjonctival, soit peut-être en passant dans les canaux par lesquels les nerfs vont du stroma cornéen dans l'épithélium antérieur.

Épithélium postérieur de la cornée.

Arrivons à l'épithélium postérieur de la cornée ou endothélium de la membrane de Descemet.

Les éléments qui entrent dans la constitution de cet épithélium sont des plus intéressants; ils ont, comme vous le verrez, des propriétés singulières. Malgré cela, c'est à peine s'il en est question dans les traités classiques; les auteurs se contentent de dire qu'ils forment une seule couche qui se réfléchit au niveau du bord de la cornée pour tapisser la chambre antérieure de l'œil.

Cet épithélium a été étudié d'une manière plus approfondie par Ciaccio, dans un mémoire qu'il a publié en 1875 (1). Ayant eu recours surtout au nitrate d'argent,

(1) Ciaccio, *Osservationi intorno alla membrana del Descemet e al suo endotelio*, etc., Bologna, 1875.

il a reconnu les résultats différents que donne l'imprégnation suivant qu'elle est forte et qu'elle fixe immédiatement les cellules épithéliales en les faisant mourir, ou que plus faible elle les irrite d'abord et les fait rétracter. Il a figuré exactement les formes bizarres que prennent leurs noyaux, surtout chez le triton. Enfin, il ajoute que, contrairement à ce que disent certains auteurs, il n'a jamais pu les voir présenter des mouvements amiboïdes. Ciaccio va plus loin dans l'étude de la constitution intime de leur protoplasma. Les ayant traitées par le chlorure d'or à 1 pour 200 et ayant placé ensuite la cornée dans un mélange à parties égales d'eau et de liquide de Müller pendant plusieurs jours, il aurait vu ce protoplasma composé d'un réseau de fibrilles très fines. Il dit aussi qu'il existe entre les cellules épithéliales des pores ou stomates, qu'il considère comme l'ouverture de canaux qui, passant à travers la membrane de Descemet, communiqueraient avec l'intérieur de la cornée.

Swaen (1) a consacré à l'épithélium postérieur trois pages de son mémoire sur la cornée. Il l'a étudié chez la grenouille seulement, et principalement au moyen des imprégnations d'argent, soit en cautérisant la surface antérieure de l'œil avec le nitrate d'argent solide, soit en enlevant la cornée et en l'agitant dans une solution de ce réactif à 1 pour 300 ou à 1 pour 500. Il a constaté, comme Ciaccio, qu'après l'application du nitrate d'argent solide, les cellules épithéliales de la membrane

(1) Swaen, *loc. cit.*, p. 37.

de Descemet sont colorées, revenues sur elles-mêmes, rétractées et écartées les unes des autres. Dans d'autres cas, au contraire, la rétraction ne se produit pas, et les cellules, demeurées incolores et séparées par les fines lignes noires du ciment imprégné d'argent, forment un pavé endothélial régulier.

Lorsque les cellules étaient rétractées et écartées les unes des autres, Swaen a remarqué dans l'espace qui les séparait les mêmes lignes noires régulières qui se montrent entre les cellules non rétractées. Il a conclu de là que chacune de ces cellules épithéliales est formée de deux couches : l'une, antérieure, directement appliquée sur la membrane de Descemet, serait constituée par une lame fixe ayant une certaine solidité ; l'autre, postérieure, en rapport avec l'humeur aqueuse, serait composée d'un protoplasma mou renfermant le noyau. Dans les cas où l'on observe la rétraction des cellules, cette rétraction ne porterait que sur la partie postérieure protoplasmique, tandis que, par leur plaque antérieure résistante, elles conserveraient entre elles leurs rapports réguliers. Ce serait, d'après Swaen, la seule façon dont on pourrait expliquer les lignes régulières se montrant, malgré la rétraction des cellules, dans les espaces qu'elles ont abandonnés.

Nous avons nous-même étudié ces cellules par plusieurs procédés, et tout d'abord en passant le crayon de nitrate d'argent à la surface de la cornée. Lorsque l'on pratique cette opération, on est frappé de la rapidité extrême avec laquelle le nitrate d'argent traverse toute l'épaisseur de la membrane pour aller former, dans la chambre antérieure de l'œil, un précipité d'albuminate et de chlorure d'argent. C'est grâce à ce passage facile que l'on obtient l'imprégnation de l'épithélium postérieur en agissant sur la surface antérieure de la cornée.

Nous avons également enlevé la cornée et nous l'avons plongée dans des solutions de nitrate d'argent à 1 pour 300, à 1 pour 500, à 1 pour 1000 ; mais, tous ces procédés ne nous donnant pas des résultats complètement satisfaisants, nous avons cherché à faire arriver directement le réactif sur l'épithélium en place.

Au moyen d'une seringue hypodermique munie d'une canule en or dont la pointe était bien tranchante, nous avons injecté dans la chambre antérieure de l'œil des solutions variées de nitrate d'argent, à 1 pour 1000, à 1 pour 300, à 1 pour 100.

Nous avons essayé également d'injecter successivement une solution de nitrate d'argent et une solution d'acide osmique à 1 pour 100, ou bien d'exposer l'œil aux vapeurs d'acide osmique immédiatement après avoir injecté le sel d'argent dans la chambre antérieure, etc.

Les résultats les plus démonstratifs nous ont été fournis par l'injection dans la chambre antérieure d'une solution de nitrate d'argent à 1 pour 100. Sur la même préparation, nous avons obtenu en certains points les cellules colorées et rétractées, et en d'autres points les cellules incolores séparées par de fines lignes d'imprégnation. Nous avons également pu observer tous les états intermédiaires, qui nous ont permis de mieux apprécier les transformations successives subies par les cellules.

Dans les endroits où l'endothélium a été touché très rapidement, les lignes d'imprégnation sont régulières comme dans tous les endothéliums en général; elles ne sont pas absolument droites, mais légèrement sinueuses (fig. 37). Tout à côté, il s'est fait, en outre, une imprégnation positive: entre les lignes intercellulaires fortement colorées en noir, la masse cellulaire elle-même est teintée en brun par suite de l'absorption et de la réduction du sel d'argent. Du reste, pour le dire en passant, je ne connais pas d'épithélium qui subisse plus facilement l'imprégnation positive que celui que nous étudions en ce moment. Sur le fond cellulaire teinté en brun plus ou moins foncé, se détachent les noyaux, qui, n'étant pas atteints par le nitrate d'argent, sont réservés en blanc. Vous remarquerez les formes variées qu'ils présentent : les uns sont arrondis, d'autres en forme de haricot ou de bissac, ou de bourgeons variés; chez le triton, ils affectent même souvent la forme d'une couronne bosselée, que Ciaccio a très exactement décrite et figurée.

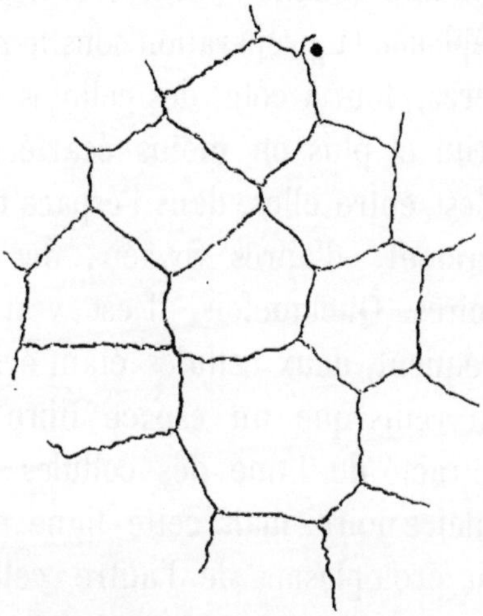

FIG. 37. — Épithélium postérieur de la cornée de la grenouille. — Imprégnation d'argent négative et régulière.

Si, après avoir passé des régions où se montrent les lignes intercellulaires simples à celles où il s'est produit une imprégnation positive et négative, vous continuez à déplacer la préparation sous le microscope, vous trouverez, tout à côté, des cellules rétractées, colorées en brun et plus ou moins écartées les unes des autres. C'est entre elles, dans l'espace qui les sépare, qu'existeraient, d'après Swaen, des lignes intercellulaires noires. Quelquefois, il est vrai, et c'est un cas assez fréquent, deux cellules étant écartées l'une de l'autre, on remarque un espace libre entre le protoplasma rétracté de l'une des cellules et une ligne intercellulaire noire, mais cette ligne est adossée directement au protoplasma de l'autre cellule; jamais elle ne se trouve libre, isolée des deux côtés (voy. fig. 38).

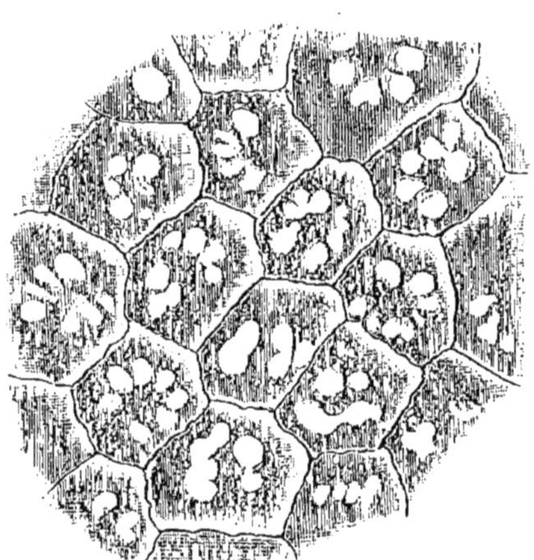

Fig. 38. — Épithélium postérieur de la cornée de la grenouille. Imprégnation d'argent positive.

Lorsque les deux cellules qui se font face ont subi un retrait, on ne voit plus aucune trace de la ligne noire. Nous n'avons, par conséquent, aucune raison d'admettre cette plaque particulière qui ferait, d'après Swaen, le soubassement des cellules épithéliales de la membrane de Descemet.

Avant de quitter l'épithélium postérieur de la cornée, je dois vous dire encore deux mots d'une réaction intéressante qu'il nous a montrée. Lorsque, après avoir fait macérer la cornée de la grenouille dans l'alcool au tiers pendant vingt-quatre heures, on en racle l'épithélium postérieur et qu'on le colore sur la lame de verre par du picrocarminate, on obtient dans la préparation des fragments du revêtement épithélial dans lesquels les cellules sont le plus souvent tellement rétractées qu'elles paraissent de petits lambeaux frangés cousus les uns aux autres. Dans leur intérieur, les noyaux affectent les formes variées que vous connaissez. Mais, chose curieuse, dans un même fragment composé de huit à dix cellules, qui, par conséquent, ont été toutes dans les conditions absolument les mêmes vis-à-vis de la matière colorante, certains noyaux sont colorés en rouge intense, tandis que d'autres sont incolores.

Bien plus, outre cette préparation de cornée de grenouille que j'ai faite hier, vous verrez sous un de ces microscopes des fragments de l'épithélium postérieur de la cornée du chat, qui ont été traités de la même façon et que je conserve depuis deux mois dans un mélange de glycérine et de picrocarminate. Sur ces fragments, vous remarquerez certains noyaux incolores, d'autres fortement colorés, d'autres, enfin, présentant toutes les colorations intermédiaires.

C'est là, Messieurs, un fait extrêmement curieux au point de vue de la technique histologique et de l'interprétation à donner aux colorations que l'on obtient par le carmin. Vous savez que la coloration du noyau est le résultat non pas de l'imbibition seulement, mais de la fixation de la matière colorante par une substance qui s'y trouve. Cette substance forme, avec la matière colorante, ce que l'on pourrait appeler une laque. Les choses étant comprises de la sorte, l'observation que nous venons de faire montre simplement que certains des noyaux de l'épithélium postérieur contiennent en abondance la substance qui fixe le carmin, tandis que d'autres en contiennent moins, et que d'autres n'en possèdent pas du tout.

J'attire votre attention sur ce fait, qui pourrait être le point de départ d'une série de recherches histochimiques du plus grand intérêt.

VINGTIÈME LEÇON

(1er mars 1879)

Épithélium postérieur de la cornée.

Altérabilité extrême des cellules de l'épithélium postérieur. — Vacuoles qu'y détermine l'alcool au tiers. Leur forme cylindrique basse chez les mammifères.

Discussion sur leur nature épithéliale ou endothéliale.

Étude du tissu qui se trouve à l'angle de la cornée et de l'iris. — Constitution de ses travées par une écorce à couches concentriques, ayant les caractères de la membrane de Descemet, et par un axe se continuant avec le stroma de la cornée. Colorabilité variable de cet axe, suivant la proportion qu'il contient des divers éléments du stroma cornéen.

La membrane de Descemet est un produit cuticulaire de l'épithélium qui la recouvre. — Les cellules de cet épithélium n'ont pas de plateau. Elles ne montrent pas de mouvements amiboïdes. Leur renouvellement se fait par voie de division ; faits qui prouvent que la migration n'y joue aucun rôle. Fonction des cellules épithéliales postérieures.

Vaisseaux sanguins et circulation lymphatique de la cornée.

MESSIEURS,

Nous terminerons aujourd'hui l'étude des cellules épithéliales de la face postérieure de la cornée.

Lorsque, après leur avoir fait subir l'action de l'alcool au tiers, on les examine, soit dans ce réactif, soit dans le picrocarminate d'ammoniaque, on constate qu'elles n'ont pas la forme polygonale à peu près régulière, caractéristique des endothéliums ou des épithéliums. Elles sont irrégulièrement frangées sur leurs bords, et l'on dirait, à première vue, que cette forme est due à des mouvements amiboïdes. Il n'en est rien ; elle est simplement le résultat du retrait produit par le réactif. Ce retrait montre à quel point sont délicats les éléments dont nous nous occupons. Je ne connais pas dans l'organisme de cellules qui soient ainsi déformées par l'alcool au tiers ; toutes sont, au contraire, fixées dans leur forme normale, sans en excepter les cellules nerveuses des centres.

Les solutions chromiques, le bichromate d'ammoniaque, le liquide de Müller, altèrent beaucoup moins les cellules épithéliales de la membrane de Descemet que l'alcool au tiers. Sur un œil qui a séjourné quelque temps dans un de ces liquides, le raclage de la face postérieure de la cornée permet d'obtenir des lambeaux d'épithélium dans lesquels la forme polygonale des cellules est conservée. Leurs noyaux se colorent difficilement, comme cela arrive en général après l'action des solutions chromiques ; leur protoplasma est devenu granuleux, mais il n'a pas subi de retrait.

C'est donc aux solutions chromiques et surtout au bichromate d'ammoniaque qu'il faut avoir recours pour étudier en place les cellules de l'épithélium postérieur, et reconnaître leurs formes et leurs rapports. Les coupes transversales compléteront à ce sujet les notions que nous avons acquises. Ces coupes ne doivent pas être faites après l'action du bichromate ou du liquide de Müller employés seuls. Il faut compléter, par l'action de la gomme et de l'alcool, le durcissement commencé, puis faire des coupes minces de la cornée passant par un de ses méridiens.

Chez la grenouille et chez les batraciens en général, l'épithélium de la membrane de Descemet est composé d'éléments cellulaires extrêmement minces ; leurs noyaux seuls font une saillie notable sur le bord de la coupe.

Chez les mammifères (le lapin, le chien, le chat, l'homme, etc.) cet épithélium est au contraire formé de cellules bien dessinées, qui ne sont pas plus épaisses au niveau du noyau que dans leurs autres portions, et que l'action du bichromate d'ammoniaque a rendues granuleuses. Ces cellules sont à peu près cubiques et pourraient être appelées des cellules cylindriques basses.

Nous devons nous demander maintenant si le revêtement cellulaire de la face postérieure de la cornée doit être rangé parmi les épithéliums ou parmi les endothéliums.

Il est analogue aux endothéliums parce qu'il est composé d'une seule couche de cellules; de plus, chez les batraciens, ces cellules sont aplaties et lamellaires comme les cellules endothéliales; en revanche, chez les mammifères, leur forme les rapproche plus des cellules épithéliales.

Il est vrai que, si l'on admet la conception que His a déduite de ses théories embryologiques, ce revêtement, se développant aux dépens du feuillet moyen du blastoderme, devrait être considéré comme un endothélium. Mais, ainsi que j'ai eu l'occasion de vous le dire, c'est un point de vue auquel je ne puis absolument me placer. Néanmoins je dois reconnaître que l'épithélium de la membrane de Descemet, bien que formé chez les mammifères de cellules nettement épithéliales, se continue avec le revêtement cellulaire de la chambre antérieure de l'œil, en se modifiant d'une manière progressive et en prenant les caractères d'un endothélium. Mais des transformations même plus accusées peuvent se remarquer sur des surfaces épithéliales continues, sans que pour cela on doive considérer comme de nature endothéliale toutes les cellules qui en font partie. Je me contenterai de vous donner, comme exemple à l'appui de cette manière de voir, l'épithélium cylindrique à cils vibratiles des bronches se continuant avec l'endothélium pulmonaire.

Pour suivre le passage de l'épithélium de la membrane de Descemet sur les autres parties de la chambre antérieure, il convient d'examiner une coupe méridienne de l'œil tout entier. Vous y verrez l'arc qu'y forme la cornée, sous-tendu par une corde incomplète dessinée par l'iris. L'angle limité par l'arc et la corde est occupé par un tissu particulier, sur la structure et la signification morphologique duquel les auteurs sont loin d'être d'accord.

Je ne saurais mieux faire, pour vous en donner la preuve, que de vous lire ce qu'en dit Kölliker dans la seconde édition française de son traité d'histologie :

« La membrane de Descemet ne se termine point par un bord tranchant, comme on le dit communément; elle semble se continuer tout entière, ainsi que Reichert l'a indiqué le premier, avec un tissu fibreux spécial. Les avis sont très partagés relativement à la nature de ce tissu :

Reichert le range avec le tissu conjonctif; Brücke le regarde comme un tissu spécial; Luschka le croit composé de ce qu'il a appelé *fibres séreuses* (c'est-à-dire fibres élastiques); Bowman (*Lectures*, p. 21) et Henle (*Jahresbericht*, 1852, p. 20) admettent qu'il est formé, en partie, de tissu élastique et en partie de tissu conjonctif. Quant à moi, je le considère comme une forme intermédiaire entre ces deux tissus (1). »

Il me semble qu'après avoir lu ce passage vous serez embarrassés pour déterminer la signification du tissu en question. Je dois ajouter qu'à la fin du long alinéa dont je vous ai lu le commencement, Kölliker dit que le tissu réticulé de l'angle de l'iris est analogue à celui que l'on rencontre dans les ganglions lymphatiques et dans les autres organes lymphoïdes; ce serait un tissu *cytogène*, c'est-à-dire constitué par des cellules radiées et anastomosées, dont les prolongements se seraient transformés en fibres. Ces fibres seraient d'une espèce intermédiaire, bâtarde, si je puis m'exprimer ainsi, et tiendraient à la fois de la nature des fibres connectives et de celle des fibres élastiques.

La conception de Kölliker sur le tissu conjonctif réticulé des ganglions n'est plus admissible. On sait actuellement que ce tissu n'est pas constitué par des cellules rayonnées, mais par des travées recouvertes de cellules endothéliales, et Kölliker lui-même ne soutiendrait plus aujourd'hui, je pense, l'existence de son tissu cytogène. Le tissu de l'angle de l'iris ne saurait donc être rangé

(1) Kölliker, *Éléments d'histologie humaine*, traduction française, 2e édition, p. 837.

dans cette classe qui n'existe pas, et l'opinion de Kölliker sur sa structure n'est pas plus exacte que celles dont il a fait la critique dans le passage que je viens de vous lire.

Choisissons, pour étudier ce tissu, un œil d'homme adulte, ou mieux un œil de vieillard. Faisons durcir cet œil par le bichromate d'ammoniaque, la gomme et l'alcool, et pratiquons-y des coupes méridiennes que

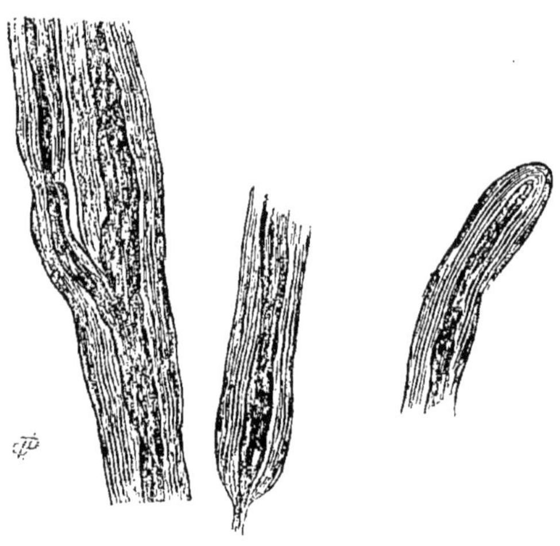

FIG. 39. — Fibres du réticulum de l'angle de l'iris de l'homme, observées sur une coupe faite après durcissement de l'œil par le bichromate d'ammoniaque, la gomme et l'alcool. L'épithélium a été détaché.

nous colorerons au moyen du picrocarminate et que nous monterons dans la glycérine. A un faible grossissement, nous reconnaîtrons la disposition d'ensemble du réticulum occupant l'angle de la cornée. Portons maintenant notre attention sur une travée de ce réticulum, et examinons-la à un fort grossissement (fig. 39). Nous constaterons (et je vous rappelle qu'il s'agit toujours ici d'un œil d'adulte ou de vieillard) qu'elle possède un axe central vaguement fibrillaire, une écorce épaisse et enfin un revêtement épithélial.

Faisons un examen plus attentif de ces trois parties, et commençons par l'écorce. Elle est régulièrement striée en long et paraît formée de couches concentriques distinctes. Lorsqu'elle présente des plis, on croirait avoir sous les yeux une fibre musculaire mal préparée.

Une autre disposition commune dans l'écorce, surtout chez les sujets avancés en âge, c'est l'irrégularité de sa surface, qui est bosselée et comme verruqueuse, et donne quelquefois aux travées une apparence plus ou moins moniliforme. Du reste, dans son ensemble, l'écorce est d'autant plus épaisse que le sujet est plus avancé en âge.

Voilà donc trois faits importants : l'écorce des travées est striée parallèlement à leur direction ; elle présente des bosselures à sa surface ; elle est plus épaisse chez l'adulte et chez le vieillard.

Examinons maintenant la membrane de Descemet. Elle est plus épaisse chez l'adulte et chez le vieillard ; elle est constituée par des lamelles superposées, comme Henle l'a démontré au moyen de l'ébullition prolongée et comme vous avez pu le vérifier sur les préparations que j'ai faites par cette méthode (voy. p. 131) ; enfin, elle présente à son pourtour des verrues que, d'après Kölliker, Henri Müller aurait été le premier à signaler, tandis que, d'après les autres auteurs, ce serait Hassall qui les aurait observées d'abord.

La concordance de ces caractères me paraît démontrer *à priori* que l'écorce des travées du réticulum correspond à la membrane de Descemet.

Quant à leur axe, il a une épaisseur variable, suivant les animaux que l'on examine. Chez certains, il se colore en rouge vif par le carmin, comme les fibres suturales de la cornée ou les fibres qui vont s'attacher à la membrane basale antérieure (voy. p. 155). Quelquefois il contient des cellules, et même des cellules pigmentées.

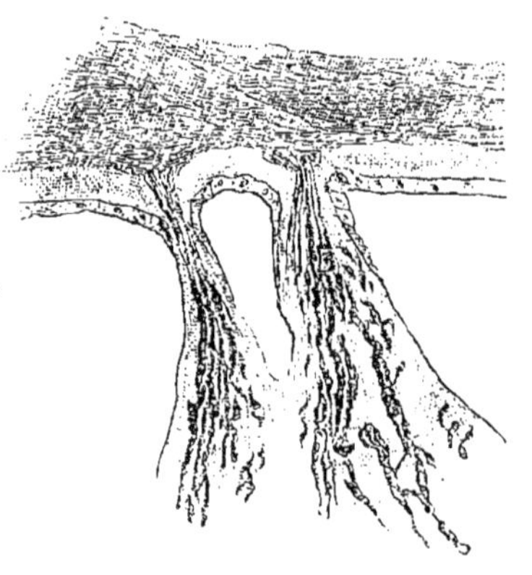

Fig. 40. — Coupe méridienne de la cornée du lapin faite au niveau du ligament pectiné de l'iris. Deux travées du réticulum, dont l'axe est formé par du tissu cornéen, l'écorce par la membrane de Descemet qui se continue à leur surface, sont revêtues d'une couche épithéliale qui se continue avec l'épithélium postérieur de la cornée.

Une coupe transversale bien réussie de la cornée du lapin nous éclairera complètement sur la nature de ces travées et sur la manière dont elles se rattachent à la cornée.

Sur cette coupe (fig. 40), vous verrez partir de la membrane de Descemet deux travées du réticulum, sur lesquelles l'épithélium postérieur se continue en s'amincissant et en prenant les caractères d'un endothélium. Quant aux travées elles-mêmes, vous reconnaîtrez qu'elles sont constituées par un axe conjonctif fibrillaire, qui venant du tissu propre de la cornée passe à travers la membrane de Descemet, et par une écorce plus ou moins épaisse qui lui est fournie par cette membrane (1).

Chez la plupart des mammifères et chez l'homme en particulier, ces travées s'anastomosent entre elles et constituent ce que l'on désigne sous le nom de ligament pectiné de l'iris.

Quant au réticulum qu'elles forment par leur ensemble, les mailles en sont relativement plus larges chez l'enfant, plus étroites chez l'adulte par suite de l'épaississement progressif des travées. Ces mailles sont en communication avec la chambre antérieure de l'œil, de laquelle dépend en réalité tout le système caverneux que je viens de décrire.

L'interprétation à laquelle nous arrivons découle si naturellement des faits, qu'il est à peine nécessaire de la formuler : Chaque travée du réticulum est comme une petite cornée qui, au lieu d'avoir la forme membraneuse, serait cylindrique ; en d'autres termes, une travée est un processus de la cornée tout entière, moins l'épithélium antérieur.

L'axe conjonctif prend, sous l'influence du picrocarminate d'ammoniaque, une couleur tantôt plus vive, tantôt moins; cela dépend de la proportion différente des divers éléments de la cornée qu'il contient.

Vous savez qu'outre ses lames conjonctives, qui ne se

(1) Cette constitution des travées du réticulum de l'angle de l'iris a déjà été signalée par Ciaccio (*loc. cit.*, voy. p. 324). Cet auteur dit expressément que, chez les grands mammifères, les travées qui partent de la membrane de Descemet sont formées de deux parties, dont l'interne se continue avec la substance propre de la cornée, tandis que l'externe seule provient de la membrane de Descemet (p. 2 du mémoire cité).

colorent que fort peu par le carmin, la cornée renferme des éléments auxquels ce réactif donne une couleur beaucoup plus vive. Ce sont les fibres suturales et la substance particulière qui forme la limite des lames (voy. p. 150). Je vous ai montré (voy. p. 158) que cette substance est la même que celle des fibres spirales et annulaires du tissu conjonctif ordinaire.

Si les travées du réticulum contiennent une plus grande proportion de cette substance spéciale, elles se coloreront en rouge plus vif, comme c'est le cas chez l'homme ; si, comme chez le lapin, elles sont composées en majeure partie de tissu cornéen proprement dit, elles seront simplement teintées en rose.

Pour le dire en passant, sur une coupe comprenant la cornée et la sclérotique, colorée au carmin et traitée par l'acide formique, la sclérotique est toujours plus fortement teintée, et cela tient en partie aux fibres annulaires et spirales qu'elle renferme.

L'étude à laquelle nous venons de nous livrer va nous permettre de comprendre la membrane de Descemet dans sa signification morphologique et dans son développement.

Partout où se continuent les cellules épithéliales de la membrane de Descemet, nous voyons qu'elles reposent sur une couche dont la constitution est semblable à celle de cette membrane. Quand cette couche est moins épaisse, comme, par exemple, sur les travées du réticulum de l'angle de l'iris, les cellules qui la recouvrent sont plus basses. Il y a donc un rapport entre l'importance de ces cellules et celle de la couche sous-jacente.

De ce fait, ajouté à ceux que nous connaissons déjà, l'accroissement continu de la membrane de Descemet pendant la vie, les saillies verruqueuses qu'elle présente chez le vieillard, nous devons conclure que cette membrane est un produit cuticulaire de l'épithélium qui la double. Sa constitution lamellaire, observée par Henle, niée depuis par d'autres auteurs et cependant parfaitement évidente, milite en faveur de cette opinion.

Une autre question, déjà soulevée, mais qui se représente ici et prend un intérêt nouveau après l'hypothèse que nous venons de formuler, est de savoir si les cellules épithéliales de la membrane de Descemet sont composées de deux portions distinctes, l'une profonde, fixe, solide, l'autre superficielle, protoplasmique et délicate.

C'est, vous vous en souvenez, l'opinion à laquelle Swaen avait été conduit par l'examen de préparations obtenues au moyen du nitrate d'argent. Nous avons vu que ces préparations devaient être interprétées tout autrement. L'observation de l'épithélium postérieur sur des coupes de la cornée des mammifères vient encore confirmer notre manière de voir. Les noyaux des cellules qui le composent arrivent jusqu'au voisinage immédiat de la membrane de Descemet. Or, si ces cellules possédaient à leur base d'implantation une partie plus ou moins différenciée, une sorte de plateau, leur noyau devrait se trouver au-dessus de ce plateau et, par conséquent, à une certaine distance de la membrane de Descemet.

Une troisième question, soulevée il y a déjà longtemps par Klebs, discutée plus tard par Stricker et Norris, est celle de savoir si les cellules épithéliales de la membrane de Descemet sont amiboïdes, c'est-à-dire contractiles à la façon des amibes ou des cellules lymphatiques. Klebs (1) l'affirme, et il compare leur contractilité à celle que Kühne aurait observée dans les cellules fixes de la membrane. Stricker et Norris soutiennent que ces cellules, fixes à l'état normal, deviennent amiboïdes dans la kératite. Ciaccio, qui a dirigé spécialement son attention sur ce point, ne les a jamais vu se contracter. Moi-même, je n'ai pas pu y reconnaître des mouvements amiboïdes, bien que je me sois placé dans les meilleures conditions pour les observer.

On ne peut rien conclure, il est vrai, d'une observation négative. Je dois vous dire cependant, pour expliquer ce désaccord, qu'à une certaine époque on avait une tendance à voir dans tous les éléments cellulaires des mouvements amiboïdes actifs. Je n'en connais pas d'exemple plus remarquable que celui qu'a donné Virchow. Vous savez que les cellules de cartilage sont contenues dans une capsule qu'à l'état normal elles remplissent exactement. Lorsque de l'eau, de la glycérine ou n'importe quel liquide pénètre dans la capsule, la masse protoplasmique se rétracte, prend des formes irrégulières et, grâce à sa réfringence augmentée et à son

(1) Klebs, *Das Epithel der hinteren Hornhautfläche* (*Centralblatt*, 1864, p. 513.)

irrégularité, arrive à masquer le noyau. Virchow a pris cette rétraction de la cellule pour un mouvement actif (1).

Une quatrième question est relative à l'évolution et à la reproduction des cellules épithéliales de la membrane de Descemet. Elles sont rangées sur une seule couche, et par conséquent elles ne sauraient être remplacées au fur et à mesure, comme dans les épithéliums stratifiés, par des cellules sous-jacentes. Néanmoins il est probable que, comme toutes les cellules épithéliales, elles n'ont qu'une durée limitée, et qu'elles doivent mourir ou être éliminées après un certain temps.

Un premier fait, constaté par tous les histologistes qui ont fait l'étude de ces cellules, c'est que quelques-unes d'entre elles, possèdent deux noyaux. Il est donc à présumer que, si on les observait dans des conditions favorables, on pourrait être témoin de la division cellulaire.

On pourrait supposer également que le renouvellement de l'endothélium se fait par migration : les éléments lymphatiques, si voisins, comme nature, des cellules endothéliales, viendraient s'étaler à la surface de la membrane de Descemet, s'y fixer et combler de la sorte les vides qui se produiraient dans son revêtement.

Il n'en est rien; je dirai plus, cela est impossible. L'humeur aqueuse est, en effet, un milieu fort peu favorable à la vie des éléments lymphatiques. Pour s'en

(1) Virchow, *Ueber bewegliche thierische Zellen* (*Virchow's Arch.* t. 28, 1863, p. 237).

assurer, il suffit de déposer sur le disque d'une chambre humide de la lymphe à laquelle on ajoute de l'humeur aqueuse; les cellules lymphatiques reviennent à la forme ronde et demeurent immobiles sans pousser aucun prolongement. Cette seule observation démontre que l'humeur aqueuse ne favorise pas les manifestations vitales des cellules lymphatiques. Du reste, jamais à l'état physiologique l'humeur aqueuse n'en contient, et cependant c'est seulement par cette voie qu'elles pourraient arriver sur la face postérieure de la cornée.

L'intérêt de l'observation que nous venons de faire consiste en ce qu'elle élimine pour l'endothélium de la membrane de Descemet la question de la migration, qui se pose partout ailleurs lorsqu'il s'agit du renouvellement des cellules. On pourrait donc choisir cet endothélium pour faire, sur la multiplication des cellules et sur l'accroissement des tissus, des expériences dans lesquelles on n'aurait aucune crainte de voir la migration des éléments lymphatiques compliquer les résultats que l'on observerait.

En résumé, les cellules épithéliales de la membrane de Descemet sont constituées par un protoplasma très délicat.

Elles protègent les cellules fixes de la cornée contre l'action de l'humeur aqueuse, qui constitue pour ces dernières un milieu peu favorable, ainsi que l'expérience (voy. p. 238) nous l'a démontré Leur rôle, vis-à-vis de la cornée, a ainsi une certaine analogie avec celui des cellules caliciformes de l'estomac.

Elles ont de plus un rôle actif dans la formation et l'accroissement de la membrane de Descemet.

Vaisseaux sanguins et circulation lymphatique de la cornée.

Avant de vous parler des nerfs de la cornée, je dois encore vous dire quelques mots des vaisseaux sanguins et des voies lymphatiques de cet organe.

Chez les embryons de mammifères il existe, dans les couches superficielles de la cornée, un réseau capillaire complet. Un peu après la naissance, ce réseau s'atrophie, et il n'en reste que des anses vasculaires qui, sises au pourtour de la membrane, s'avancent plus ou moins dans son intérieur. Chez le rat en particulier, ces vaisseaux pénètrent assez avant dans la cornée; chez la plupart des autres animaux, ils n'en dépassent guère la circonférence. Chez quelques poissons osseux, la carpe notamment, la cornée reste vasculaire pendant toute la vie.

Pour étudier la distribution des vaisseaux au pourtour de la cornée, il faut faire des injections vasculaires de l'animal entier. Une injection de bleu de Prusse, pratiquée chez un rat, vous permettra de reconnaître nettement les anses vasculaires qui existent sur le bord de la cornée et qui s'avancent plus ou moins loin vers son centre.

On obtient, au moyen du nitrate d'argent, de belles imprégnations de ces anses vasculaires : le meilleur procédé consiste à passer simplement un cristal de nitrate d'argent sur la cornée; c'est même ainsi que l'on démontre le plus facilement l'endothélium des capillaires sanguins.

Je ne m'étendrai pas sur la circulation de la lymphe dans la cornée. Kölliker avait cru voir jadis des vaisseaux lymphatiques dans la cornée d'un jeune chat. Il n'a pu répéter cette observation, et probablement il a été victime d'une erreur. La cornée ne contient pas de vaisseaux lymphatiques canaliculés ; la circulation des sucs nourriciers s'y fait par ses espaces plasmatiques, qui, très vraisemblablement, sont en communication avec les vaisseaux lymphatiques de la conjonctive.

VINGT ET UNIÈME LEÇON

(6 mars 1879)

Nerfs de la cornée.

Description générale. — Troncs nerveux qui pénètrent dans la cornée. — Leur disposition. — Forme et rapports des fibres à myéline qui les constituent. Chez le lapin, les nerfs entrent dans la cornée par sa moitié antérieure. — Forme rubanée de ces nerfs. Elle est très accusée chez le triton. — Les fibres pâles qui font suite aux fibres à myéline sont des faisceaux de fibrilles nerveuses.

Plexus fondamental. Sa régularité admirable dans la cornée du lapin. — Cette régularité est beaucoup moins grande chez la grenouille et le triton. Le triton n'a pas de plexus fondamental proprement dit.

Rapport des fibres nerveuses avec les cellules et les lames de la cornée. — Les fibres nerveuses ne cheminent pas dans des canaux préformés. Importance de ce fait pour les théories sur le développement du système nerveux.

MESSIEURS,

La richesse nerveuse de la cornée est vraiment extraordinaire. Aucune description ne saurait en donner une idée, et il faut avoir observé de bonnes préparations de cette membrane obtenues par la méthode de l'or pour se douter du nombre prodigieux des fibres nerveuses qu'elle contient.

L'étude des nerfs de la cornée nous permettra d'abord d'acquérir quelques données importantes sur les terminaisons nerveuses périphériques en général.

Nous aurons ensuite à nous poser à leur sujet une série de questions physiologiques : Toutes les fibres nerveuses de la cornée sont-elles sensitives? Donnent-elles simplement des sensations douloureuses? Leur rôle est-il également relatif à la sensation de la pression intra-oculaire? Existe-t-il dans la cornée des fibres centrifuges? Ces fibres sont-elles motrices, comme Kühne l'a soutenu? Y en a-t-il de trophiques, comme l'ont pensé Magendie et Claude Bernard, en se fondant sur les résultats de la section intracrânienne de la cinquième paire?

Toutes ces questions devront être discutées, mais seulement après que nous aurons terminé l'étude anatomique des nerfs, étude par laquelle nous allons commencer.

Je vous ai dit que les nerfs ont d'abord été observés dans la cornée par Schlemm, en 1830. La sensibilité exquise de cet organe devait en faire admettre l'existence et porter les observateurs à les y rechercher. En 1842, Pappenheim a reconnu que ces nerfs formaient un plexus. Mais ce sont surtout les travaux de Hoyer, de Cohnheim et de Kölliker qui ont fait faire un grand progrès à la question.

Les nerfs de la cornée viennent des nerfs ciliaires, qui donnent également des rameaux au muscle ciliaire et à l'iris. Ils s'engagent dans la sclérotique non loin du pourtour de la cornée, vers lequel ils convergent et au niveau duquel ils forment un premier plexus en couronne, composé en majeure partie de fibres à myéline.

De ce plexus partent des branches nerveuses de dimensions variables, qui pénètrent dans la membrane par les différents points de sa périphérie d'une façon assez régulière, s'y divisent et s'y subdivisent en se rapprochant de sa face antérieure, où elles constituent en s'anastomosant un plexus remarquable, plexus terminal des auteurs, *plexus fondamental.*

Les fibres nerveuses auxquelles il donne naissance, branches perforantes, vont directement vers la surface antérieure de la cornée, perforent la lame basale antérieure et arrivent ainsi au-dessous de l'épithélium. Là, elles forment un nouveau plexus, constitué par des fibres très grêles, *plexus sous-épithélial.* Partant de ce plexus, les fibres nerveuses s'engagent dans l'épithélium entre les cellules qui le composent; arrivées à la limite de la couche moyenne et de la couche superficielle de cet épithélium, elles s'incurvent pour former un dernier plexus, *plexus intra-épithélial*, et se terminent par des boutons.

Ajoutons, pour être complet dans cette énumération, qu'il existe en outre un certain nombre de petits plexus accessoires. Il y a donc en résumé :

Un plexus annulaire;

Un second plexus occupant toute l'étendue de la cornée au voisinage de sa surface, plexus fondamental ;

Un plexus sous-épithélial;

Un plexus intra-épithélial ;

Enfin, des plexus accessoires.

Pour examiner les nerfs qui entrent dans la cornée, une première méthode, la plus simple, est celle qui consiste à observer une cornée de grenouille ou de triton dans une chambre humide, au sein de l'humeur aqueuse. En faisant cette observation, on reconnaît que la plupart des troncs nerveux qui pénètrent dans la cornée sont formés de fibres à myéline, c'est-à-dire de tubes nerveux proprement dits.

Si l'on suit une de ces fibres, on la voit se terminer à peu de distance du bord de la membrane par une fibre pâle qui en continue la direction. La myéline cesse après avoir formé un dernier segment interannulaire qui est généralement très court, le tube nerveux étant d'un petit diamètre.

D'autres tubes se divisent avant de perdre leur myéline. Cette division a toujours lieu au niveau d'un étranglement; les deux branches qui en résultent n'ont généralement qu'un segment interannulaire court, rarement deux ou trois, avant de devenir des fibres pâles. Je n'insiste pas sur ces diverses dispositions; elles sont tout à fait semblables à celles qu'affectent les nerfs au voisinage de leurs terminaisons dans les muscles striés (1).

Un fait assez curieux, que jusqu'à présent nous n'avions guère observé que sur les nerfs régénérés à la suite des sections transversales, se montre fréquemment sur les tubes à myéline qui entrent dans la cornée. Une fibre à myéline, après être devenue une fibre pâle, se revêt d'un petit segment de myéline, puis redevient une fibre pâle.

Il est rare que, dans les petits troncs qu'ils forment

(1) Voy. *Leçons sur l'histologie du système nerveux*, t. II, p. 301.

à la périphérie de la cornée, les tubes nerveux soient régulièrement disposés les uns à côté des autres, comme des javelines dans un faisceau. Le plus souvent, on peut même dire toujours, ils s'entre-lacent de telle sorte qu'il est difficile de les suivre dans tout leur trajet. Cet entre-croisement des tubes nerveux s'observe fréquemment au voisinage de leur terminaison périphérique, et dans les nerfs régénérés il est encore bien plus accusé.

Tous les faits dont je viens de vous parler peuvent être reconnus sur une cornée examinée dans la chambre humide, même immédiatement après qu'on vient de faire la préparation. Plus tard, lorsque cette membrane est devenue moins réfringente par suite de l'imbibition de sa substance fondamentale, ces détails se voient encore beaucoup mieux. A ce moment, on peut fixer les nerfs dans leur forme en exposant la cornée aux vapeurs d'acide osmique (voy. p. 105), et il est bon, pour donner la plus grande netteté possible à la préparation, de la traiter ensuite par la purpurine, qui fait bien ressortir les noyaux sans trop colorer les autres éléments qui entrent dans la constitution de la membrane. Sur une préparation faite suivant ce procédé, vous verrez des fibres nerveuses à myéline entrelacées former en pénétrant dans la cornée de petits troncs nerveux individualisés, qui possèdent chacun une gaîne de Henle distincte.

Pour étudier les nerfs à leur entrée dans la cornée, la souris est un animal très favorable; de tous ceux que j'ai examinés, c'est en effet celui où les fibres à myéline pénètrent le plus loin.

Il faut avoir recours à la fixation immédiate par

l'acide osmique : Après avoir tranché la tête à une souris, on lui enlève un œil, que l'on suspend au moyen d'une épingle au bouchon fermant un petit flacon dans lequel on a versé quelques gouttes d'une solution d'acide osmique à 1 pour 100. Au bout de quatre ou cinq heures, la cornée est bien fixée par les vapeurs de ce réactif. Si, après l'avoir détachée avec une portion de la sclérotique qui l'entoure, vous l'étalez sur une lame de verre pour l'examiner au microscope, vous pourrez suivre une même fibre à myéline dans tout son trajet. Dans la sclérotique, elle est plus étroite et d'une teinte plus foncée que dans la cornée. Cela tient à ce qu'au moment où elle pénètre dans cette membrane, elle devient rubanée, tandis qu'auparavant elle était cylindrique.

C'est chez le lapin surtout que nous devons étudier d'une façon complète la distribution des nerfs dans la cornée, parce que c'est sur cet animal que nous nous proposons de faire des expériences pour chercher la solution d'une série de problèmes de physiologie et d'histophysiologie encore en suspens.

Les troncs nerveux qui s'engagent dans la cornée du lapin sont de volume variable; les plus gros vont, en se divisant et en se subdivisant, jusqu'au centre de la membrane; les plus petits se distribuent au voisinage immédiat de son bord; enfin il y en a de moyens qui se répartissent dans l'espace intermédiaire; cette disposition est relative à la distribution régulière des fibres nerveuses dans toute l'étendue de la membrane.

Je dois revenir sur un point important de la technique de l'or. Le procédé que nous employons consiste, vous le savez, à plonger la cornée dans le jus de citron pendant cinq minutes, puis dans une solution de chlorure d'or à 1 pour 100 pendant vingt minutes à une heure, enfin à amener la réduction par un séjour dans l'eau distillée additionnée d'une petite quantité d'acide acétique. On obtient ainsi de fort belles préparations, qui sont très démonstratives le jour où elles ont été faites et les jours suivants; mais, après quelques semaines, la coloration s'accentue, et elles deviennent trop foncées pour que l'on y puisse rien distinguer. Cet inconvénient peut être évité : si, après que la cornée a été dorée, on la laisse séjourner pendant quelques jours ou même quelques semaines dans l'alcool ordinaire, l'or se fixe d'une manière définitive, et les préparations que l'on en fait ne changent plus de coloration. Ajoutons que le même résultat peut être obtenu en employant, pour opérer la réduction, une solution d'acide formique au quart; mais ce dernier procédé a l'inconvénient d'amener l'altération et même la chute de l'épithélium antérieur et de l'épithélium postérieur.

Sur une cornée de lapin, préparée par le dernier de ces procédés, examinée à plat par sa face antérieure, après qu'on a chassé au moyen du pinceau ce qui restait d'épithélium, vous pourrez reconnaître et suivre dans leur trajet tous les nerfs qui se distribuent dans cette membrane (fig. 41). En maniant la vis micrométrique, vous constaterez qu'au niveau de son bord les petits troncs nerveux sont situés plus superficiellement que les gros, et que les uns et les autres concourent à la formation du plexus fondamental qui occupe un plan plus superficiel encore.

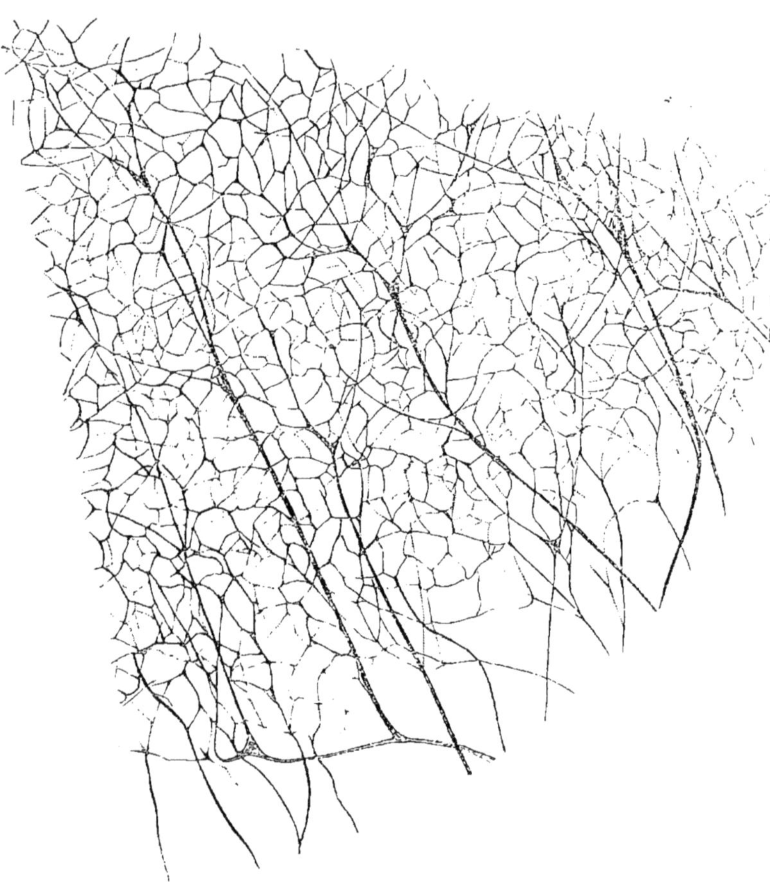

Fig. 41. — Segment de la cornée du lapin, traitée par le chlorure d'or, et dont l'épithélium a été enlevé pour mettre en évidence les troncs nerveux principaux, leurs ramifications et le plexus fondamental.

Pour mieux apprécier la position relative de ces différentes parties de l'appareil nerveux de la cornée, il convient de les examiner sur des coupes faites perpendiculairement à la surface de la membrane après qu'elle a été soumise à l'action du sel d'or. Les plus instructives de ces coupes sont celles qui sont pratiquées au voisinage de son bord et tangentiellement à sa circonférence. Vous y reconnaîtrez sans difficulté que tous les troncs nerveux qui pénètrent dans la cornée sont situés en avant de la moitié de son épaisseur; que les plus gros sont les plus profonds et les plus petits les plus superficiels.

Vous pourrez y remarquer également qu'au sortir de la sclérotique les troncs nerveux les plus gros sont situés dans une sorte de canal ménagé entre les lames cornéennes, qui s'entre-croisent à leur niveau. Il n'en est pas de même pour les troncs plus petits; leur coupe a une forme lenticulaire et se montre souvent dans l'épaisseur même des lames, sans qu'il y ait aucun élément cellulaire pour les en séparer. Une observation attentive permet de constater que les faisceaux connectifs qui les entourent sont coupés transversalement. Ces troncs nerveux sont donc situés simplement au milieu des fibres de la cornée, et ils en suivent la direction. Le fait est intéressant, parce qu'il démontre qu'il n'y a pas toujours des voies tracées à l'avance pour le passage des nerfs.

Tous les troncs nerveux de la cornée sont aplatis suivant la surface de la membrane. C'est là une disposition que l'on observe chez tous les animaux; elle est plus marquée encore chez les batraciens que chez les mammifères.

Chez la grenouille, le plexus fondamental n'est pas régulier, et il ne se trouve pas dans les couches superficielles comme chez le lapin. Sur la cornée de cet animal traitée par la méthode de l'or, les nerfs ne présentent pas une coloration violette aussi intense que chez les mammifères, parce qu'ils sont beaucoup moins épais. Ils se montrent comme des rubans, sur lesquels une striation longitudinale représente les fibrilles qui les constituent. Ils portent aussi des stries transversales ou obliques, irrégulièrement réparties. Ces stries sont des crêtes d'empreinte, mais elles ne correspondent pas, comme dans les cellules de la cornée, à une disposition normale. C'est une forme accidentelle qu'il faut attribuer à l'action des réactifs employés. Sous leur influence, une partie de la substance des troncs nerveux s'est moulée dans les interstices des faisceaux connectifs, en a pris l'empreinte et se montre dès lors, sur le ruban nerveux, sous la forme de stries plus colorées.

Chez le triton, la disposition rubanée des nerfs est encore plus accentuée que chez la grenouille. Le plexus occupe l'épaisseur de plusieurs lames, et l'on voit les rubans nerveux se plier et se contourner pour passer d'un espace interlamellaire dans le suivant, puis reprendre leur trajet horizontal, de façon à former un lacis extrêmement compliqué et qui défie toute description (voy. fig. 43).

Revenons maintenant à l'observation de la cornée vivante dans la chambre humide. Souvent, dans un petit filet nerveux, deux ou trois tubes à myéline situés côte à côte perdent leur gaîne médullaire à la même hauteur;

plus loin se montre, à leur place et pour les continuer, une seule fibre pâle, qui paraît bien individualisée et dont l'aspect ne permettrait pas de soupçonner que plusieurs tubes nerveux contribuent à la constituer. Y a-t-il fusion des fibres à myéline pour former cette fibre pâle unique? C'est là une question intéressante, qui peut se présenter à propos d'autres nerfs, mais qui ne saurait guère être résolue que dans la cornée, où il est possible de suivre les fibres nerveuses sur une grande longueur sans rien déranger de leurs rapports normaux. Je le répète, le problème est celui-ci : Plusieurs fibres nerveuses peuvent-elles se fondre en une fibre unique, ou n'y a-t-il là qu'une apparence trompeuse?

Si vous examinez plus attentivement la préparation dont je viens de vous parler, vous verrez d'un des tubes à myéline se dégager une fibre pâle qui se divise en deux branches; dans le tube à myéline voisin, il se produit une division analogue; puis, ces diverses fibres pâles s'unissent, s'accolent et finissent par se confondre en une fibre pâle unique. Cette fibre n'a donc pas une véritable individualité et, comme le montre sa striation longitudinale, elle est en réalité un faisceau de fibrilles.

Ces fibrilles ne se distinguent pas très nettement au point même où elles sortent du tube à myéline, mais elles sont beaucoup plus nettes un peu plus loin. Elles sont rarement parallèles, et leur entrelacement est plus complexe encore que celui des tubes à myéline qui leur ont donné naissance. Il est possible même qu'elles se séparent, se réunissent à d'autres et constituent, dans les troncs où elles sont encore côte à côte, un plexus semblable à celui des fibres de Remak (1).

Tant qu'elles sont réunies en fibres de premier ordre, il est difficile de savoir si elles ont réellement cette disposition plexiforme; mais, aux points où les petits troncs qu'elles constituent se divisent et s'anastomosent, il est facile de constater leurs accolements et leurs divisions. Il suffit, pour s'en rendre compte, d'observer à un grossissement un peu fort, soit sur une cornée dorée, soit sur une cornée examinée dans la chambre humide, un des nœuds du plexus nerveux.

En examinant celui que j'ai disposé sous un de ces microscopes et qui appartient au plexus fondamental de la cornée du lapin traitée par la méthode de l'or (fig. 42), vous verrez que les fibrilles y forment un chiasma des plus complexes, allant non seulement de la branche principale dans chacune des secondaires, mais d'une branche secondaire dans l'autre, et cela par les trajets les plus irréguliers et les plus inattendus. Souvent même il arrive qu'une fibrille se détache de l'ensemble, chemine isolément et rentre ensuite dans la même branche d'où elle était sortie.

Dans ce chiasma vous remarquerez un certain nombre de fibres qui se divisent; d'autres qui s'accolent deux à deux pour n'en former qu'une seule. Nous verrons plus tard s'il faut conclure de là à l'existence d'un réseau nerveux proprement dit, ou s'il n'existe en réalité qu'un plexus.

(1) Voy. *Leçons sur l'histologie du système nerveux*, t. I, p. 141

Jusqu'à présent, pour ne pas compliquer la description, je ne vous ai rien dit des noyaux qui se montrent sur les petits troncs nerveux ou fibres de premier ordre. Ils ne paraissent pas avoir chacun une couche proto-

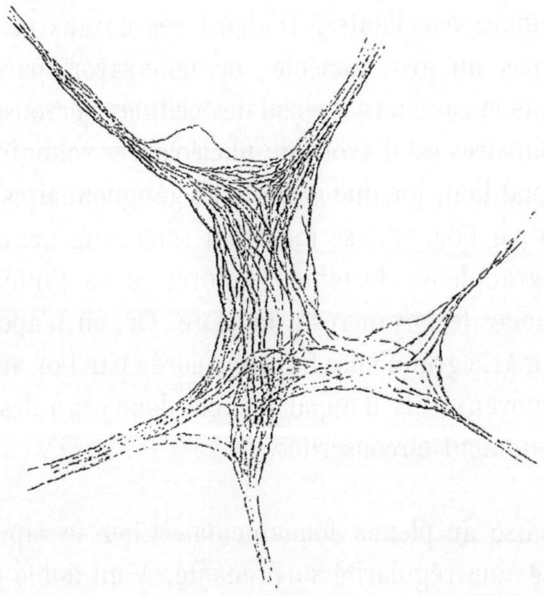

FIG. 42. — Un nœud du plexus fondamental de la cornée du lapin, imprégnée par l'or.

plasmique distincte et, comme ceux des fibres de Remak, ils semblent noyés dans une sorte de gangue qui leur serait commune avec les fibrilles nerveuses. Ces noyaux ne correspondent pas à une gaîne analogue à la gaîne de Schwann ; en effet, on les trouve tantôt sur les bords, tantôt au milieu de la fibre, ce qui leur donne une analogie de plus avec ceux des fibres de Remak.

Au niveau des bifurcations ou des anastomoses et dans le plexus fondamental lui-même, on observe des noyaux qui ont le même caractère, mais qui souvent sont associés au nombre de deux ou trois. Ces noyaux ont été considérés par quelques auteurs comme appartenant à des cellules ganglionnaires.

Il n'en est rien. Je vais vous en donner deux preuves anatomiques excellentes. D'abord ces noyaux ne possèdent pas un gros nucléole ; or, nous savons parfaitement que le caractère spécial des cellules nerveuses ou ganglionnaires est d'avoir un nucléole très volumineux. En second lieu, lorsque des cellules ganglionnaires sont traitées par l'or, elles se montrent sous la forme d'une masse granuleuse fortement colorée dans l'intérieur de laquelle le noyau reste incolore. Or, on n'aperçoit pas de masse granuleuse limitée colorée par l'or autour de ces noyaux ; ils n'appartiennent donc pas à des cellules nettement circonscrites.

Je passe au plexus fondamental. Chez le lapin, il présente une régularité surprenante. A un faible grossissement la cornée paraît recouverte régulièrement de ce plexus comme d'un filet qui serait étalé sur elle (voy. fig. 41).

Il ne faudrait pas croire, toutefois, que chez tous les animaux la disposition du plexus fondamental soit aussi simple que chez le lapin. Chez la grenouille, par exemple, vous verrez les troncs nerveux couvrir de leur trajet et de leurs divisions une grande partie de la cornée, sans former un plexus régulier ; leurs anastomoses sont plus rares, et ils paraissent avoir une plus grande individualité.

Chez le triton, il n'existe pas non plus de plexus fondamental proprement dit. Les branches nerveuses de premier ordre, allant vers le centre en même temps qu'elles se rapprochent de la surface antérieure, forment en se divisant et en s'anastomosant un plexus épais ou plutôt une série de plexus superposés dont les travées s'entrecroisent d'une manière variée et donnent lieu à une disposition élégante.

En examinant les préparations que j'en ai faites au moyen de la méthode de l'or (fig. 43), vous serez frappés de la netteté avec laquelle s'y montrent les différents rameaux de l'arborisation nerveuse colorés en violet, tandis que le fond est à peine teinté. Ces préparations suffisent à elles seules à démontrer la supériorité des procédés que nous employons aujourd'hui, car, dans son dernier travail, Hoyer avoue qu'il n'a jamais réussi à imprégner par l'or les nerfs de la cornée du triton et du lézard (1).

Chez le rat et la souris, la distribution des nerfs, analogue à celle que l'on observe dans la cornée du lapin, ne lui est cependant pas absolument comparable.

Chez le rat, le nombre des troncs nerveux qui entrent dans la cornée est relativement beaucoup moins grand. En outre, tandis que chez le lapin ils se dirigent à peu près régulièrement vers le centre de la membrane en suivant un de ses diamètres, chez le rat leur trajet est bien plus irrégulier, et les mailles du plexus fondamental, au lieu d'être sensiblement égales, ont des dimensions très différentes.

(1) Hoyer, *Arch. f. micr. Anat.*, t. IX, p. 250.

Je dois m'occuper maintenant des rapports des nerfs avec les cellules et les lames de la cornée.

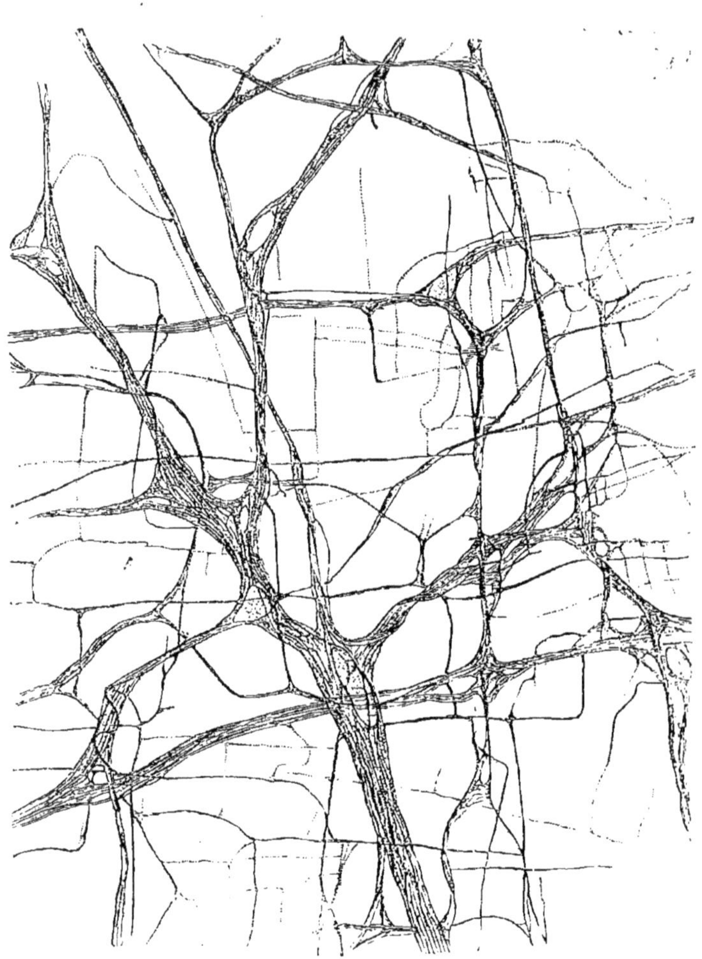

Fig. 43. — Plexus nerveux de la cornée du triton, imprégné par l'or et vu par sa face profonde.

Cette question, à peine soulevée par la plupart des auteurs, a été tranchée par quelques-uns d'entre eux d'une manière trop absolue. Ils ont soutenu, par exemple, que les nerfs sont contenus dans les canaux du suc ou qu'ils sont entourés d'un canal du suc tubulaire.

Nous avons déjà constaté sur des coupes transversales que les troncs nerveux, à une certaine distance du bord de la cornée, ne cheminent pas toujours entre les lames de cette membrane, mais que souvent ils en occupent l'intérieur et sont logés au milieu même des fibres qui les constituent. Cette observation était nécessairement incomplète, car elle ne portait que sur quelques points du parcours de ces nerfs.

Pour les suivre dans leur trajet et bien juger de leurs rapports, il faut les étudier dans des cornées dont les cellules appartiennent au type membraniforme, et c'est pour cela que j'y reviens à propos de la cornée du rat et de la souris.

Vous observerez sous un de ces microscopes une cornée de souris traitée par le chlorure d'or, disposée à plat, et dans laquelle les cellules fixes sont colorées aussi bien que les nerfs. Il faut, en effet, que ces deux espèces d'éléments soient visibles pour que l'observation ait toute sa valeur. Ce que vous constaterez à première vue et avec la plus grande facilité, c'est que les nerfs ne suivent jamais complètement le réseau cellulaire.

Vous verrez les cellules aplaties, membraniformes, triangulaires ou irrégulièrement polygonales, unies entre elles par des rubans plus ou moins larges, former un réseau compliqué, dont les travées, colorées en violet, laissent entre elles des mailles incolores. Au travers de ce réseau, vous remarquerez une branche nerveuse qui se divise, donne des rameaux de plus en plus minces et enfin se résout en fibres isolées. Suivez une de ces fibres, et vous la verrez tantôt au-dessus d'une des larges travées du réseau, tantôt passant à travers une de ses mailles. Quelquefois elle est si étroitement appliquée sur le protoplasma cellulaire qu'elle paraît faire partie de la lame protoplasmique elle-même, tandis que d'autres fois elle en est complètement dégagée et se montre tout à fait isolée dans un espace intercellulaire incolore.

Cette observation suffit à prouver que les nerfs ne sont pas logés dans les canaux du suc, c'est-à-dire dans les espaces et les canaux occupés par les cellules et par leurs prolongements. De même que les cellules migratrices, ils se trouvent indifféremment en rapport immédiat avec les cellules fixes, ou bien logés dans l'intérieur même des lames, entre leurs faisceaux constitutifs.

Ce fait, que les fibres nerveuses n'ont pas un trajet ménagé d'avance entre les autres éléments et qu'elles pénètrent dans un tissu pour ainsi dire au hasard, sans être déterminées par le voisinage d'une cellule, sans être arrêtées par la limite d'une lame, est extrêmement intéressant. Il était nouveau pour moi. C'était la première fois que je constatais d'une façon aussi nette cette indépendance complète du trajet des rameaux nerveux par rapport au tissu qu'ils traversent.

Cette observation n'acquiert toute son importance que si on la rapproche d'autres faits analogues, je veux dire de tous ceux qui nous ont porté à supposer que les nerfs croissent du centre à la périphérie (voy. p. 27). En effet, si l'on admet cette hypothèse sur le développement du système nerveux, on doit penser que les nerfs périphériques, à mesure qu'ils s'accroissent, s'engagent dans toutes les voies ouvertes devant eux pour aller atteindre l'objet de leur gouvernement, la fibre musculaire pour les nerfs moteurs, l'organe terminal sensitif pour les nerfs de la sensibilité.

VINGT-DEUXIÈME LEÇON

(8 mars 1879)

Nerfs de la cornée.

Fibres nerveuses perforantes.
Plexus sous-épithélial. — Disposition convergente de ses fibres. — Leur longueur. Nature du plexus qu'elles forment.
Plexus intra-épithélial et fibres terminales. — Trajet contourné des fibres terminales. Leurs boutons terminaux. Discussion sur la situation de ces boutons.
Plexus accessoires. — Trajet différent de leurs fibres suivant les animaux. Discussion sur l'existence de terminaisons nerveuses dans la charpente connective de la cornée.

MESSIEURS,

En examinant le plexus fondamental de la cornée du lapin traitée par le chlorure d'or et débarrassée de son épithélium antérieur (voy. fig. 44), vous remarquerez un certain nombre de branches venant de la profondeur et atteignant les nœuds du plexus, tandis qu'il s'en dégage d'autres branches qui montent vers la partie superficielle de la préparation et s'y terminent brusquement, comme si elles avaient été sectionnées ou arrachées.

Les branches profondes correspondent aux nerfs afférents. Quant aux superficielles, qui vont du plexus terminal à la surface de la cornée, elles se rendent au plexus sous-épithélial, dont je vous parlerai dans un instant. On les nomme fibres perforantes, parce qu'elles perforent la lame basale antérieure. Ces fibres

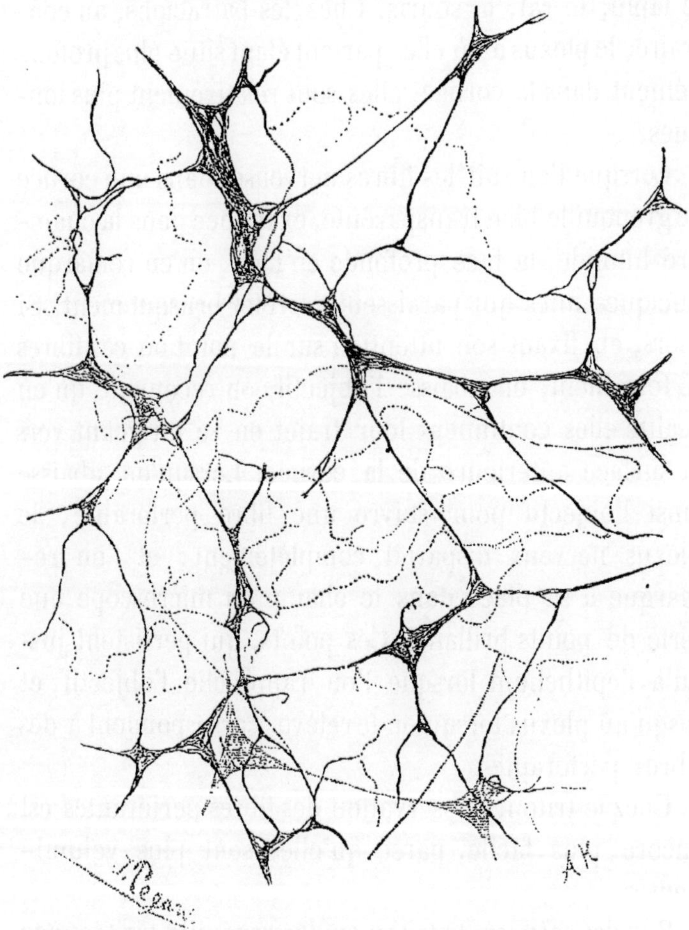

FIG. 44. — Plexus fondamental et plexus sous-basal de la cornée du lapin, imprégnés par l'or et examinés par leur face antérieure.

n'ont pas toutes le même diamètre. Elles ne sont pas toujours simples, souvent elles se bifurquent ou se trifurquent dans leur trajet à partir du plexus fondamental.

La longueur des fibres perforantes est variable suivant les animaux. Elles sont courtes chez ceux dont le plexus fondamental est situé superficiellement, comme le lapin, le rat, la souris. Chez les batraciens, au contraire, le plexus d'où elles partent étant situé plus profondément dans la cornée, elles sont relativement plus longues.

Lorsque l'on suit les fibres nerveuses dans une cornée de grenouille bien transparente, examinée dans la chambre humide, la face profonde en haut, on en remarque quelques-unes qui paraissent s'arrêter brusquement. Si alors, en fixant son attention sur le point où ces fibres se terminent, on abaisse l'objectif, on reconnaît qu'en réalité elles continuent leur trajet en se dirigeant vers la surface antérieure de la cornée. Lorsqu'on abaisse ainsi l'objectif pour suivre une fibre perforante, le plexus nerveux disparaît complètement, et l'on remarque à sa place dans le champ du microscope une série de points brillants. Ces points, qui persistent jusqu'à l'épithélium lorsque l'on rapproche l'objectif, et jusqu'au plexus lorsqu'on le relève, correspondent à des fibres perforantes.

Chez le triton, l'observation des fibres perforantes est encore plus facile, parce qu'elles sont plus volumineuses.

Sur des cornées de triton ou de grenouille traitées par le chlorure d'or et examinées à plat (voy. fig. 43), les fibres perforantes se reconnaissent parfaitement ; elles sont même, de toutes les fibres nerveuses, les plus fortement colorées, ce qui se comprend aisément, puisqu'on les voit debout dans le sens de leur longueur, et, par conséquent, sous une épaisseur relativement considérable. Elles ne naissent pas toutes du plexus profond; certaines d'entre elles, comme Kölliker l'a fait remarquer, viennent directement des bords de la cornée et s'infléchissent pour en gagner la face antérieure, sans s'être mises en relation avec un plexus.

Pour bien étudier les fibres perforantes, il faut avoir recours à des coupes perpendiculaires à la surface de la cornée. Chez l'homme, où la membrane basale antérieure est relativement épaisse, vous verrez nettement les fibres nerveuses la traverser et même se diviser dans son intérieur. La membrane de Bowman possède alors un canal bifurqué pour y loger la division du nerf. Enfin, pour ne rien omettre, j'ajouterai que chez la souris, ainsi que Kölliker l'a signalé, les fibres perforantes présentent souvent, après l'action du chlorure d'or, un renflement très notable, comme si elles étaient composées d'un plus grand nombre de fibrilles que les fibres auxquelles elles font suite, ou comme s'il se trouvait entre les fibrilles qui les composent une plus grande quantité de substance accessoire.

Vous vous rappelez que, chez la grenouille et chez le triton, nous avons constaté l'existence de fibres suturales qui se dégagent de la membrane basale antérieure et, pénétrant dans l'épaisseur de la cornée, vont en souder les unes aux autres les différentes lames. Elles sont surtout marquées dans la région antérieure de la cornée et se trouvent en plus grande abondance à sa périphérie qu'à son centre. Lorsqu'un rameau nerveux quitte le plexus fondamental pour aller vers la face antérieure de la membrane, on voit une série de fibres suturales l'envelopper comme d'un entonnoir filamenteux. Rien n'est plus net que cette disposition sur des coupes transversales de la cornée de la grenouille, faites après dessiccation, gonflées dans l'eau et colorées par le picrocarminate d'ammoniaque. Il semblerait, à voir ces nerfs, qu'allant vers la surface de la cornée ils ont perforé une sorte de trame fibreuse, dont ils auraient entraîné avec eux les différents fils.

Chez les mammifères, les fibres perforantes se dégagent du plexus fondamental dans la région où les faisceaux aplatis de la cornée s'incurvent pour en gagner la face antérieure; aussi les voit-on accompagnées également d'un certain nombre de fibres conjonctives qui leur forment une sorte d'adventice.

Arrivons au plexus sous-épithélial. Lorsque les fibres nerveuses perforantes ont atteint la face antérieure de la cornée immédiatement au-dessous de son épithélium, elles se divisent brusquement en un plus ou moins grand nombre de fibrilles qui se recourbent à angle droit et s'écartent les unes des autres. Chaque fibre perforante est ainsi l'origine d'un pinceau de fibrilles sous-épithéliales qui divergent d'abord légèrement et puis deviennent parallèles, de sorte que l'ensemble a un aspect assez analogue à un fouet à plusieurs lanières, le manche du fouet représentant la fibre perforante, les lanières étalées perpendiculairement au manche et toutes dans le même sens représentant les fibres sous-épithéliales. Le nombre de branches auxquelles donne naissance une fibre perforante varie avec la dimension de cette dernière. Certaines fibres perforantes grêles ne fournissent qu'une ou deux branches sous-épithéliales; d'autres, plus volumineuses, peuvent en donner jusqu'à vingt.

Cette singulière disposition, qui est commune à la cornée de la plupart des animaux, doit rappeler à quelques-uns d'entre vous ce que l'on observe dans les nerfs électriques de la torpille, au point où ils perforent la cloison des prismes pour se répandre dans les lames. Les tubes nerveux isolés se divisent brusquement en un bouquet de douze à vingt tubes secondaires que nous avons appelé bouquet de Wagner, du nom de l'auteur qui le premier a signalé cette disposition (1).

Tous les pinceaux de fibres sous-épithéliales se dirigent vers le centre de la cornée. Sur une cornée de rat que j'ai disposée sous un de ces microscopes et dont vous pourrez voir environ le quart de sa surface, vous reconnaîtrez aisément cette disposition.

Les branches qui naissent d'une fibre perforante et qui cheminent à la surface de la cornée sont bientôt accompagnées par celles qui naissent d'une autre fibre perforante située un peu plus loin du bord de la membrane (voy. fig. 45). Les unes et les autres se divisent, s'anastomosent et forment ainsi le plexus sous-épithélial. Je n'insiste pas sur la description de ce plexus. Celle que

(1) Voy. *Leçons sur l'histologie du système nerveux*, t. II, p. 182.

Cohnheim en a donnée lorsqu'il l'a découvert est excellente ; on n'y a rien ajouté depuis et je ne pourrais rien y ajouter non plus.

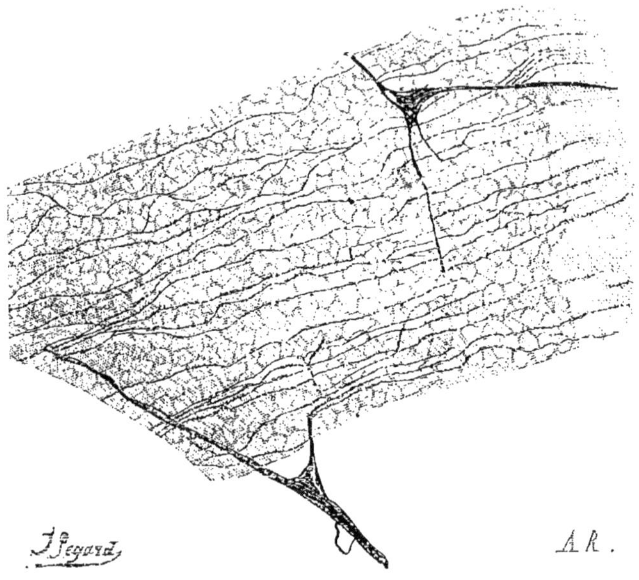

FIG. 45. — Plexus sous-épithélial de la cornée du lapin traitée par le chlorure d'or. Coupe parallèle à la surface comprenant l'épithélium et quelques nœuds du plexus fondamental ; elle est vue par sa face profonde.

En revanche, je ne saurais être de l'opinion de Cohnheim quant au siège qu'il a assigné à ce plexus. Il le croyait situé dans la cornée même et pensait qu'il constituait pour la plus grande part la lame basale antérieure, à tel point qu'il proposait de donner à cette lame le nom de lame nerveuse. Reprenant la question, Kölliker a reconnu que le plexus sous-épithélial est à la surface même du stroma de la cornée, immédiatement au-dessous de son épithélium.

Il est facile de constater qu'il en est réellement

ainsi. Après avoir traité une cornée par le chlorure d'or, on détermine la réduction au moyen de l'acide formique. Par la macération dans ce réactif, l'épithélium se détache en grands lambeaux qui sont recueillis avec soin et étalés sur la lame de verre ; en les examinant par leur face profonde, on y reconnaît des portions du plexus sous-épithélial. Cette observation suffit à démontrer absolument que ce plexus n'est pas dans l'intérieur de la lame basale antérieure de la cornée, mais bien à la surface de cette lame.

Dans la même préparation, les fibrilles du plexus sous-épithélial paraissent formées chacune d'une série de grains juxtaposés et reliés les uns aux autres par un filament plus grêle. Elles ressemblent à un chapelet dont les grains seraient violets tandis que le fil qui les unit serait à peine teinté. Cette disposition moniliforme est plus ou moins accentuée, suivant les fibres que l'on examine ; à peine marquée sur les unes, elle s'exagère sur d'autres jusqu'à y produire les varicosités les plus accusées.

Ces varicosités, qui se manifestent aussi au bout de quelques heures dans la cornée de la grenouille conservée dans la chambre humide, sont liées à une altération des fibres nerveuses. Dès lors il paraît probable que ces fibres sont constituées par une portion centrale, axile, plus résistante et moins colorable par l'or, et par une écorce oléagineuse, ayant plus d'affinité pour ce métal et le réduisant plus fortement. Cette écorce se dissocierait sous l'influence des réactifs, et ses fragments, à la manière de toutes les substances oléagineuses, se réuniraient en gouttelettes. Je dois ajouter que si, pour opérer la réduction, on a employé l'eau légèrement acétifiée au lieu de l'acide formique, ces varicosités ne se montrent que sur un petit nombre de fibres et encore sont-elles moins accusées.

Nous avons vu que les fibres sous-épithéliales nées d'une fibre perforante, après avoir d'abord un peu divergé, deviennent parallèles et peuvent être suivies sur une grande longueur. On pourrait donc supposer, à priori, que certaines de ces fibrilles se poursuivent depuis la périphérie de la cornée jusqu'à son centre. Il est impossible de déterminer par le seul examen des préparations s'il en est réellement ainsi, car parmi les fibres du plexus sous-épithélial qu'on y observe, il en est beaucoup dont on ne peut pas distinguer la terminaison. Nous devrons donc demander à des recherches d'une autre nature la solution de ce problème.

Occupons-nous maintenant du plexus intra-épithélial et des terminaisons nerveuses proprement dites.

Sur une coupe transversale de la cornée du lapin traitée par la méthode de l'or (fig. 46), vous remarquerez quelques nœuds du plexus fondamental, d'où partent des fibres perforantes qui vont se rendre à la limite de la cornée et de son épithélium. A cette limite, vous distinguerez un certain nombre de travées du plexus sous-épithélial atteintes par la coupe suivant leur direction, et un granulé correspondant à d'autres travées du même plexus sectionnées perpendiculairement ou plus ou moins obliquement. Du plexus sous-épithélial, vous verrez se dégager des fibrilles colorées en violet foncé qui montent dans l'épithélium, entre les cellules cylin-

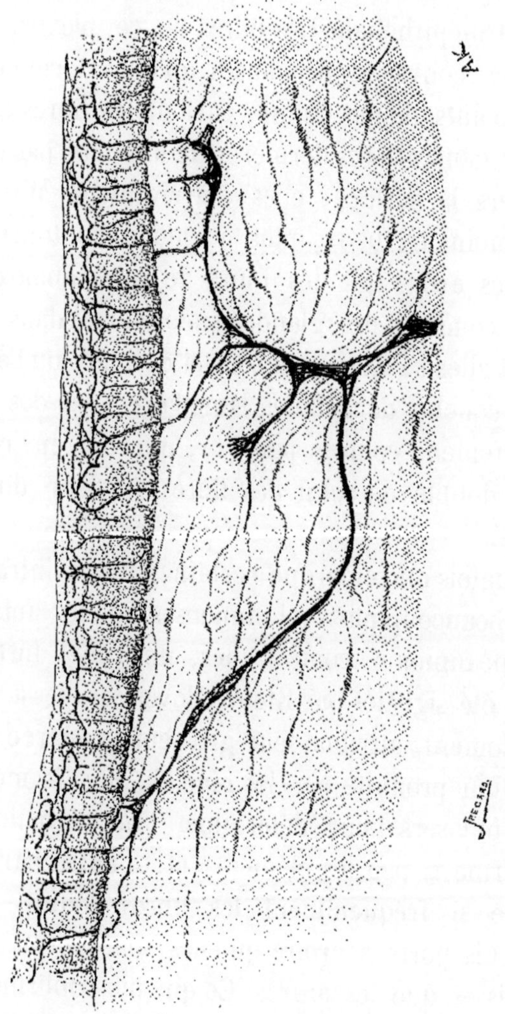

Fig. 46. — Cornée du lapin, traitée par la méthode de l'or. Coupe perpendiculaire à la surface. Cette coupe, relativement épaisse, montre une portion du plexus fondamental, le plexus sous-épithélial, le plexus intra-épithélial et les boutons terminaux. Les cellules épithéliales n'ont pas été dessinées.

driques de la couche profonde, tantôt directement, tantôt en suivant un trajet plus ou moins sinueux.

Arrivées à la couche moyenne de l'épithélium, ces fibrilles s'incurvent, forment des anses à convexité antérieure, s'anastomosent entre elles et forment le plexus intra-épithélial. Des fibres de ce plexus, aussi bien de la convexité des anses qu'elles forment que de leurs points d'anastomose, partent les fibres terminales. En général, ces dernières ne montent pas directement vers la surface; elles y arrivent par un trajet plus ou moins tortueux, plus ou moins contourné, ou bien après avoir fait des tours de spire analogues à ceux des conduits des glandes sudoripares dans l'épiderme, et elles se terminent sous la dernière ou l'avant-dernière couche de cellules lamellaires par des boutons, fortement colorés par l'or, qui ont environ un diamètre double de celui des fibres qui leur donnent naissance.

Quelquefois on remarque certaines fibres intra-épithéliales beaucoup plus volumineuses que les autres et qui ont néanmoins, comme elles, un trajet tortueux. Elles ont été signalés par Klein. Hoyer, qui les a observées également, attribue leur grosseur exagérée à une déformation produite par les réactifs. Mais la méthode dont je me sers pour déterminer l'imprégnation par l'or déforme si peu les éléments et, d'autre part, j'ai rencontré si fréquemment les fibres dont il s'agit, que je suis porté à croire qu'elles sont normalement plus épaisses que les autres. Ce qui me confirme dans cette opinion, c'est qu'assez souvent ces fibres plus grosses se terminent par des boutons également plus volumineux.

Cette description, que j'ai menée assez rapidement parce qu'elle ne contient aucun fait nouveau, soulève plusieurs questions. Je vous rappellerai d'abord que Klein (voy. p. 92) a nié la terminaison en boutons, soutenant que ce n'est qu'une apparence produite par des anses d'amastomose sectionnées ou vues de profil. Pour juger la question, il suffit d'examiner des coupes parallèles à la surface. J'en ai disposé une sous un de ces microscopes; elle ne comprend que l'épithélium. Vous y verrez des fibres intra-épithéliales qui, après s'être anastomosées, se terminent par des boutons. Dans ces préparations, où le plexus intra-épithélial complètement dessiné par l'or est vu à plat, il n'y a pas d'erreur d'interprétation possible.

Nous devons nous demander encore si les boutons terminaux sont contenus dans l'épaisseur de l'épithélium, ou bien s'ils arrivent jusqu'à sa surface et la dépassent même pour flotter librement dans le liquide lacrymal, comme Cohnheim l'a soutenu ?

Déjà Kölliker s'est élevé contre cette dernière opinion. Reprenant les observations de Cohnheim à l'aide de la méthode que cet auteur avait employée, il a reconnu qu'à la vérité les boutons terminaux se trouvent immédiatement au-dessous de la surface de l'épithélium, mais qu'ils ne la dépassent jamais et qu'ils ne sont même pas à son niveau.

En examinant attentivement des coupes transversales de la cornée (fig. 47) traitées exactement suivant la méthode que je vous ai indiquée, vous observerez des boutons terminaux tout à fait voisins de la surface, et sur certains points vous en verrez même qui la dépassent. Mais cela ne prouve pas qu'il en soit ainsi à l'état normal. Il peut fort bien se faire en effet que, dans les points où les boutons nerveux paraissent tout à fait libres, les cellules s plusle superficielles qui les recouvraient se soient détachées dans les différentes manipulations qu'a subies la cornée, ou même par l'action du rasoir.

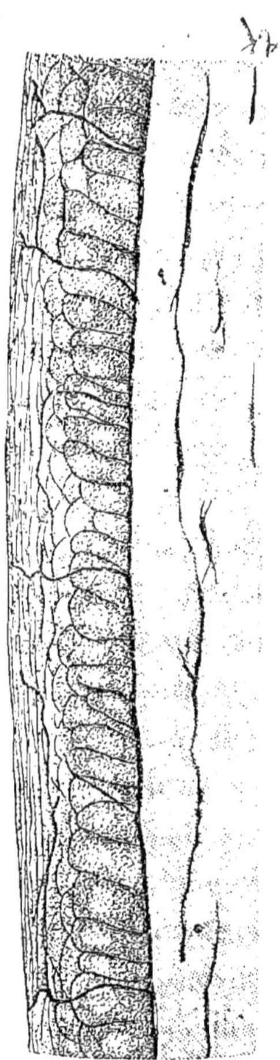

Fig. 47. — Cornée du lapin traitée par la méthode de l'or. Coupe perpendiculaire à la surface. Cette coupe ne contient qu'une seule rangée de cellules épithéliales.

La question doit être jugée sur une coupe parallèle à la surface faite avec beaucoup de soin. Après l'application du sel d'or, surtout lorsqu'elle a été suivie d'un résultat heureux, il se produit à la surface du tissu qui y a été soumis un précipité granuleux. Partout où se montrera ce précipité, on pourra être certain qu'aucune cellule ne s'est détachée et que l'on a bien devant les yeux la surface intacte de la cornée.

Si les boutons terminaux sont en réalité au-dessus de l'épithélium, on devra les voir, soit au niveau, soit au-dessus du niveau des champs polygonaux granuleux qui correspondent aux cellules superficielles recouvertes du précipité en question. Or c'est le contraire que vous observerez sur la préparation que j'ai placée sous un de ces microscopes. Lorsque vous mettrez exactement au point pour la surface granuleuse, vous ne distinguerez aucun bouton terminal; pour les apercevoir, vous devrez abaisser un peu l'objectif, et cela suffit à démontrer qu'ils sont situés au-dessous de cette surface.

Nous devrons nous demander enfin si les anastomoses intra-épithéliales forment un réseau ou un plexus, en d'autres termes, si les fibres nerveuses sont soudées les unes aux autres aux points nodaux de manière à constituer, par leur ensemble, un appareil nerveux terminal unique, ou bien si elles sont simplement juxtaposées et conservent jusqu'au bout leur individualité fonctionnelle; mais, dans l'état actuel de la science, il me paraît impossible d'arriver à la solution de cette question par l'observation histologique.

Je passe à l'examen des plexus accessoires.

En dehors du plexus terminal, du plexus sous-épithélial et du plexus intra-épithélial, il existe dans a cornée, et dans des régions différentes suivant les animaux, des plexus dont la signification physiologique est encore discutée. On a même supposé que les fibres de ces plexus n'étaient pas sensitives et qu'elles se rendaient dans les cellules fixes pour y déterminer des mouvements. C'est là, vous vous en souvenez, la manière de voir de Kühne (voy. p. 67). Ces fibres s'uniraient aux cellules par un de leurs prolongements, et, la limite entre la fibre nerveuse et le prolongement cellulaire étant impossible à marquer, ce prolongement devrait être considéré lui-même comme de nature nerveuse. D'autre part, toutes les cellules s'anastomosant entre elles, il en résulterait qu'elles seraient toutes comprises dans un réseau nerveux très riche, étendu dans toute la cornée. C'est pour cela qu'il suffirait, d'après Kühne (*loc. cit.*, p. 151), d'exciter un lambeau périphérique de la cornée contenant des nerfs pour observer la contraction de toutes les cellules cornéennes.

Je ne reviens sur toutes ces données, suffisamment critiquées dans les leçons dernières, que pour vous montrer l'origine de la discussion sur la terminaison des fibres nerveuses dans les cellules fixes.

Avant d'entrer dans cette discussion, je dois d'abord m'occuper des plexus accessoires eux-mêmes et décrire leur forme et leur situation. Kölliker a signalé le premier chez la grenouille un plexus profond, formé de fibres droites et très fines. Sur une cornée de grenouille bien dorée, que j'ai disposée sous un de ces microscopes, vous pourrez reconnaître en effet dans les couches profondes de la membrane un grand nombre de fibres minces formant un plexus. Ces fibres sont rectilignes; elles s'anastomosent suivant des angles qui sont toujours à vive arête. Quelquefois, sans se rencontrer avec une autre, une fibre change de direction, de manière à avoir un parcours brisé, dont les brisures sont toujours à angle vif.

Chez les mammifères dont les cellules de la cornée sont du type corpusculaire, par exemple le bœuf ou le cheval, il existe, dans les couches superficielles de la membrane, des fibres dont la disposition est absolument la même que dans les couches profondes de la cornée de la grenouille. J'ai placé sous un de ces microscopes une coupe parallèle à la surface de la cornée du bœuf (fig. 50) ; vous y verrez des fibres nerveuses très fines et d'une très grande longueur former des lignes droites brisées à angle vif, comme le profil d'un escalier dont les différentes marches seraient dans des plans différents.

Si l'on admet que ces fibres cheminent dans l'épaisseur des lames, on comprendra facilement, d'une part, leur trajet rectiligne ; de l'autre, les angles suivant lesquels elles se brisent. En effet, lorsqu'elles sont contenues dans l'épaisseur d'une lame, les fibres nerveuses suivent la direction rectiligne des faisceaux entre lesquels elles sont comprises ; si elles passent dans une lame voisine, elles y prendront également un trajet parallèle aux faisceaux dont celle-ci est composée et s'écarteront, par conséquent, à peu près à angle droit de leur première direction. Les brisures des fibres à angle vif et leur situation à différents étages de la cornée sont ainsi deux faits qui se complètent et s'expliquent l'un par l'autre.

Je n'ai retrouvé cette disposition ni chez le lapin, ni chez le rat et la souris. En revanche, on remarque dans les régions superficielles de la cornée de ces animaux certaines fibres minces qui s'anastomosent entre elles et décrivent des trajets curvilignes. Hoyer, qui les a signalées le premier, les rattache à un plexus qu'il a décrit sous le nom de plexus sous-basal et qu'il considère comme l'analogue du plexus profond observé par Kölliker chez la grenouille.

Lorsque l'on suit attentivement le parcours de ces fibres, faciles à reconnaître sur une cornée de lapin bien dorée (voy. fig. 48), on remarque que certaines d'entre elles, partant du plexus fondamental, y reviennent après avoir parcouru un trajet plus ou moins sinueux sans avoir contracté aucune anastomose; d'autres, qui proviennent également du plexus fondamental, y rentrent après avoir émis des rameaux qui s'anastomosent avec d'autres travées du plexus sous-basal. Il semble donc que ce plexus, dont les mailles sont complètes et fermées, ne donne pas de véritable terminaison nerveuse. Quant au trajet curviligne des fibres qui le composent, il tient à ce que ces fibres ne sont pas comprises dans l'épaisseur des lames, mais dans les espaces qui les séparent, et que dès lors rien ne motive plus de leur part ni un trajet rectiligne, ni un changement brusque de direction.

Il y a une certaine corrélation entre le trajet affecté par les fibres nerveuses des plexus accessoires et la production des tubes de Bowman.

Dans les cornées où les injections interstitielles déterminent la formation de ces tubes et où, par conséquent, la masse injectée pénètre entre les faisceaux des lames cornéennes, les fibres nerveuses cheminent également entre ces faisceaux dans l'intérieur des lames.

Dans les cornées à cellules du type membraniforme, au contraire, où les masses injectées ne produisent pas d'habitude des tubes de Bowman et se répandent entre

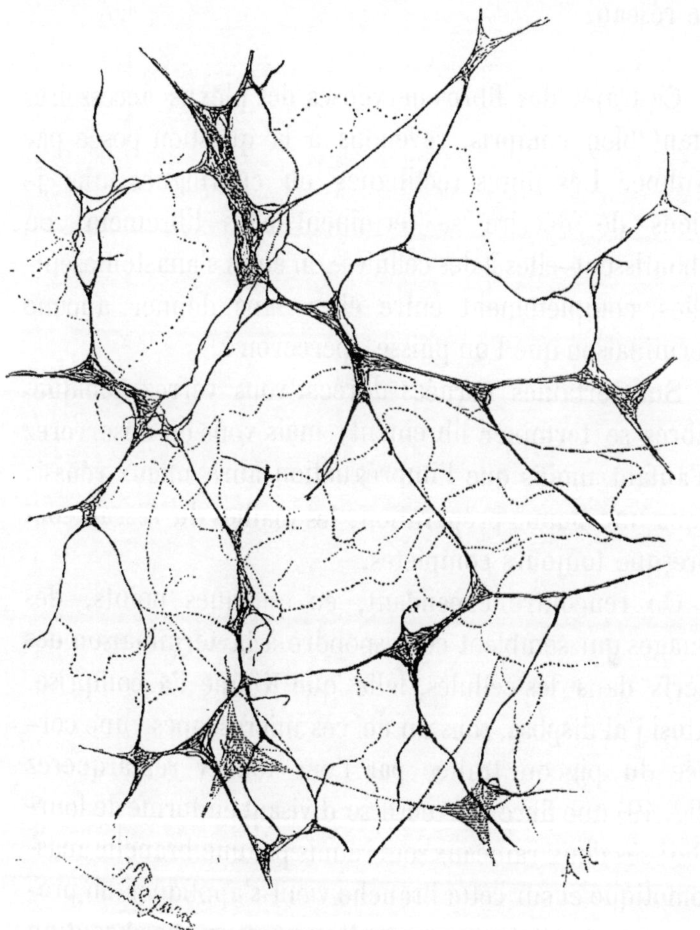

Fig. 48. — Cornée du lapin traitée par la méthode de l'or. Coupe parallèle à la surface Plexus fondamental et plexus sous-basal de Hoyer.

es lames, les fibres nerveuses dont nous nous occupons en ce moment se trouvent souvent aussi logées dans le espaces interlamellaires. Seulement, tandis que la masse injectée suit toujours (quand la pression n'est pas trop forte) les voies tracées par le réseau cellulaire, les nerfs traversent aussi bien les mailles que les travées de ce réseau.

Ce trajet des fibres nerveuses des plexus accessoires étant bien compris, revenons à la question posée par Kühne. Les fibres rectilignes ou curvilignes que je viens de décrire se terminent-elles librement, ou aboutissent-elles à des cellules, ou enfin s'anastomosent-elles complètement entre elles sans donner aucune terminaison que l'on puisse apercevoir?

Sur certaines cornées dorées, vous verrez quelques fibres se terminer librement; mais vous en observerez d'autant moins que l'imprégnation aura mieux réussi; dans une bonne préparation, les mailles du réseau sont presque toujours complètes.

On rencontre cependant, en quelques points, des images qui semblent correspondre à la terminaison des nerfs dans les cellules, telle que Kühne l'a comprise. Ainsi j'ai disposé, sous un de ces microscopes, une cornée du pigeon traitée par l'or; vous y remarquerez (fig. 49) une fibre nerveuse se divisant en forme de fourche; ses deux rameaux sont réunis par une branche anastomotique et sur cette branche vient s'appliquer un prolongement cellulaire qui paraît au premier abord continu avec elle. Cependant il est coloré en violet moins foncé, et, en l'examinant à un fort grossissement, on reconnaît qu'il en est distinct. Aussi devons-nous dire que dans ce cas on observe, non pas la terminaison d'un nerf dans une cellule, mais la terminaison d'une cellule sur un nerf.

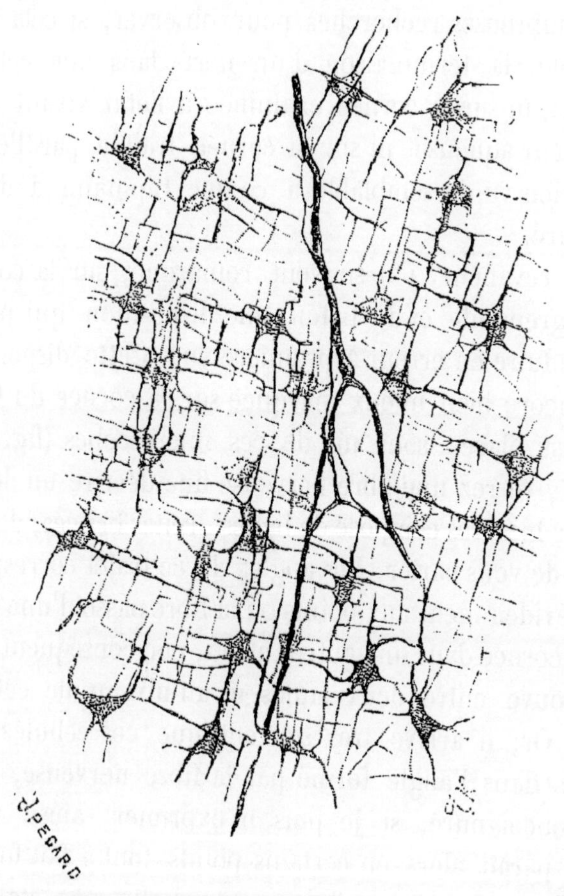

Fig. 49. — Cornée du pigeon traitée par la méthode de l'or. Coupe parallèle à la surface.

Il y a quelques années, Lipmann (1) a annoncé également avoir observé la terminaison des nerfs dans les cellules fixes de la cornée. D'après lui, il partirait des

(1) Lipmann, *loc. cit.*, voy. p. 90.

fibres nerveuses les plus fines des fibrilles très grêles qui se rendraient aux nucléoles de ces cellules. J'ai fait de nombreuses recherches pour observer, si cela était possible, la terminaison d'un nerf dans une cellule. Jamais, ni sur la cornée examinée à l'état vivant dans l'humeur aqueuse, ni sur la cornée traitée par l'or, je n'ai rien vu de semblable à ce que Lipmann a décrit et figuré.

En revanche, j'ai souvent remarqué, sur la cornée de la grenouille et du triton, une disposition qui pourrait induire en erreur à première vue. Cette disposition est encore bien mieux marquée sur la cornée du bœuf qui est placée sous un de ces microscopes (fig. 50). Vous y verrez une fibre nerveuse fine décrire un de ces trajets bizarres composé de lignes droites brisées, dont je viens de vous parler. Les angles de ce trajet correspondent évidemment aux points où la fibre passe d'une lame de la cornée dans une autre, et où, par conséquent, elle se trouve entre deux lames et au niveau de cellules fixes. Or, il arrive très souvent que ces cellules sont logées dans l'angle formé par la fibre nerveuse, dans son encoignure, si je puis m'exprimer ainsi. Cette fibre paraît alors en certains points tout à fait fondue avec le protoplasma cellulaire, et, si elle n'en était pas distincte par la couleur plus foncée qu'elle présente grâce à la délicatesse de la méthode que j'emploie, on pourrait être entraîné à conclure que les nerfs se fondent avec les cellules et qu'ils s'y terminent.

Dans le même travail, Lipmann a soutenu que des fibrilles nerveuses viennent se terminer dans les nucléoles

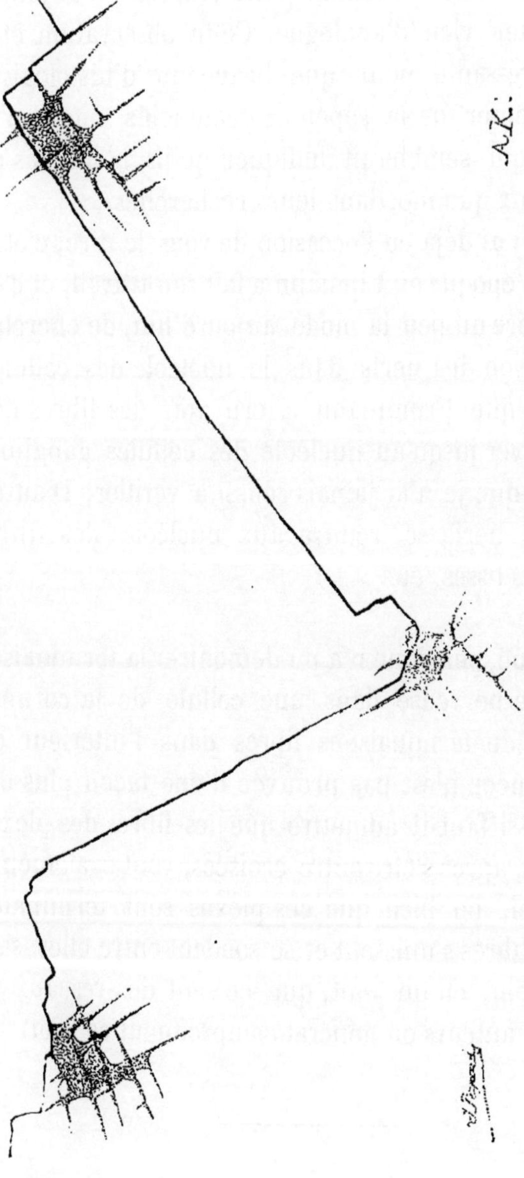

FIG. 50. — Cornée du bœuf traitée par la méthode de l'or. Coupe parallèle à la surface. — Dans le dessin, on a laissé de côté un grand nombre d'éléments, afin d'attirer l'attention sur ceux qui présentaient le plus d'intérêt.

des cellules de l'épithélium postérieur. Je n'ai jamais pu constater rien d'analogue. Cette observation était assez intéressante pour que beaucoup d'histologistes aient dû tenter de la répéter ; néanmoins aucun n'en parle, ce qui semblerait indiquer qu'ils n'ont pas été plus heureux que moi dans leurs recherches.

Comme j'ai déjà eu l'occasion de vous le dire, c'était la mode à l'époque où Lipmann a fait son travail, et c'est même encore un peu la mode aujourd'hui, de chercher la terminaison des nerfs dans le nucléole des cellules. C'est ainsi que Frommann a cru voir des fibres nerveuses arriver jusqu'au nucléole des cellules ganglionnaires, fait que je n'ai jamais réussi à vérifier. D'autres ont vu les nerfs se rendre aux nucléoles des fibres musculaires lisses, etc.

En résumé, personne n'a pu démontrer la terminaison d'une fibre nerveuse dans une cellule de la cornée ; l'existence de terminaisons libres dans l'intérieur du stroma cornéen n'est pas prouvée d'une façon plus décisive. Aussi faut-il admettre que les fibres des plexus accessoires, après s'être entre-croisées, vont également à l'épithélium, ou bien que ces plexus sont terminaux, que leurs fibres s'unissent et se soudent entre elles sans aller plus loin, en un mot, que ce sont des réseaux au sens où les auteurs en général comprennent ce mot.

VINGT-TROISIÈME LEÇON

(13 mars 1879)

Nerfs de la cornée.

Expériences physiologiques.

Auto-expériences sur la sensibilité de la cornée. Leurs résultats.

Expériences sur la sensibilité normale de la cornée chez le lapin. Causes d'erreur. Précautions à prendre.

Section des nerfs de la cornée du lapin sur un tiers de la circonférence. Manuel opératoire. Insensibilité du secteur correspondant à l'arc où les nerfs ont été sectionnés. Conclusions : il n'existe pas dans la cornée un réseau faisant fonction d'organe nerveux terminal. Les fibrilles nerveuses ne dépassent pas le centre de la cornée. — Utilité de la disposition plexiforme des nerfs pour la transparence de la cornée.

Section des nerfs de la cornée suivant une corde rapprochée de son centre. Insensibilité s'étendant depuis cette corde jusqu'au centre de la membrane.

Étude de la dégénération des nerfs sectionnés. Son intérêt spécial. Lorsque les nerfs paraissent encore intacts dans le stroma cornéen, ils sont détruits dans l'épithélium.

Messieurs,

Nous avons étudié, dans la dernière leçon, la terminaison des nerfs dans la cornée. Nous avons constaté que la plupart des fibres nerveuses, après de nombreuses divisions et subdivisions, après la formation de plusieurs plexus successifs, se terminent librement par des boutons, immédiatement au-dessous de la surface de l'épithélium antérieur. Nous avons vu également qu'un certain nombre de fibres nerveuses se terminent peut-être dans le stroma cornéen lui-même, sans atteindre jusqu'à l'épithélium.

La question qui se présente maintenant à nous est celle-ci : Les fibres nerveuses soit intra-épithéliales, soit intra-cornéennes, sont-elles toutes centripètes, c'est-à-dire destinées à transmettre aux centres nerveux une impression subie à la périphérie ? Ou bien y en aurait-il un certain nombre qui seraient centrifuges, soit qu'elles présidassent à des mouvements cellulaires, comme le croyait Kühne, soit qu'elles fussent destinées à régler la nutrition du stroma ou de l'épithélium de la cornée ?

Ce sont là des problèmes qui ne sont pas du ressort de l'observation anatomique. Pour les résoudre, il faut avoir recours à l'expérimentation, et je dois maintenant vous entretenir des premières expériences que j'ai tentées à cet effet et qui m'ont conduit à en faire un certain nombre d'autres sur la sensibilité de la cornée.

Le lapin convient tout spécialement pour ce genre de recherches. Sa cornée est assez étendue et assez épaisse pour qu'il soit facile d'y pratiquer des opérations variées. En second lieu, c'est un animal très maniable et qu' n'est pas nécessaire de maintenir par des liens, chose qu'il faut éviter autant que possible lorsque l'on veut faire des observations sur la sensibilité. En troisième lieu, les nerfs de la cornée ont chez lui une disposition éminemment favorable : ils vont tous régulièrement de la périphérie au centre de la membrane et, ce qui est plus important, ils y pénètrent par sa moitié antérieure, ce qui permet de les sectionner sans la couper dans toute son épaisseur.

Avant de rechercher les modifications qui pourraient être apportées dans la sensibilité de la cornée par la section des nerfs, il convient d'étudier cette sensibilité à l'état normal. Il est même bon de commencer par quelques auto-expériences. Pour faire ces expériences, il faut employer des corps légers, souples, terminés par une extrémité arrondie, de telle sorte qu'ils puissent être appliqués sur la cornée sans risque d'y déterminer aucune lésion. Un cheveu arraché avec son bulbe convient tout spécialement pour cet usage.

Lorsque l'on touche la cornée avec un poil, on détermine une sensation douloureuse, mais dont le siège exact est difficile à indiquer. Quand on fait l'expérience sur soi-même, en se regardant dans une glace, on ne peut pas toujours se fier à la sensation précise que l'on croit éprouver ; il y a une cause d'erreur dans le fait que l'on voit le point touché. Si l'on opère sur une autre personne et que l'on touche successivement différents points de sa cornée, elle se trompe assez souvent dans l'indication qu'elle en donne. Cependant, lorsque l'on pratique l'excitation sur le bord de la membrane, l'indication est généralement exacte ; dans les portions intermédiaires, elle est défectueuse et rapportée indistinctement au centre.

Si l'on prend deux cheveux disposés de façon que leurs bulbes soient distants l'un de l'autre de cinq ou six millimètres, et que l'on en touche simultanément la cornée pour savoir si la sensation sera double, on constate que l'impression est au contraire unique, à la condition toutefois que les deux excitations soient portées sur la cornée, et non point l'une sur la cornée et l'autre sur la conjonctive. Cependant, quand l'expérience a été répétée plusieurs fois, on arrive à distinguer l'une de l'autre les deux excitations et aussi à désigner d'une façon plus précise les points qui sont touchés.

Comme vous le voyez et comme vous pourrez le reconnaître vous-mêmes en répétant ces expériences, la cornée est un assez mauvais organe tactile. Cependant, je crois que par l'exercice il pourrait s'améliorer et que, si, par une circonstance quelconque, un animal était conduit à s'en servir pour toucher les objets, il finirait par en obtenir des indications satisfaisantes.

Un point intéressant de cette expérience est dans les mouvements réflexes que détermine l'excitation de la cornée. Quand elle est touchée un peu fortement, il se produit une occlusion réflexe des paupières contre laquelle la volonté ne peut rien; mais, lorsque l'excitation est plus faible, provoquée, par exemple, par un bulbe pileux promené délicatement, l'effort de la volonté est suffisant pour empêcher le clignement. Ce mouvement réflexe, qui au premier abord paraissait absolument automatique, ne l'est donc pas en réalité, puisque, si l'excitation est faible, nous sommes maîtres de laisser s'opérer le clignement ou de l'arrêter. Il en est de même, du reste, pour un grand nombre d'autres mouvements réflexes qui peuvent être arrêtés quand l'excitation est faible, tandis que lorsqu'elle est forte ils sont irrésistibles.

Le clignement n'est pas le seul mouvement réflexe qui se produise dans ces expériences; il s'en manifeste un autre dans les glandes lacrymales. Lorsque la cornée a été touchée plusieurs fois, l'œil est couvert de larmes. Nous ne sommes absolument pas maîtres d'arrêter cette sécrétion, pas plus, du reste, que nous ne le sommes des autres mouvements glandulaires.

Je dois vous faire remarquer encore que, dans ces excitations de la cornée, la sensation tactile, lorsqu'elle existe, est obscure et accessoire ; c'est la sensation douloureuse qui domine. Or, on sait qu'un excitant d'une intensité donnée communique la même sensation de douleur lorsqu'il est appliqué à l'extrémité d'un nerf sensitif ou sur un point quelconque de son trajet. Les expériences que nous venons de faire ne nous fournissent donc aucune indication pour décider si la terminaison des nerfs dans la cornée se fait par des extrémités libres ou par des anses. Il y a plus : un nerf de la sensibilité qui passerait simplement au-devant de la cornée, qui s'y étalerait de manière à en couvrir les différentes parties et qui irait se terminer plus loin, rendrait pour la protection de cette membrane les mêmes services que l'appareil nerveux compliqué dont elle est munie.

Nos recherches anatomiques nous ont montré que les terminaisons libres en boutons, indiquées par Cohnheim, existent bien réellement, mais elles ne nous ont pas renseignés sur la nature de ces boutons. Peut-être sont-ils la vraie terminaison des fibres nerveuses; mais d'autre part on pourrait très bien admettre sans invraisemblance que les fibrilles terminales, simples en apparence, sont en réalité doubles et repliées en anse à leur extrémité, de manière à simuler des boutons. Cette hypothèse ne s'appuie sur aucune observation, mais elle est parfaitement permise, et ainsi, malgré la réelle existence des boutons terminaux, la question des anses ou des terminaisons libres, au lieu d'être résolue, se trouve simplement reculée d'un pas.

Maintenant que ces premières expériences nous ont donné quelques renseignements sur la sensibilité de la cornée et que nous en avons tiré les conclusions dont elles étaient susceptibles, revenons au lapin. Le meilleur instrument pour explorer délicatement la sensibilité de la cornée est un poil tactile, à bulbe creux, arraché à l'animal lui-même. L'extrémité bulbaire de ce poil, qui est molle, souple, humide, convient tout spécialement pour explorer la sensibilité des couches les plus superficielles.

Voici un poil que je viens d'extraire. Je promène délicatement son bulbe à la surface de la cornée dans les directions les plus variées, et vous voyez qu'il ne se produit pas d'occlusion réflexe des paupières. C'est là un premier fait dont nous allons immédiatement tirer la con clusion. Si, comme l'a soutenu Cohnheim, il existait à la surface même de la cornée des terminaisons nerveuses flottant dans le liquide des larmes, le corps explorateur que nous promenons les rencontrerait, provoquerait une sensation douloureuse et, par suite, l'occlusion des aupières. Du moment que cette manœuvre n'amène aucune réaction motrice, c'est qu'il n'y pas, en réalité, d'extrémités nerveuses qui dépassent la surface de la cornée ou qui soient même à son niveau. Du reste, l'observation anatomique nous avait déjà nettement renseignés sur ce point.

Si l'on touche la cornée un peu plus fort et brusquement, on amène l'occlusion des paupières.

Dans cette investigation, il y a deux causes d'erreur. La première est que le lapin a de temps en temps des clignements spontanés; cependant, comme ces clignements sont assez rares, il suffit d'un peu d'habitude et d'attention pour ne pas s'y tromper. La seconde cause d'erreur, c'est que l'animal, voyant l'objet explorateur s'approcher de son œil, ferme la paupière, avant même que sa cornée soit touchée, ou bien au moment où on la touche. Il faut aussi tenir compte de ce fait et s'y reprendre à plusieurs fois pour en éliminer l'influence. Enfin, il faut avoir soin de ne pas toucher les longs cils de l'une ou de l'autre paupière, ce qui suffit pour amener le clignement.

Lorsque l'on est averti de ces diverses causes d'erreur et qu'on les évite, on réussit facilement à constater que l'excitation superficielle de la cornée, pratiquée avec le bulbe d'un poil tactile, ne cause aucune sensation douloureuse. Mais si, au lieu d'un simple poil, je prends, pour toucher la cornée, un corps un peu plus rigide, comme, par exemple, ce fragment de baleine aminci et pointu à son extrémité, je détermine un mouvement réflexe.

La cornée, nous venons de le voir, est un organe tactile bien imparfait, puisqu'il nous renseigne à peine sur la région touchée par un corps étranger. Ne pourrait-on pas supposer, en conséquence, que les plexus de la cornée sont de véritables organes nerveux, centralisant une première fois les impressions avant qu'elles soient transmises plus loin, en un mot, constituant comme une première étape dans le trajet de la sensation à la perception ? L'hypothèse n'est pas inadmissible *à priori*, vu la merveilleuse intrication de ces plexus; cependant, elle ne reposerait pas sur une base anatomique solide, car, vous vous le rappelez, nous n'avons pu déterminer si, au niveau des points nodaux, les fibres sont toujours simplement accolées ou si parfois elles sont fondues les unes avec les autres de manière à former un véritable réseau.

Cette question (plexus ou réseau), qui nous offrait des difficultés anatomiques insurmontables, peut être résolue avec la plus grande facilité par voie expérimentale. Nous savons, en effet, que tous les nerfs de la cornée pénètrent dans cette membrane par sa périphérie, et se dirigent régulièrement vers son centre.

Supposons que, sur un arc comprenant le tiers de la circonférence de la cornée, nous coupions les nerfs à leur entrée dans la membrane. Si la sensibilité est abolie dans le secteur correspondant à l'arc où les nerfs auront été coupés, nous devrons en conclure que chacun des nerfs qui entrent dans la cornée donne la sensibilité à un département de cette membrane, et que les fibres nerveuses ne forment qu'un simple plexus.

Si, au contraire, la sensibilité persiste sans modification dans toute l'étendue de la cornée, nous devrons penser que les fibres nerveuses forment, en réalité, un réseau, un véritable organe terminal, auquel il suffit de rester en rapport avec ses origines par une partie de la circonférence cornéenne pour fonctionner comme à l'état normal. Ou bien il nous faudrait admettre que les fibres nerveuses partant des régions de la circonférence de la cornée où les nerfs n'ont pas été sectionnés dépassent son centre et donnent de la sensibilité au secteur dont les nerfs ont été coupés.

Cette expérience, je supposais *à priori* qu'elle était réalisable. Sachant que les nerfs pénètrent tous dans la cornée du lapin par sa moitié antérieure, je pensais qu'il me serait possible de les couper sur une étendue plus ou moins grande sans diviser entièrement la membrane et, par conséquent, en conservant au reste de l'œil toute son intégrité.

Pour faire l'incision d'une partie de la cornée dans la moitié seulement de son épaisseur, on pourrait à la rigueur se servir du scalpel. Mais il faudrait beaucoup d'adresse, beaucoup de temps et de soins, et encore on risquerait à chaque instant de dépasser la limite et d'entrer avec la pointe de l'instrument dans la chambre antérieure de l'œil, ce qui compromettrait le succès de l'opération. En effet, en retirant le scalpel, on verrait se produire une hernie de l'iris, que suivrait une kératite plus ou moins étendue, et, l'expérience étant ainsi devenue complexe, il serait désormais impossible d'apprécier les résultats dus exclusivement à la section.

Aussi vaut-il beaucoup mieux se servir pour cette opération d'un bistouri comme celui que je vous présente ici (fig. 51). Sa lame, vous le voyez, peut être cachée plus ou moins par une enveloppe métallique, au delà de laquelle on ne laisse saillir de sa pointe que la portion voulue. Remarquez que cette pointe n'est pas piquante, mais arrondie, et qu'elle est tout à la fois très souple et très tranchante. Laissons dépasser, au delà de la douille de l'instrument, une longueur de pointe correspondant à la moitié de l'épaisseur de la cornée, soit un demi-millimètre environ, puis fixons la douille dans cette position au moyen de la vis. Nous aurons ainsi un instrument qui ne coupera pas au delà d'une certaine profondeur.

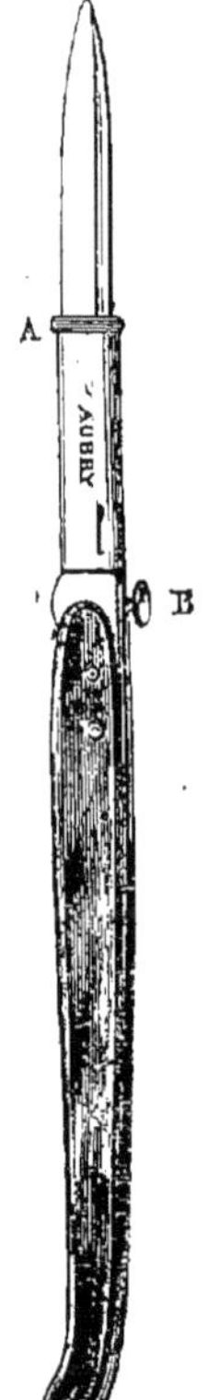

Fig. 51.

L'animal étant maintenu par un premier aide qui le saisit aux quatre membres, je lui tiens solidement la tête d'une main ; puis, avec le manche d'un scalpel que j'engage dans la cavité orbitaire et dont je me sers comme d'un levier, je fais saillir l'œil en dehors de l'orbite. Il se trouve par là même bien immobilisé, attiré d'une part en arrière par ses muscles et par les enveloppes du nerf optique qui se trouvent fortement tendus, et maintenu d'autre part par le manche du scalpel qui le soulève et par le rebord orbitaire sur lequel il se trouve appuyé.

Le manche du scalpel étant confié à un second aide,

je saisis le bistouri à lame cachée et, le tenant perpendiculairement à la surface de l'œil, j'incise la cornée dans le tiers de sa circonférence. La forme arrondie de la lame me permet d'appuyer suffisamment sans craindre de perforer la membrane. L'opération faite, je retire le levier qui maintenait l'œil au dehors, et il rentre de lui-même dans la cavité orbitaire. On pourrait, à la vérité, immobiliser l'œil par d'autres procédés, analogues à ceux des ophthalmologistes, mais celui-ci a pour nous le double avantage qu'il est rapide et simple, et que, faisant saillir en dehors tout le globe de l'œil, il le met bien en évidence et permet à la main de l'opérateur d'y avoir de tous les côtés un accès facile.

Laissons l'animal se reposer pendant quelques minutes de la douleur de l'opération, puis examinons la sensibilité de la cornée dans ses différentes régions. Nous allons observer un fait auquel je m'attendais, mais sans penser qu'il serait aussi net, je dirais presque aussi géométrique, qu'il l'est en effet.

Tout le secteur correspondant à la partie de la circonférence où a été pratiquée l'incision est paralysé. Si on l'explore avec un stylet de baleine depuis la périphérie, on voit, en touchant successivement des points plus rapprochés du centre, que l'animal ne fait aucun mouvement réflexe jusqu'à ce que l'on soit arrivé à toucher le centre même de la membrane.

L'expérience peut être faite autrement : L'instrument explorateur étant appliqué à la périphérie du secteur paralysé, on le traîne vers le centre de manière à lui faire parcourir la cornée suivant un de ses diamètres. L'animal ne donne aucun signe de sensibilité jusqu'à ce qu'on arrive au centre, mais dès qu'on le dépasse, il se produit un clignement, ce qui montre que l'on vient d'exciter une extrémité nerveuse sensible.

Voici un lapin sur lequel j'ai pratiqué, il y a dix jours, la section de la cornée gauche, dans le tiers environ de sa circonférence, à sa partie supérieure. Vous pourrez répéter à loisir l'expérience dont je viens de vous parler. Pour constater bien nettement les faits, il faut avoir soin de toucher la cornée délicatement de manière à ne pas la déprimer. En effet, une pression un peu forte, exercée sur cette membrane exciterait par traction des branches nerveuses situées même assez loin du point exploré et fausserait les résultats.

Je dois ajouter, pour n'omettre aucun détail, que la région paralysée n'est pas toujours exactement limitée par des lignes droites correspondant aux rayons qui, des extrémités de l'arc incisé, se rendent au centre de la cornée. Cette limite est parfois un peu irrégulière, ce qui s'explique par le trajet légèrement sinueux de branches nerveuses qui, venant des régions voisines, empiètent plus ou moins sur le domaine du secteur paralysé.

Cette expérience suffit à démontrer que le plexus fondamental de la cornée ne constitue pas un appareil nerveux dont les différentes parties seraient solidaires. Dès lors nous devons nous demander quelle est sa signification physiologique.

Il n'est certainement pas indispensable pour la distribution régulière des terminaisons nerveuses. En effet, dans les lames de l'organe électrique de la torpille, une distribution d'une régularité admirable est obtenue par simple ramification des nerfs et sans formation de plexus. Il suffirait évidemment, dans la cornée, de divisions successives des troncs nerveux afférents pour amener leurs branches jusqu'aux différents points de la membrane où, changeant brusquement de direction, elles deviennent des fibres perforantes.

Ce qui confirme, du reste, dans l'opinion que les plexus nerveux ne sont pas indispensables pour donner à la cornée sa sensibilité, c'est qu'il y a des animaux, la grenouille, par exemple (voy. p. 369), chez lesquels les fibres perforantes ne proviennent pas toutes d'un plexus.

Il est probable que la disposition plexiforme des nerfs de la cornée est relative à la transparence de cette membrane. On conçoit, en effet, que des nerfs épais et distribués irrégulièrement auraient sur la marche des rayons lumineux une tout autre influence que des plexus formés de fibres fines et régulièrement réparties.

J'ai fait encore une expérience qui permet d'établir que les fibres nerveuses ont, dans le plexus fondamental, un trajet relativement très court. Au lieu de pratiquer la section sur le bord de la cornée, comme dans les expériences précédentes, j'y ai fait une incision rectiligne passant à 1 millimètre de son centre. Vous pourrez constater que le petit segment de la cornée est resté sensible dans toute son étendue; dans le grand segment, au contraire, il y a une zone insensible qui s'étend depuis la ligne de section jusqu'au centre de la membrane, au delà duquel celle-ci redevient sensible. Cette expérience pourrait être répétée et variée de diverses façons de manière à délimiter la répartition des nerfs sensitifs dans les différentes régions de la cornée. Je n'ai pas continué dans cette voie; il me suffit de l'avoir indiquée. C'est là une question ouverte et dont l'étude, à peine commencée, pourra offrir des résultats nouveaux.

A ces expériences se rattache une question d'un intérêt tout particulier, intérêt que comprendront ceux qui ont suivi mes leçons sur la dégénération et la régénération des nerfs.

Je vais d'abord vous rappeler en quelques mots les principaux phénomènes qui se produisent dans les fibres à myéline comprises dans le segment périphérique d'un nerf sectionné. La première modification que l'on y observe consiste dans l'hypertrophie des noyaux des segments interannulaires, qui proéminent alors dans l'intérieur du tube nerveux. En même temps, le protoplasma qui les entoure s'accroissant, dans toute l'étendue de ces segments, empiète sur la myéline et le cylindre axe, et les divise en une série de portions distinctes. Ces phénomènes, bien marqués à la fin du second jour chez le lapin, s'accentuent les jours suivants, et finalement il ne reste plus dans l'intérieur de la gaîne de Schwann qu'une masse protoplasmique parsemée de noyaux et des gouttes de myéline formant de petits amas.

Dans les nerfs dépourvus de gaîne médullaire il ne saurait se passer un processus du même genre. Or, dans la cornée les sections portent précisément sur des fibres sans myéline. Il est donc d'un grand intérêt d'étudier les phénomènes qui se produisent dans ces fibres lorsqu'elles sont séparées de leur centre.

Un lapin, sur lequel j'avais fait la section des nerfs dans le tiers environ de la circonférence de la cornée, a été sacrifié sept jours après. On sait que ce temps suffit pour amener dans les nerfs à myéline une dégénération presque complète. Le moment était donc bien choisi pour étudier comparativement les altérations que devaient montrer les fibres sans myéline. Après avoir enlevé l'œil, j'ai détaché avec précaution la cornée et je l'ai traitée par le chlorure d'or ; puis j'en ai fait des coupes méridiennes, passant par l'axe du secteur insensible; j'en ai fait aussi des coupes parallèles à la surface et comprenant le secteur paralysé.

Les résultats que j'ai obtenus sont curieux et inattendus. Le plexus fondamental, les filets nerveux qui y arrivent et les branches qui en partent sont absolument conservés. J'ai disposé, sous un de ces microscopes, une coupe du secteur paralysé faite parallèlement à la surface; vous pourrez constater que le plexus fondamental n'y diffère en rien de celui d'une cornée normale.

En revanche, toutes les fibres nerveuses qui sont en rapport avec l'épithélium antérieur ont absolument disparu ; il n'y a plus trace du plexus sous-épithélial ni du plexus intra-épithélial. Sur une coupe méridienne de la cornée, vous n'apercevrez pas une seule fibre nerveuse entre les cellules épithéliales, dans toute la portion qui correspond au secteur paralysé ; mais, dès que, passant successivement en revue les diverses parties de la coupe, vous serez arrivés au centre de la cornée, vous retrouverez les fibres sous-épithéliales, les fibres intra-épithéliales et leurs boutons terminaux.

En résumé, toutes les fibres nerveuses en rapport avec l'épithélium ont disparu sans laisser de traces; toutes les fibres en rapport avec le stroma connectif sont conservées.

Ce fait, si singulier au premier abord, se comprend aisément si l'on admet la manière de voir que je vous ai exposée sur la nature de la dégénération des nerfs après leur section. D'après cette manière de voir, vous vous en souvenez, la destruction des cylindres axes dans le segment périphérique n'est pas à proprement parler une dégénération; elle est le résultat de l'activité exagérée des cellules qui entourent ces éléments et qui les dévorent parce qu'ils sont privés désormais de la protection des centres nerveux (1).

Ainsi compris, les faits observés sur les nerfs sectionnés devaient donc me porter à penser que toutes les fois qu'une fibre nerveuse sans myéline, séparée de son centre, serait entourée d'éléments cellulaires actifs, ces éléments la détruiraient. Or, comme le montrent son évolution constante et sa réparation rapide, l'épithélium de la cornée a une activité considérable. Il n'y a donc pas lieu de s'étonner que les fibres nerveuses délicates qui y sont logées, privées de leur connexion avec leurs centres trophiques, aient disparu, étouffées et mangées par les cellules épithéliales. Se sont-elles fon-

(1) Voy. *Leçons sur l'histologie du système nerveux*, t. II, p. 23.

dues dans le plasma intercellulaire, ou bien se sont-elles divisées, et leurs débris se sont-ils réduits en grains imperceptibles? Je n'en sais rien encore.

Le stroma conjonctif de la cornée, au contraire, ne possède qu'une vitalité peu accusée; il est formé d'un tissu pour ainsi dire fixé, qui a une certaine permanence et qui subit peu de modifications. Ses éléments cellulaires aplatis et immobiles ont cessé dès longtemps de se multiplier et même de s'accroître. Il n'y a donc, dans ce stroma, aucune partie active qui puisse détruire rapidement les éléments nerveux qui y sont logés, et c'est pourquoi ceux-ci se conservent intacts, même sept jours après avoir été séparés de leur centre. Possèdent-ils encore leurs propriétés physiologiques? C'est une question qu'il est impossible de résoudre; car, pour déterminer s'ils peuvent encore transmettre une impression sensitive, il faudrait rétablir leur union avec le centre de perception, ce qui est évidemment au delà de nos moyens.

VINGT-QUATRIÈME LEÇON

(15 mars 1879)

Nerfs de la cornée.

Expériences physiologiques.

Expériences qui restent à faire sur les phénomènes ultimes de la dégénération des nerfs cornéens et sur la marche de leur régénération.

Expériences sur la sensibilité du plexus sous-épithélial.

Râclage de l'épithélium antérieur de la cornée. Cet épithélium est restauré au bout de six jours, mais il ne contient pas de nerfs. La cornée dépourvue de nerfs intra-épithéliaux paraît aussi sensible que l'autre. Les plexus sous-épithélial et intra-épithélial sont des appareils de luxe.

Nerfs trophiques. Section intra-crânienne de la cinquième paire. Conclusions que Magendie avait tirées de cette expérience.

Nerf trijumeau. Ses branches. Parties qu'elles innervent. Procédé opératoire pour le sectionner. Conséquences de l'opération pour la cornée. — Opinion des auteurs à ce sujet.

Expérience de Snellen.

Expériences de Senftleben. — Sa théorie sur les causes de l'inflammation de la cornée.

Examen de la cornée vingt-quatre heures après la section de la cinquième paire.

Section incomplète du trijumeau : insensibilité absolue de la cornée. — Inflammation deux fois guérie par le procédé de Snellen. Guérison définitive grâce à un reste de sensibilité dans la paupière supérieure.

MESSIEURS,

Vous avez pu constater, à la fin de la dernière leçon, que, sept jours après une section qui les sépare de leurs centres, les fibres nerveuses de la cornée n'ont pas dégénéré dans toutes leurs parties. Tandis que les rameaux des plexus sous-épithélial et intra-épithélial ont disparu entièrement, les branches qui composent le plexus fondamental et les fibres perforantes sont conservées. Pour faire une étude plus complète de ces phénomènes, il faudrait varier les expériences et surtout en prolonger la durée; constater si, par exemple un mois après la section, il ne surviendrait pas une dégénération du plexus fondamental, qui est encore parfaitement respecté au bout de six jours, et, si cette altération avait lieu en effet, examiner attentivement la manière dont elle se produit.

Le temps m'a manqué pour exécuter ces expériences, ou plutôt je n'ai eu l'idée de les faire qu'après avoir étudié complètement la structure de la cornée. Je ne pouvais en effet pas songer qu'il serait possible de sectionner les nerfs de la cornée sans diviser en même temps cette membrane, avant d'avoir reconnu que les nerfs n'y pénètrent que par sa moitié antérieure. Mais je conserve des lapins sur lesquels j'ai pratiqué des sections de ce genre ; j'examinerai leurs cornées dans un mois, dans deux mois, et je vous rendrai compte des résultats observés.

A côté de la question de la dégénération des nerfs de la cornée se place celle de leur régénération, qui doit présenter également des particularités dignes d'intérêt. Il est probable, en effet, qu'au bout d'un certain temps le secteur paralysé redeviendra sensible. Comment se produira le retour de la sensibilité? Se montrera-t-elle en premier lieu sur le bord de la cornée au niveau de la section pour gagner peu à peu vers son centre? Dans ce cas, il faudrait conclure que le processus de régénération ne diffère pas de celui que l'on observe dans les nerfs à myéline : les fibres du segment central bourgeonneraient au niveau de la section, pénétreraient dans le secteur paralysé et l'envahiraient successivement de la périphérie au centre.

Mais il se pourrait également que la sensibilité fût restaurée d'abord dans la partie centrale du secteur, et que la portion sensible de la cornée, gagnant peu à peu sur l'insensible, en diminuât progressivement l'étendue du centre à la périphérie.

Ces expériences exigent un temps encore beaucoup plus long que les précédentes ; aussi suis-je encore moins à même de vous en présenter les résultats.

Une autre question, qui se rattache à celle dont je viens de parler, et qui se trouve également posée par les expériences que nous avons faites (et j'entends par question posée, une question dont on entrevoit la solution comme possible), est celle-ci : lorsque les fibres nerveuses se régénéreront dans la portion de la cornée privée depuis longtemps de sa sensibilité, les fibres nouvelles suivront-elles le trajet des anciennes? En d'autres termes, se refera-t-il un plexus fondamental, des fibres perforantes, un plexus sous-épithélial et un plexus intra-épithélial, ou bien les nouvelles fibres auront-elles une disposition différente? En un mot, dans cette réorganisation, les fibres nerveuses obéiront-elles ou non au plan primitif de construction de la cornée ?

Nous ne pourrons résoudre cette question, de même que la précédente, qu'au bout de plusieurs mois.

Après ces expériences sur le plexus fondamental de la cornée du lapin, j'ai cherché à en faire d'analogues sur le plexus sous-épithélial. La disposition particulière de ce plexus me permettait d'espérer qu'elles seraient faciles à réaliser. En effet, comme, à partir de chaque fibre perforante, les branches nerveuses se dirigent vers le centre de la cornée, on devait penser qu'en pratiquant sur cette membrane une section superficielle à une certaine distance de son centre, on observerait en dedans de la section une diminution de la sensibilité, tandis qu'elle serait, au contraire, conservée en dehors.

J'ai fait l'expérience : après avoir tracé dans l'épithélium cornéen un sillon profond avec une aiguille à cataracte, j'ai étudié la sensibilité de la cornée avec un poil tactile. Au premier abord, elle m'a semblé moins grande dans la partie comprise entre le sillon et le centre de la cornée, mais, en répétant plusieurs fois l'examen, les faits ne m'ont pas paru assez nets pour autoriser à conclure. Cet examen est, du reste, très délicat; non seulement la couche épithéliale est très mince, mais encore elle est dépressible, et, pour peu que l'on appuie, on risque, en la déprimant, d'exciter les branches nerveuses perforantes ou le plexus fondamental lui-même. Il faudrait donc toucher la cornée très légèrement, la frôler pour ainsi dire. Or cette manœuvre, vous l'avez vu, ne détermine pas de réflexes, même sur la cornée normale.

Nous n'avons donc aucun moyen certain d'apprécier si le plexus sous-épithélial a perdu sa sensibilité.

Pour vous montrer qu'il est difficile, sinon impossible, de continuer des expériences dans cette direction, je vous présente ici un lapin chez lequel, il y a six jours, j'ai complètement enlevé, en le râclant avec un scalpel, l'épithélium antérieur de la cornée gauche.

Avant de vous faire constater quel est le degré de sensibilité de cette cornée, je dois vous dire que, quelques jours auparavant, j'avais fait subir absolument la même opération à un autre lapin. J'ai sacrifié cet animal huit jours après et j'ai traité la cornée opérée par le chlorure d'or, puis j'y ai pratiqué des coupes méridiennes. Ainsi que vous pourrez le constater sur ces préparations (voy. fig. 53), l'épithélium est absolument reconstitué avec ses couches distinctes : la profonde avec ses cellules cylindriques, la moyenne avec ses cellules à fossettes de formes variées, la superficielle avec ses cellules lamellaires. Dans des dépressions du stroma cornéen correspondant à des incisions faites par accident au moment du râclage, les cellules épithéliales sont en plus grand nombre et comblent ainsi la perte de substance; mais leur arrangement y est le même que dans les autres régions. Les nerfs, et ceci est le point sur lequel j'attire votre attention, les nerfs ne sont absolument pas régénérés. Je reviendrai bientôt sur ce fait; qu'il vous suffise, pour le moment, de savoir que, six jours après qu'on l'a râclé et alors qu'il s'est reproduit, l'épithélium antérieur ne possède pas de nerfs.

Le lapin que je vous présente ici a donc encore dans sa cornée gauche son plexus nerveux fondamental et ses branches perforantes, mais le plexus sous-épithélial et le plexus intra-épithélial y font complètement défaut. Vous pouvez constater que cette cornée, qui a été légèrement opaque au début, est aujourd'hui transparente, lisse et brillante comme l'autre ; cela n'a pas lieu de vous surprendre, puisque vous savez que son épithélium est absolument reconstitué.

Étudions maintenant sa sensibilité avec un poil tactile enlevé au lapin lui-même. Je touche d'abord l'œil sain de cet animal, vous le voyez cligner; je touche l'œil opéré, il cligne également. Si, au lieu d'appuyer un peu, comme je viens de faire, j'approche lentement le poil de manière à ne pas effrayer l'animal et que je passe doucement le bulbe pileux sur la surface de la cornée opérée, le clignement ne se produit pas. En agissant de même sur l'œil sain, le clignement ne se produit pas non plus. Quelquefois il semble, en répétant ces ex-expériences, que la cornée privée de ses nerfs épithéliaux est moins sensible sur certains points de sa surface, mais, dans d'autres points, elle paraît jouir d'une sensibilité tout aussi exquise que la cornée normale. Les différences sont donc si minimes qu'elles sont à peine appréciables et, dans ces conditions, il est difficile de se prononcer, il est même prudent de s'en abstenir.

Cette expérience vous permet de constater encore que, lorsque la légère opacité qui survient immédiatement après l'opération a disparu, la nutrition de la cornée râclée s'effectue absolument comme celle de la cornée normale. Ce fait est important à noter : Le lapin privé de ses plexus sous-épithélial et intra-épithélial protège sa cornée tout aussi bien que celui qui les possède. Voilà donc un appareil très compliqué, très riche, qui n'est pas du tout indispensable à l'animal. C'est un appareil de luxe.

A côté de cette sensibilité générale, sensibilité à la douleur, si marquée dans la cornée, certains auteurs ont admis que cet organe possède encore une sensibilité spéciale, dépendant surtout des fibres nerveuses les plus profondes, voisines de la membrane de Descemet. D'après eux, ces fibres seraient destinées à donner la sensation de la pression intra-oculaire.

C'est là, messieurs, une pure hypothèse, qui n'est appuyée sur aucun fait. Elle est née de cette idée *à priori*, que toutes les parties anatomiques de l'organisme doivent lui être d'une utilité immédiate. Or, nous venons précisément de reconnaître, à propos des nerfs de l'épithélium antérieur, que cette idée n'est pas juste. Du reste, si la sensation de la pression intra-oculaire devait être donnée par certains nerfs, il serait beaucoup plus naturel d'attribuer ce rôle aux fibres nerveuses de la choroïde et de l'iris qu'aux fibres postérieures de la cornée.

Après cette analyse expérimentale des nerfs sensitifs de la cornée, je dois vous entretenir des hypothèses que l'on a faites sur l'existence et le rôle de nerfs centrifuges : nerfs moteurs cellulaires et nerfs trophiques.

Je vous ai parlé assez souvent et assez longuement de l'hypothèse de Kühne, d'après laquelle il existerait des nerfs destinés à déterminer des mouvements dans les cellules de la cornée, et je vous ai démontré suffisamment qu'elle ne repose sur aucun fait, pour n'être plus obligé de m'y arrêter.

Je passe au second ordre de nerfs centrifuges dont on a admis l'existence dans la cornée, les nerfs trophiques. L'étude de cette question est d'autant plus importante que toute la théorie des nerfs trophiques a précisément pour base les expériences que l'on a faites sur la cornée.

Ayant coupé la cinquième paire chez divers animaux, Magendie vit se produire, dans l'œil correspondant, des troubles de nutrition. Il les considéra comme une conséquence immédiate de la section du nerf, et c'est ainsi qu'on a continué à les considérer pendant longtemps.

Avant de vous rapporter les expériences que j'ai faites à ce sujet et de vous en montrer les résultats, il est nécessaire que je vous rappelle les données anatomiques indispensables pour pratiquer la section de la cinquième paire, et que je vous indique les conditions expérimentales de cette opération.

Le nerf trijumeau prend son origine à la protubérance annulaire par deux racines : l'une supérieure, la plus grosse, qui traverse le ganglion de Gasser, l'autre inférieure, plus mince, qui passe au-dessous de ce ganglion sans entrer en rapport avec lui. Immédiatement après le ganglion de Gasser, le nerf se divise en trois branches : le nerf ophthalmique, le nerf maxillaire supérieur et le nerf maxillaire inférieur. La petite racine, qui a passé au-dessous du ganglion et qui est motrice, vient se confondre avec le nerf maxillaire inférieur.

Le nerf ophthalmique concourt à l'innervation d'une partie de la paupière supérieure et à celle de la glande lacrymale; il donne les nerfs ciliaires, desquels viennent les nerfs de la cornée.

Le nerf maxillaire supérieur donne des branches sensitives à la joue, à la paupière inférieure, aux dents supérieures et postérieures, au nez et à la lèvre supérieure.

Le nerf maxillaire inférieur fournit des branches sensitives à la muqueuse buccale, au pavillon de l'oreille, à la tempe, aux dents inférieures, à la langue, et des branches motrices au masséter, au temporal, aux ptérygoïdiens, en général aux muscles masticateurs. Si l'on coupe le trijumeau tout entier, toutes les parties auxquelles se distribuent ses branches sont paralysées.

Voici l'instrument dont on se sert pour pratiquer la section (fig. 52). C'est celui de Magendie et de Claude Bernard. Comme vous voyez, c'est un petit couteau en forme de serpe terminé en fer de lance. Il doit être assez résistant, car il faut qu'il puisse perforer l'os temporal.

L'opération se pratique suivant les préceptes de Magendie. A la base de l'oreille du lapin, on sent avec le doigt un tubercule qui borde le conduit auditif externe. En avant de ce tubercule, se trouve le condyle du maxillaire inférieur, également facile à reconnaître.

Guidé par ces deux points de repère, on enfonce l'instrument à travers le temporal, immédiatement au devant du conduit auditif. Sa lame doit être tenue horizontalement; une fois qu'il a perforé l'os, ce que l'on reconnaît à la liberté de jeu que prend sa pointe, on le dirige transversalement à l'axe de la tête jusqu'à ce qu'il rencontre le rocher. On pousse alors de manière à le faire avancer en glissant sur la face antérieure de cet os, jusqu'à ce qu'on sente un défaut de plan résistant.

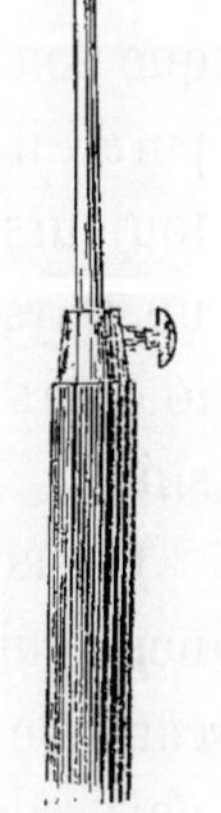

FIG. 52.

C'est au niveau de ce point que passe le trijumeau. On tourne l'instrument d'un quart de cercle, de manière que le tranchant de sa faucille regarde directement vers en bas du côté du trijumeau. A ce moment, l'animal crie et essaie de se débattre, ce qui indique que l'on est bien réellement sur le nerf. Alors, tenant fortement la tête du lapin pour que ses mouvements ne fassent pas dévier l'instrument, on le retire légèrement à soi en élevant le manche, de manière à sectionner le nerf. Immédiatement après, on remarque que le globe de l'œil du côté correspondant fait saillie, et en touchant la cornée on reconnaît qu'elle est devenue insensible; c'est là la preuve nette et immédiate que l'on ne s'est pas trompé et que l'on a bien réellement coupé le nerf trijumeau. On retire alors l'instrument en lui faisant parcourir le même chemin par lequel on l'a introduit et en faisant les mêmes mouvements en sens inverse. Si la cinquième paire a été sectionnée franchement avec toutes les précautions nécessaires, cette opération n'est pas suivie d'accidents graves; le lapin, d'abord comme surpris et stupéfié pendant quelques instants, revient bientôt à lui. Après lui avoir donné le temps de se remettre (et en général il est prudent de laisser l'animal opéré dans un repos absolu quelques heures après l'opération), on constate qu'en frappant sur la cornée il ne se produit pas de réaction motrice.

La section du trijumeau est une opération délicate : d'abord, pendant qu'on la pratique, on ne voit pas ce que l'on fait ; ensuite, pour pénétrer à travers l'os temporal, il faut déployer une certaine force, ce qui est toujours au détriment de l'adresse. Aussi n'y a-t-il pas un physiologiste, même des plus habiles, qui réussisse toujours à éviter les accidents qui peuvent en être la suite.

Ces accidents sont d'abord la division du sinus caverneux qui est suivie d'une hémorrhagie, et la section de la carotide interne qui détermine une hémorrhagie encore plus redoutable. Puis, il suffit que l'instrument soit dirigé un peu trop en arrière pour léser le pédoncule du cervelet à la protubérance ; alors le lapin roule sur lui-même. S'il porte un peu trop en avant, il atteint le pédoncule cérébral, ce que l'on reconnaît à ce que l'animal a des mouvements de manège. En général, lorsqu'il se produit l'un quelconque de ces accidents, hémorrhagie ou lésion des pédoncules, l'animal succombe au bout de fort peu de temps.

Parmi les conséquences de cette opération, je laisserai de côté tout ce qui n'a pas trait à la cornée. Cette membrane est devenue absolument insensible; on peut la frapper avec un stylet, l'animal ne sent rien, il ne se produit aucun mouvement réflexe.

Douze heures après la section de la cinquième paire, la cornée présente un léger trouble, sa surface est comme dépolie, dévernie, pour ainsi dire, mais elle est encore translucide. Douze heures plus tard, elle présente un trouble plus accentué; elle a une apparence opaline ou laiteuse. Au bout de quarante-huit heures, elle est à peu près complètement opaque. Finalement, il se produit une fonte purulente de l'œil. Ces altérations furent attribuées par Magendie à la section de nerfs trophiques. Il ajouta même qu'elles sont plus marquées quand le nerf a été divisé au delà du ganglion de Gasser, tandis qu'elles sont moins accusées, ou quelquefois ne se produisent pas du tout, quand il a été coupé en deçà de ce ganglion.

Claude Bernard, dans ses leçons sur le système nerveux, accepte les conclusions de Magendie; il ajoute que, dans une expérience où la section avait été partielle et avait porté seulement sur le nerf ophthalmique, il n'y avait pas eu lésion de l'œil (1). Il n'essaie pas de donner l'explication de ce résultat; vous verrez tout à l'heure à quoi il peut être attribué, en le comparant avec un de ceux que j'ai obtenus moi-même.

Tous les auteurs qui depuis se sont occupés de cette

(1) Cl. Bernard, *Leçons sur la physiologie et la pathologie du système nerveux*, t. II, p. 81, 82.

question, de Graefe (1), Schiff (2), Büttner et Meissner (3) et d'autres encore, ont adopté la théorie de Magendie, qui a gardé son crédit jusqu'à la publication des expériences de Snellen.

Sachant que l'oreille du lapin est innervée par des branches sensitives venant du plexus cervical et que par conséquent elle reste sensible lorsque le trijumeau est sectionné, Snellen (4) conçut l'idée de l'attacher par un point de suture au-devant de l'œil insensibilisé par la section de la cinquième paire, dans l'espoir que l'animal, ainsi averti, serait conduit à protéger sa cornée contre les excitations extérieures. Il ne fut pas déçu dans son attente : lorsque l'oreille fut cousue au devant de l'œil, les troubles habituels ne survinrent point ; la cornée resta parfaitement transparente.

Cette expérience semblait établir définitivement que les altérations qui se manifestent d'ordinaire dans la cornée à la suite de la section de la cinquième paire ne doivent pas être attribuées à l'absence des nerfs trophiques. Cependant on a soutenu que, si ces altérations ne se produisent pas nécessairement, l'œil privé de nerfs est néanmoins plus vulnérable que l'œil sain correspondant.

La question en était là lorsqu'elle fut reprise par

(1) Graëfe, *Arch. f. Augenheilkunde*, t. I, p. 206.

(2) Schiff, *Untersuchungen zur Physiologie des Nervensystems*.

(3) Büttner et Meissner, *Ueber die nach Durchschneidung des Trigeminus auftretenden Ernährungsstörungen am Auge und anderen Organen* (*Zeitsch. rat. Med*, 3e série, t. XV).

(4) Snellen, *De vi nervorum in inflammationem*, *Utrecht*. 1857.

Senftleben (1). Cet auteur chercha à vérifier si en effet la vulnérabilité de l'œil est augmentée par la section du trijumeau. Après avoir pratiqué cette section d'un seul côté chez un lapin, il appliqua sur les deux yeux de l'animal des copeaux de bois de même dimension et les y maintint en cousant ensemble les paupières. Les deux yeux, qui étaient ainsi irrités de la même façon, présentèrent au bout du même temps des lésions absolument semblables.

Senftleben ajoute à ce propos qu'il lui a fallu employer cette excitation intense pour déterminer des lésions ; des excitations plus légères n'enflammaient pas la cornée. Il en conclut que l'inflammation qui survient d'ordinaire dans cette membrane à la suite de la section de la cinquième paire doit également avoir pour cause un traumatisme grossier. Il n'est pas difficile, du reste, de s'expliquer comment ce traumatisme se produit. Il suffit d'avoir ouvert quelquefois la porte d'un réduit où se trouvent plusieurs lapins, pour savoir qu'ils se précipitent alors tous dans l'angle le plus éloigné et se cognent les uns contre les autres. Dès lors, on comprend qu'un lapin, privé de la sensibilité de toute une moitié de la face, heurte son œil contre les parois de sa cabane ou contre ses compagnons et fasse subir ainsi à sa cornée des chocs violents.

Quant au mode de production de ces lésions, voici l'opinion de Senftleben. Les chocs et les frottements

(1) Senftleben, *Ueber die Ursachen und das Wesen der nach der Durch schneidung des Trigeminus auftretenden Hornhautaffection* (*Arch. de Virchow* t. LXV, p. 69).

amèneraient au centre de la cornée la formation d'une eschare, qui agirait à la manière d'une épine, pour déterminer une inflammation suppurative.

J'étais assez disposé à accepter cette hypothèse ; j'en ai défendu moi-même de fort analogues. C'est ainsi que, dans la carie, j'ai pensé que l'inflammation suppurative devait être considérée comme le résultat de l'irritation déterminée par des travées osseuses nécrosées à la suite de la transformation granulo-graisseuse de leurs éléments cellulaires. J'ai soutenu également que l'athérome artériel, loin d'être, comme Virchow l'avait dit, la suite constante d'une endartérite, doit être considéré comme primitif, au moins dans la plupart des cas. La transformation graisseuse des éléments qui composent la tunique interne des artères de l'aorte par exemple, produit à la longue la nécrose de parties plus ou moins étendues de cette tunique, qui réagissent comme des corps étrangers sur les portions voisines restées saines jusque-là, et y déterminent des phénomènes inflammatoires.

J'étais donc dès l'abord gagné à l'interprétation donnée par Senftleben ; cependant, j'ai dû faire des expériences pour vérifier si elle était d'accord avec les faits.

Chez un premier lapin, j'ai pratiqué la section intra-crânienne de la cinquième paire du côté gauche. Vingt-quatre heures après l'opération, la cornée correspondante est devenue trouble, et l'animal ayant été sacrifié, elle a été enlevée et préparée pour l'observation microscopique. L'une des moitiés a été traitée par la méthode de l'or. Sur une coupe parallèle à la surface, qui est disposée sous un de ces microscopes, vous y remarquerez une infiltration considérable de cellules migratrices. Ces cellules sont fortement colorées en violet et présentent les deux formes que vous avez appris à connaître : les unes sont en épieux allongés, ce sont les interfasciculaires; les autres sont aplaties, membraneuses et de variée, ce sont les interlamellaires.

L'autre moitié de la cornée a été durcie par l'action successive de l'acide osmique et de l'alcool. Vous en examinerez une coupe perpendiculaire à la surface, colorée par le picrocarminate d'ammoniaque et conservée dans la glycérine additionnée d'acide formique. Vous y remarquerez également la présence d'une grande quantité de cellules lymphatiques et vous constaterez de plus que ces cellules sont en nombre à peu près égal dans toute l'épaisseur de la cornée, ce qui prouve que la migration s'est faite indifféremment dans toutes les couches de la membrane. Vous reconnaîtrez aussi que l'épithélium est détaché sur une grande partie de la surface; il manque dans toute l'étendue qui correspond à l'ouverture de la fente palpébrale. C'est un fait connu, signalé en premier lieu par Graefe et confirmé par les autres observateurs, que les lésions consécutives à la section de la cinquième paire commencent au niveau de la fente palpébrale, et qu'elles sont toujours plus marquées dans cette région que dans les parties de la cornée forme habituellement recouvertes par les paupières.

Le 2 janvier dernier, j'ai pratiqué la section de la cinquième paire à droite sur le lapin que je vous présente ici. Il ne s'est pas produit d'accidents graves au moment de l'opération. Vous pouvez constater à première vue la saillie du globe de l'œil. Je frappe sur la cornée avec ce stylet, et vous voyez qu'elle est absolument insensible; il ne se produit aucun mouvement réflexe. Tout le côté droit de la face est également insensible; je pince le museau, l'aile droite du nez, la peau de la joue sans déterminer aucun signe de douleur; l'animal ne paraît pas s'en apercevoir. En revanche, la lèvre inférieure et la langue sont sensibles, et la mastication se fait normalement. Cela prouve que le nerf maxillaire inférieur n'a pas été atteint par la section, et que celle-ci a porté seulement sur la branche ophthalmique et sur la branche maxillaire supérieure.

Cependant toutes les parties innervées par ces deux nerfs ne sont pas paralysées; la portion de la paupière supérieure qui avoisine l'angle interne de l'œil a conservé de la sensibilité; lorsque je la touche, même très légèrement, il se produit un clignement. C'est là une circonstance qu'il ne serait pas facile de reproduire et dont nous allons tirer parti.

Voici l'histoire de ce lapin. Le lendemain de la section, je vis apparaître le trouble habituel de la cornée. Pour rechercher si l'altération déjà commencée pouvait être arrêtée ou guérie, j'essayai du procédé de Snellen. Je fixai l'oreille de l'animal au-devant de l'œil par un point de suture dont vous pouvez encore voir la trace. Au bout de trois ou quatre jours, l'état de l'œil était beaucoup amélioré, la cornée était redevenue à peu près transparente; au bout de huit jours, la guérison était complète et paraissait définitive. Je laissai l'oreille attachée devant l'œil. Dix jours après, l'oreille s'étant décousue par accident, la cornée devint de nouveau opaque et d'une façon beaucoup plus accentuée que la première fois. Je réappliquai l'oreille au-devant de l'œil par un nouveau point de suture et j'obtins en quelques jours une nouvelle guérison. Enfin, le 10 février, voyant la cornée tout à fait transparente quoique insensible, j'eus l'idée de découdre l'oreille et de laisser l'œil à nu pour voir ce qui adviendrait. Il y a maintenant deux mois que l'animal vit ainsi avec sa cornée insensible, et vous voyez qu'elle est aujourd'hui parfaitement transparente.

Comment faut-il interpréter ce fait? Les fibres nerveuses se sont-elles régénérées? Évidemment non, car la cornée est absolument insensible, et il est fort peu probable qu'il se soit refait seulement des fibres trophiques et non d'autres.

On ne saurait supposer que la section n'était pas suffisante, puisque à deux reprises elle a déterminé l'inflammation de la cornée, que nous avons chaque fois guérie par le procédé de Snellen.

La seule hypothèse admissible, c'est que, dans les deux mois qui se sont écoulés depuis l'opération, l'animal s'est instruit peu à peu, et qu'il a appris à défendre sa cornée au moyen de ce qui lui reste de sensibilité dans une partie de sa paupière supérieure. Je suis persuadé que, si on lui enlevait aujourd'hui ce reste de sensibilité, le trouble de la cornée ne tarderait pas à revenir parce que l'animal, n'étant plus averti par aucune sensation, lui infligerait de nouveaux traumatismes.

Je dois aussi vous faire remarquer sur ce lapin un autre phénomène consécutif à la section de la cinquième paire : les poils tactiles du côté opéré sont paralysés comme le reste de la face ; je les tire sans faire éprouver à l'animal aucune sensation.

Eh bien! comparez ces poils à ceux du côté opposé, vous verrez qu'ils sont blanchâtres tandis que les autres sont noirs. Ne croyez pas cependant qu'ils soient devenus blancs subitement, et que j'aie l'intention de vous expliquer par cet exemple comment les cheveux peuvent blanchir en une nuit. Si vous regardez plus attentivement, vous reconnaîtrez que seuls les poils qui traînent à terre sont devenus blanchâtres, et cela seulement dans la partie qui frotte contre le sol. Leur base est restée noire, et sur une étendue d'autant plus longue qu'ils sont moins obliquement dirigés vers en bas. La couleur blanche est ici simplement le résultat d'un traumatisme grossier. Pour le prouver, prenons un poil tactile noir et frappons-le avec un marteau ; ses éléments, plus ou moins dissociés, réfléchiront irrégulièment la lumière, et il paraîtra blanchâtre. Chez ce lapin, les poils qui traînent à terre sont blanchâtres parce que le frottement les a en partie désagrégés.

Or, il n'est pas possible d'admettre l'existence de nerfs trophiques dans l'extrémité des poils ; ce n'est donc pas parce que l'action de ces nerfs aurait été supprimée que leur désagrégation est survenue. Elle doit évidemment être attribuée aux traumatismes qu'ils ont subis, et dont l'animal n'a pas cherché à les garantir, parce qu'ils étaient insensibles.

Pour démontrer que l'inflammation de la cornée n'est pas le résultat de la section de nerfs trophiques, j'ai fait encore une autre expérience. Il résultait de celles dont je vous ai parlé dans la dernière leçon que l'on peut pratiquer la section des nerfs de la cornée sans couper cette membrane dans toute son épaisseur. J'ai eu l'idée, au lieu de faire cette section sur un tiers seulement de sa circonférence, de l'étendre à sa circonférence tout entière, et de couper ainsi tous les nerfs qui pénètrent dans son intérieur.

L'opération est difficile à réaliser, parce qu'il faut d'un seul trait faire tout le tour de la cornée ; il arrive même souvent que l'on appuie trop sur l'instrument en tel ou tel point et que l'on coupe en ce point toute l'épaisseur de la membrane.

Le lapin que je vous présente a été opéré ainsi, il y a onze jours. La cornée ayant été perforée sur un point très limité au niveau de l'angle interne de l'œil, il s'est produit une hernie de l'iris. J'ai réséqué la portion de l'iris qui faisait saillie, et la plaie s'est rapidement cicatrisée.

Cette cornée est complètement insensible ; je puis la toucher et même la frapper avec un stylet, sans provoquer aucun mouvement réflexe des paupières. D'autre part, elle est, comme vous le voyez, absolument transparente ; non seulement il n'y est pas survenu d'opacité, mais encore, malgré l'absence des nerfs, elle s'est guérie de la kératite partielle occasionnée par la hernie de l'iris. Voilà donc une cornée absolument dépourvue de nerfs, qui, si la théorie des nerfs trophiques était vraie, devrait évidemment subir dans sa nutrition des altérations profondes ; elle n'en présente pas, et même elle répare, aussi bien qu'une cornée normale, des altérations provenant d'une autre cause. La question est donc absolument jugée, et jugée dans le sens de Snellen. Les altérations de la cornée, à la suite de la section de la cinquième paire, ne sont pas dues à l'absence de nerfs trophiques, mais aux traumatismes auxquels cette membrane est exposée par suite de son insensibilité et de l'insensibilité de toute la moitié correspondante de la face.

Je sais bien que l'on pourrait donner à cette dernière expérience une autre interprétation. Sinitzin (1) a prétendu, en effet, que la cornée ne subit aucun trouble trophique si, immédiatement après qu'on a coupé le trijumeau, on arrache le ganglion cervical supérieur du même côté. Or, on pourrait soutenir que, dans la dernière expérience dont je vous ai rendus témoins, on a coupé non seulement les fibres du trijumeau, mais encore des filets qui viendraient du sympathique. Dès lors, il ne serait pas étonnant que la membrane restât transparente, et ce résultat viendrait confirmer ceux que Sinitzin dit avoir obtenus. Seulement, ces résultats sont bien sujets à caution. Eckhard (2) d'une part, Senftleben (3) de l'autre, ont repris ses expériences et n'ont jamais pu constater que l'arrachement du

(1) Sinitzin, *Zur Frage über den Einfluss des Nervus Sympathicus auf das Gesichtsorgan* (*Centralblatt*, 1871).

(2) Eckhard, *Bemerkungen zu dem Aufsatz des Herrn Sinitzin* (*Centralblatt*, 1873, p. 548).

(3) *Loc. cit.*, p. 97

ganglion cervical supérieur empêchât les lésions de la cornée de se produire. Bien que je ne les ai pas répétées moi-même, je suis sûr qu'il s'y est glissé quelque cause d'erreur, soit que la cinquième paire ait été coupée incomplètement, soit pour tout autre motif, et je ne m'arrêterai pas à les discuter plus longtemps.

VINGT-CINQUIÈME LEÇON

(20 mars 1879)

Nerfs de la cornée

Expériences physiologiques.

Causes des lésions qui se produisent dans la cornée à la suite de la section de la cinquième paire. — Expériences démontrant qu'elles ne sont pas la suite d'une eschare. — Influence qu'exercent pour produire l'inflammation des excitations petites et multipliées.

Expériences démontrant que les ganglions spinaux n'ont pas une action trophique sur les tissus innervés par les racines qui sont en rapport avec eux.

Régénération des nerfs dans l'épithélium antérieur de la cornée.

Régénération des nerfs dans le tissu propre de la cornée après la section de la cinquième paire.

Développement des nerfs de la cornée. Confirmation de la théorie de la croissance continue des nerfs vers la périphérie.

MESSIEURS,

Dans la précédente leçon, je vous ai rendu compte de quelques expériences que j'ai faites pour élucider la question des prétendus nerfs trophiques de la cornée. Parmi ces expériences, deux surtout méritent d'attirer votre attention. Dans la première, j'avais coupé incomplètement la cinquième paire à un lapin qui avait conservé, vous vous en souvenez, de la sensibilité dans une partie de la paupière supérieure. Vous avez constaté que la cornée de cet animal, dépourvue de nerfs depuis plus de deux mois et d'une insensibilité complète, est transparente, lisse, polie, et ne présente aucun trouble appréciable.

La seconde expérience que je veux vous rappeler est celle dans laquelle j'avais fait une section circulaire tout autour de la cornée, de manière à couper tous les nerfs qui y pénètrent. Vous avez pu voir que, malgré la perforation de la membrane, la hernie de l'iris et l'inflammation qui en a été la suite, dix jours après l'opération, la cornée était parfaitement transparente, sans aucune lésion appréciable, et cependant d'une insensibilité complète.

A ces deux expériences, qui semblent démontrer d'une façon péremptoire que la cornée privée de tous ses nerfs n'est aucunement troublée dans sa nutrition, en d'autres termes qu'il n'y existe pas de nerfs trophiques, on pourrait cependant faire une objection. On pourrait dire que le plexus fondamental de la cornée constitue un centre trophique. Vous avez vu, en effet, que certains auteurs ont soutenu que ce plexus contient des cellules ganglionnaires. Dès lors, ces cellules pourraient avoir une action trophique, tant sur les nerfs qui sont en rapport avec elles, que sur les tissus de la cornée en général.

A cette objection, je répondrai que, quelle que soit la nature des noyaux compris dans le plexus fondamental, ce plexus ne saurait être considéré comme un centre trophique, puisqu'il n'entretient pas la vie du plexus sous-épithélial et du plexus intra-épithélial. En effet, lorsqu'on a sectionné les nerfs de la cornée au niveau de sa circonférence, les connexions du plexus fondamental avec les nerfs épithéliaux ne sont pas modifiées; si donc ce plexus exerçait une action trophique, il ne devrait se produire aucune dégénération, et à l'observation microscopique on devrait trouver intacts les plexus épithéliaux. Leur disparition totale dans une des expériences dont je vous ai rendu témoins (voir p. 403) suffit à montrer que le plexus fondamental n'est pas un centre trophique.

Recherchons maintenant la cause des lésions qui se produisent dans la cornée après la section de la cinquième paire. Ces lésions ne sauraient être considérées comme la conséquence immédiate de la dégénération des nerfs, puisqu'elles surviennent longtemps avant que cette dégénération ne soit un fait accompli. En effet, chez le lapin, le segment périphérique d'un nerf sectionné ne perd ses propriétés qu'au bout de quarante-huit heures (1). Or, dès la dixième heure après la section de la cinquième paire, on constate déjà une certaine opacité de la cornée. Après vingt-quatre heures, cette opacité est très accusée; les préparations que j'ai mises sous vos yeux vous ont permis de reconnaître qu'à cette période la cornée est infiltrée d'une quantité considérable de cellules migratrices.

Senftleben a proposé, comme je vous l'ai dit, une autre hypothèse : sous l'influence des traumatismes grossiers auxquels la cornée est exposée par suite de

(1) Voy. *Leçons sur l'histologie du système nerveux*, t. I, p. 282.

son insensibilité, il s'y produirait une eschare. La partie mortifiée agirait comme une épine, comme un corps étranger implanté dans l'œil, et, par l'irritation qu'elle y causerait, elle déterminerait l'immigration des cellules lymphatiques et l'inflammation. Senftleben décrit même minutieusement les rapports de l'eschare avec l'immigration et prétend avoir constaté que c'est du bord de la cornée le plus rapproché de l'eschare que part la première traînée lymphatique.

Je ne puis admettre cette interprétation. En effet, chez un des lapins que je vous ai montrés dans la dernière leçon et auquel j'avais fait la section intra-crânienne de la cinquième paire, la cornée, qui avait d'abord présenté des altérations évidentes, s'est complètement rétablie, sans avoir montré d'inflammation suppurative éliminatrice, comme cela aurait dû se faire si elle avait été nécrosée en un point.

En présence de ce fait, et pour me rendre compte des résultats obtenus par Senftleben, j'ai dû rechercher quels sont les phénomènes que détermine une eschare dans une cornée dont les nerfs sont intacts.

Le premier septembre dernier, j'ai fait à la cornée d'un lapin, en la touchant fortement à son centre avec du nitrate d'argent, une eschare de 2 millimètres de diamètre. Il s'est produit au début une conjonctivite qui s'est bientôt guérie ; puis l'eschare a persisté jusqu'au 10 février suivant, sans que la cornée manifestât la moindre réaction inflammatoire.

On pouvait m'objecter que, dans cette première expérience, l'eschare était trop peu étendue pour provoquer de l'inflammation. Aussi ai-je déterminé, toujours au moyen du nitrate d'argent, la formation d'eschares d'une étendue beaucoup plus considérable. Il est survenu de la conjonctivite qui bientôt a guéri, et vous pourrez constater aujourd'hui, sur quelques-uns de ces animaux qui ont été opérés il y a deux semaines, que la cornée est parfaitement transparente, excepté au niveau de l'eschare qui persiste encore et qui n'a pas provoqué autour d'elle de réaction inflammatoire.

De ces différents faits il résulte que les lésions qui se produisent dans la cornée, à la suite de la section de la cinquième paire, ne sont pas la conséquence d'une eschare ; ils démontrent même qu'une simple eschare ne saurait les produire. Cependant je ne voudrais pas donner à ces conclusions une valeur trop absolue, car il serait possible que, chez des lapins peu vigoureux ou placés dans un milieu infectieux, les eschares ne fussent pas aussi bien supportées que dans les expériences dont je vous ai rendu compte en dernier lieu.

Mais, si l'on ne peut invoquer ni la dégénération des nerfs, ni l'irritation déterminée par une eschare, à quelle cause doit-on rapporter l'inflammation de la cornée qui se produit après la section de la cinquième paire, lorsque l'œil n'est pas protégé contre les agents extérieurs? On ne saurait l'attribuer à un traumatisme violent, car, dans les expériences où j'ai raclé complètement l'épithélium antérieur (ce qui équivaut bien, je le suppose, à un traumatisme violent), vous avez vu la cornée, après avoir présenté d'abord une légère kératite, se guérir parfaitement au bout de quarante-huit heures. La violence du traumatisme n'est donc pas ce qui détermine l'inflammation. Ce ne saurait être non plus la chute de l'épithélium, l'expérience que je viens de vous rappeler le démontre suffisamment.

Il faut donc que ce soit une autre cause qui amène l'inflammation de la cornée. Pour comprendre comment cette inflammation se produit, il est nécessaire de remonter un peu plus haut et de considérer la manière dont l'organisme réagit contre toute excitation extérieure. C'est un point de vue important, auquel le médecin oublie trop souvent de se placer.

Je commencerai par vous montrer une expérience simple. Voici le train postérieur d'une grenouille, dépouillé de sa peau et qu'on a laissé en rapport avec les nerfs lombaires. Je vais exciter ces nerfs avec la pince électrique, en diminuant l'intensité du courant par l'écartement progressif des deux bobines du chariot d'induction, jusqu'à ce qu'une clôture simple et ensuite jusqu'à ce qu'une rupture simple n'amènent plus aucune réaction motrice dans la patte. M'y voici arrivé; vous pouvez constater que les interruptions isolées du courant ne déterminent aucun mouvement. Mais si je remplace ces ruptures isolées, distantes les unes des autres, par des interruptions très fréquentes faites avec le trembleur, vous voyez que les muscles entrent en tétanos. Une série de chocs électriques très petits, dont chacun à lui seul serait insuffisant pour produire un effet, détermine donc une action évidente.

Cette expérience vous fait toucher du doigt, pour ainsi dire, un fait intéressant qui a une portée très générale : une excitation, insuffisante pour produire une réaction quelconque par une application unique, devient efficace et amène cette réaction lorsqu'elle est répétée un grand nombre de fois dans un court espace de temps. En d'autres termes, ce qui détermine la réaction, ce n'est pas autant l'intensité du choc que le nombre des chocs qui se succèdent dans un temps donné.

Ce que vous voyez ici d'une façon palpable comme réaction motrice est aussi vrai pour les autres modes de réaction de l'organisme vis-à-vis des excitants, et je vais vous le montrer par un exemple tiré de la pathologie.

Vous savez que les infarctus de l'infection purulente des opérés ou des blessés ne sont pas déterminés, comme on le croyait autrefois, par des embolies, mais par la fusion d'une série de petits abcès miliaires, qui sont dus eux-mêmes à des millions de microbes. Dès lors, il y avait lieu de se demander si l'inflammation suppurative n'était pas le résultat d'une qualité très irritante de ces microbes pour les tissus dans lesquels ils se logent. Mais, pour expliquer l'inflammation qu'ils produisent, cette hypothèse n'est pas nécessaire; il suffit d'admettre, ce qui du reste est parfaitement démontré, que ces êtres microscopiques se développent avec une très grande rapidité. Chaque éclosion nouvelle détermine une nouvelle irritation, et comme, dans un infarctus de la grosseur d'une lentille, il y a des millions de ces êtres, cela correspond à des millions de corps étrangers, à des millions, par conséquent, d'excitations successives, extrêmement minimes, mais déterminant chaque fois un nouveau choc. Ces milliers de petits chocs rapprochés, agissant sur une partie limitée de l'organisme, sont la condition par excellence de l'inflammation suppurative.

Je m'arrête là dans ces considérations; ce que j'ai dit suffira pour vous faire comprendre comment se produit l'inflammation de la cornée à la suite de la section du trijumeau. Elle est la conséquence d'une série de traumatismes répétés. Le lapin, dont une moitié de la face est insensible, allant constamment la tête baissée, fouillant dans les coins, frotte sa cornée contre les parois de sa cabane, et c'est la série de ces chocs, bien plutôt qu'un choc initial unique, qui amène l'inflammation. C'est pour cela que le repos suffit à guérir la cornée, alors même que des lésions s'y sont déjà produites, ainsi qu'il résulte d'une des expériences que je vous ai montrées.

Malgré tout, l'opinion d'après laquelle il y aurait des nerfs trophiques dans la cornée a toujours persisté. Ceux qui l'adoptent encore aujourd'hui la fondent sans doute sur l'observation ancienne de Magendie (voy. p. 417), d'après laquelle les lésions seraient moins étendues et surviendraient d'une façon moins constante lorsque le trijumeau est coupé en deçà du ganglion de Gasser que lorsque la section a porté au delà de ce ganglion. Bien que cette observation n'eût été répétée par personne, elle parut cependant très vraisemblable lorsque Waller eut fait connaître ses remarquables expériences sur la dégénération des nerfs sectionnés.

Waller, vous le savez, reconnut que les nerfs moteurs

ont leur centre trophique dans les centres nerveux, tandis que les nerfs sensitifs ont le leur dans les ganglions. Il savait que, chez le chat, le ganglion de la seconde paire cervicale est situé en dehors du canal vertébral et peut être facilement atteint. Il sectionna les deux racines de ce ganglion, et douze jours après il constata que les fibres sensitives étaient intactes, tandis que les fibres motrices étaient dégénérées (1).

Claude Bernard reprit ces expériences (2). Avec l'instrument qui lui avait servi à sectionner le trijumeau, il réussit à pratiquer la section intra-rachidienne de la racine sensitive de la sixième paire lombaire au-dessus de son ganglion. A l'autopsie, il constata que la partie périphérique du nerf était parfaitement saine, tandis que le bout central de la racine sensitive était dégénéré.

Claude Bernard fit encore des expériences analogues en opérant à ciel ouvert. Dans l'une d'entre elles (*loco citat.*, p. 259), il extirpa trois ganglions lombaires ou sacrés. Les animaux survécurent quelques jours à ces expériences; on ne constata aucun trouble de nutrition dans le membre correspondant (3). Claude Bernard en conclut que les ganglions spinaux, s'ils exercent une action trophique sur les nerfs, n'ont aucune influence ou du moins ont peu d'influence sur la nutrition

(1) Waller, *Sur la reproduction des nerfs et sur la structure et les fonctions des ganglions spinaux* (*Archives de Müller*, 1852, p. 399).

(2) Claude Bernard, *Leçons sur le système nerveux*, t. I, p. 242.

(3) *Leçons sur le système nerveux*, t. I, p. 257-264.

des parties auxquelles ces nerfs donnent de la sensibilité.

« Magendie a démontré, dit-il (p. 254), que la cinquième paire préside à des phénomènes de nutrition; nos expériences nous ont montré que les racines postérieures rachidiennes sont loin d'avoir sur ces phénomènes une influence aussi marquée. »

Les expériences de Claude Bernard ne sont pas tout à fait concluantes, parce que les animaux n'ont pas survécu assez longtemps. En effet, lorsque l'on a fait la section transversale du nerf sciatique, les ulcérations dans la patte correspondante se manifestent seulement au bout de quelques semaines; il était donc nécessaire, pour démontrer que ces ulcérations ne doivent pas être attribuées à la suppression de l'influence des ganglions spinaux, de maintenir un animal en vie pendant plusieurs semaines après l'ablation de ces ganglions. C'est ce que j'ai tenté il y a déjà deux ans.

Le 28 juillet 1877, j'ai pris un jeune chien dans de bonnes conditions de santé, et je l'ai anesthésié par l'action combinée de la morphine et du chloroforme. Cet animal étant couché sur le ventre et attaché sur une table par ses quatre pattes, j'ai dénudé la colonne vertébrale dans la région lombo-sacrée. Ayant coupé quatre lames vertébrales des deux côtés avec précaution, j'ai découvert la moelle sur une étendue d'environ 10 centimètes, ren respectant la dure-mère. Du côté gauche, j'ai réséqué la racine postérieure de la dernière paire lombaire et celles des deux premières paires sacrées sans toucher aux ganglions correspondants. Du côté droit, j'ai réséqué les mêmes racines avec leurs ganglions. Les deux membres postérieurs de l'animal étaient ainsi privés de la sensibilité, mais de plus du côté droit les ganglions étaient enlevés. De cette façon, si les ganglions avaient réellement une action trophique sur les tissus, il devait se produire des troubles de nutrition dans le membre postérieur droit.

Le chien guérit; il se fit même une réunion de la plaie par première intention. Je vous dirai, permettez-moi cette digression, que, dans les conditions où je me place, j'obtiens à peu près toujours ce résultat dans mes opérations. Ainsi, dans les nombreuses sections de nerfs que j'ai faites dans le but d'étudier leur dégénération et leur régénération, jamais il ne s'est produit de suppuration. Le procédé que j'employais était bien simple; il consistait à tremper dans l'alcool tous les instruments et à ne jamais mettre les doigts dans la plaie.

Dans l'expérience que j'ai faite sur le chien pour étudier le rôle trophique des ganglions spinaux, il n'est pas possible de suivre exactement ce procédé : il faut pratiquer une plaie profonde et étendue, et il est nécessaire de couper plusieurs os; l'opération est longue et laborieuse; il arrive beaucoup de sang; de plus, les lames vertébrales du chien étant très dures, pour les sectionner avec la pince-cisaille, il faut faire un certain effort; il se produit des esquilles; enfin, les tissus qui bordent la plaie sont altérés par le contact des mains et des instruments. Si on laissait les choses ainsi, en se contentant de recoudre la peau, il se produirait infailliblement une inflammation suppurative.

Voici comment je m'y prends pour l'éviter; l'opération terminée, j'enlève soigneusement toutes les esquilles et tous les débris qui se trouvent dans la plaie; je coupe avec les ciseaux, sans y porter les doigts, toutes les parties contusionnées ou lacérées des muscles et des ligaments, de manière à les bien aviver; je râcle les surfaces de section des os, ou je les coupe à nouveau pour les égaliser et enlever les saillies qui pourraient être souillées de matières étrangères; enfin, je lave toute la plaie à l'alcool et je recouds la peau avec des fils et une aiguille trempés auparavant dans l'alcool. L'animal est ensuite conservé au grand air, dans un milieu qui n'est pas infectieux, et on a soin de lui donner une bonne nourriture.

Vous savez que c'est grâce à une propreté extrême que les chirurgiens sont arrivés à réussir de grandes opérations, réputées jusque-là impossibles, comme par exemple l'ovariotomie; je suis persuadé que c'est également à ces soins minutieux que je dois d'avoir vu guérir, sans suppuration aucune, la plaie considérable que j'avais faite.

A la suite de l'opération, le chien a présenté quelques troubles du mouvement; ces troubles consécutifs à la perte de la sensibilité sont parfaitement connus; ils ont été bien étudiés par Claude Bernard.

L'animal est resté bien portant; je l'ai sacrifié onze mois après l'opération, pour examiner les nerfs et la moelle épinière, car j'avais fait cette expérience tout à la fois dans le but d'étudier l'action trophique des ganglions, et en vue d'une autre question dont je vous parlerai plus tard. En ce qui regarde l'action trophique, elle a été concluante, car, pendant tout le temps qu'il a vécu, ce chien n'a présenté aucun trouble de nutrition, aucune altération de la peau; elle était parfaitement saine, d'un côté aussi bien que de l'autre.

On peut donc affirmer que les ulcérations qui se montrent sur la patte du chien après la section du nerf sciatique ne tiennent pas à ce que les tissus sont soustraits à l'action trophique des ganglions spinaux. Ils ne sont pas non plus le résultat de la suppression de la sensibilité, puisque, dans l'expérience que je viens de rapporter, le chien avait les deux pattes postérieures absolument insensibles et que cependant elles ne se sont pas ulcérées.

Si la suppression de l'influence des ganglions spinaux et la perte de la sensibilité ne déterminent pas de troubles trophiques, il faut en conclure que, lorsque l'on coupe le nerf sciatique, on coupe autre chose que les filets sensitifs et moteurs qui viennent de la moelle épinière. Et, en effet, on sectionne en même temps les nerfs vaso-moteurs compris dans ce tronc nerveux et que lui ont apporté ses anastomoses avec le grand sympathique. Il est donc probable que c'est à des troubles vasculaires qu'est due, en partie du moins, l'inflammation qui survient dans la patte du chien après la section du nerf sciatique correspondant.

Il suit de là que ces lésions trophiques, que l'on a l'habitude de comparer à celles qui surviennent dans la cornée à la suite de la section de la cinquième paire, ne sauraient lui être assimilées en aucune façon. Il ne peut être question, en effet, d'admettre une influence quelconque des nerfs vaso-moteurs dans l'inflammation de la cornée, puisque cette membrane est dépourvue de vaisseaux.

La conclusion à tirer de ces expériences est celle-ci : les ganglions des nerfs cérébro-spinaux ne peuvent être considérés comme des centres trophiques ni pour la peau ni pour la cornée.

Pour terminer la relation des différentes expériences que j'ai faites sur les nerfs de la cornée, je dois vous donner encore quelques renseignements sur la régénération des branches nerveuses de l'épithélium antérieur.

Je vous ai dit, dans la dernière leçon, qu'après avoir été enlevé complètement par le râclage, cet épithélium se reproduit dans son type primitif, et qu'au bout de huit jours il ne contient pas encore de nerfs.

Cette expérience vous a prouvé que non seulement la conservation de l'épithélium antérieur, mais encore sa reconstitution suivant un p a n spécial jusqu'à un certain point à la cornée, peut se faire sans aucune participation des nerfs. Elle nous servira en même temps à étudier la régénération des nerfs dans l'épithélium.

Lorsque, huit jours après avoir complètement râclé l'épithélium antérieur de la cornée chez un lapin, on enlève cette membrane pour la traiter par le chlorure d'or et qu'on l'examine ensuite sur des coupes méridiennes, on reconnaît qu'elle ne présente encore ni plexus sous-épithélial ni plexus intra-épithélial. Les branches perforantes, qui sont conservées jusqu'à la lame basale antérieure, présentent quelques bourgeons arrondis qui s'élèvent très peu au-dessus de la limite du stroma de la cornée ou bien rampent à sa suface, mais s'arrêtent à une petite distance de leur origine, formant ainsi les premiers vestiges du nouveau plexus sous-épithélial et des nouveaux filets intra-épithéliaux (voy. fig. 53).

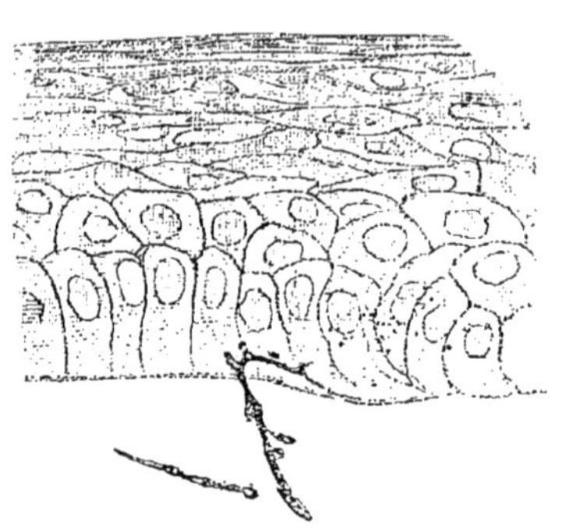

Fig. 53. — Cornée du lapin, huit jours après qu'on en a râclé l'épithélium antérieur. Coupe méridienne faite après l'action du chlorure d'or. L'épithélium antérieur s'est reproduit, une fibre perforante commence à bourgeonner dans son intérieur.

Ces nouveaux nerfs se développeront - ils de manière à reproduire le type normal des nerfs intra-épithéliaux, ou affecteront-ils une autre disposition? Pour le savoir, je devrai faire des expériences analogues à celles dont je viens de vous parler et les poursuivre pendant un temps plus long.

Cependant, je crois qu'en se fondant sur l'analogie de ce processus avec celui que l'on observe dans le bout central des nerfs sectionnés (1), on peut affirmer d'avance qu'il se reformera un plexus intra-épithélial et des branches terminales (2).

(1) Voy. *Leçons sur l'histologie du système nerveux*, t. II, p. 42 et suivantes.

(2) Après que ces leçons ont été faites, j'ai conservé plusieurs des animaux dont il y est question, entre autres un lapin auquel j'avais compic-

Cette question me conduit naturellement à celle du développement des nerfs de la cornée.

Pour étudier le développement des tissus, je crois qu'il est bon de choisir une méthode inverse de celle que l'on adopte généralement. On a l'habitude de les prendre à leur première origine et d'en suivre les

tement enlevé, par le râclage, l'épithélium antérieur de l'une des cornées. Je l'ai sacrifié quarante jours après cette opération et j'ai préparé ses deux cornées exactement de la même façon et en même temps (jus de citron pendant cinq minutes, chlorure d'or à 1 pour 100 pendant vingt-cinq minutes, réduction dans l'eau acétifiée, séjour dans l'alcool ordinaire, coupes méridiennes). L'épithélium antérieur de la cornée râclée s'était complètement reproduit; il était un peu plus épais qu'à l'état normal. Il renfermait de nombreuses fibrilles nerveuses qui, dans la plupart des régions, affectaient leur disposition caractéristique; dans d'autres, elles avaient des diamètres très inégaux et un trajet irrégulier et anormal. Enfin, dans quelques points la régénération des nerfs était encore rudimentaire, en ce sens qu'on y voyait des fibrilles nerveuses se terminer par des bourgeons situés à des hauteurs différentes du revêtement épithélial. Cette expérience vient donc confirmer l'hypothèse que j'avais émise sur le mode suivant lequel devait se produire la régénération des nerfs dans l'épithélium antérieur de la cornée.

Je dois ajouter encore qu'un autre lapin, celui chez lequel j'avais pratiqué, le 2 janvier 1879, la section intra-crânienne de la cinquième paire, qui avait présenté des troubles de la cornée et que j'avais guéri à deux reprises différentes, en lui cousant l'oreille au-devant de l'œil (voy. p. 421), a été sacrifié seulement le 19 avril 1880. A cette date, la cornée, toujours parfaitement transparente, était encore insensible.

La boîte crânienne ayant été ouverte avec soin, on examina le ganglion de Gasser du côté droit, c'est-à-dire du côté opéré. La section se trouvait indiquée par une ligne rosée transversale immédiatement en avant de la masse principale du ganglion, mais il était impossible de déterminer ses limites avec une grande exactitude. Les nerfs ophthalmique et maxillaire supérieur, dissociés après avoir été soumis à l'action de l'acide osmique, montraient des fibres nerveuses ayant tous les caractères des fibres régénérées, et l'on trouvait encore autour de quelques-unes d'entre elles, qui possédaient une gaîne médulaire bien franche, des granulations et des gouttes de myéline provenant des anciens tubes.

Les deux cornées furent préparées en même temps et exactement de la même façon par la méthode de l'or en suivant le procédé indiqué dans la relation de l'expérience précédente. Du côté gauche, la disposition des nerfs (il modifications successives; il vaut mieux, à mon avis, remonter le cours du développement, examiner d'abord les faits chez l'adulte, où les éléments ont une forme plus nette et plus stable, passer ensuite au jeune sujet, du jeune sujet au nouveau-né, et enfin à l'embryon. On a l'avantage ainsi de commencer par l'observation d'ob-

est presque inutile de le dire) était absolument normale. Du côté droit, je n'ai trouvé ni branches intra-épithéliales ni plexus sous-épithélial. Cependant les gros troncs nerveux étaient tous reconstitués à peu près dans leur forme normale, bien que composés de fibrilles plus minces et moins nettement dessinées. Après avoir pénétré dans la cornée, au niveau de la moitié de son épaisseur, ils se divisaient et se subdivisaient et finalement donnaient naissance à un nombre considérable de branches nerveuses, qui formaient, dans toute la région antérieure de la cornée, un plexus qui par son siège rappelait le plexus fondamental, mais n'en avait nullement la disposition. En effet, au lieu de ces mailles si régulières, de ces nœuds aplatis et si nets du plexus fondamental physiologique, il n'y avait qu'un enchevêtrement irrégulier de fibrilles nerveuses dont la plupart étaient extrêmement fines.

Le résultat de cette expérience est à coup sûr très extraordinaire :

La cornée du côté opéré était toujours complètement insensible, et cependant la régénération des nerfs paraissait être bien assez complète pour y ramener de la sensibilité, ce qui conduirait dès lors à cette conclusion qu'il peut y avoir des nerfs en relation avec les centres et auxquels cependant il n'y a pas lieu d'attribuer de rôle physiologique.

Remarquons, d'autre part, qu'en se reconstituant au sein de la cornée les fibres nerveuses présentent une disposition et un trajet bien différents de ceux qui existent à l'état normal. Il s'en suit que les fibres nouvelles peuvent se former suivant un plan entièrement nouveau et ne sauraient être considérées comme des fibres anciennes régénérées sur place.

Ce fait se comprend aisément si l'on admet que la régénération des nerfs sectionnés ne consiste pas dans une simple restauration des anciennes fibres, mais dans la production de fibres nouvelles procédant du bourgeonnement et de la végétation des tubes nerveux du segment central. En avançant vers la périphérie, ces fibres s'engagent dans les voies les plus favorables à leur croissance, et, si le trajet qu'elles y suivent est bien différent de celui que montrent les fibres nerveuses normales, cela tient à ce que ces dernières se sont développées pendant que la cornée était embryonnaire encore et présentait par conséquent des conditions tout à fait différentes de celles de la cornée adulte, aussi bien au point de vue de la perméabilité qu'à celui de la nutrition.

jets mieux définis, qu'il est ensuite plus facile de retrouver et de reconnaître dans la forme plus vague et plus incomplète qu'ils présentent au début. C'est la méthode que j'ai suivie pour étudier le développement des vaisseaux sanguins : Passant des réseaux vasculaires complets que l'on observe dans le grand épiploon du lapin, aux réseaux incomplètement formés qui se montrent chez le lapin très jeune, je suis arrivé aux réseaux vaso-formatifs isolés et aux cellules vaso-formatives contenant des globules sanguins dans leur intérieur.

La même méthode doit être appliquée à l'étude du développement des nerfs de la cornée. On sait que, parmi les mammifères, les uns naissent déjà bien développés et marchent immédiatement; d'autre, au contraire, sont encore, au moment de la naissance, dans un état presque embryonnaire. Parmi les premiers, je citerai le cochon d'Inde; parmi les seconds, le lapin et l'homme.

Chez le cochon d'Inde nouveau-né, les nerfs de la cornée affectent la disposition qu'ils ont chez l'adulte. Il n'en est pas de même chez l'homme et chez le lapin. J'ai disposé sous ces microscopes une coupe transversale de la cornée d'un lapin nouveau-né, et une coupe de la cornée d'un enfant nouveau-né (fig. 54). Vous remarquerez que le plexus sous-épithélial n'y existe pas encore, pas plus que les rameaux intra-épithéliaux. Dans le stroma de la membrane, vous apercevrez un certain nombre de branches perforantes; elles me paraissent toutefois moins nombreuses que chez l'adulte. Après avoir traversé la membrane basale antérieure, ces branches se terminent par des bourgeons; les uns rampent à la surface de la cornée, d'autres s'avancent un peu dans l'épithélium. Ils affectent une disposition semblable à celle des nerfs en voie de régénération que l'on observe chez le lapin adulte huit jours après que l'on a enlevé par le râclage l'épithélium antérieur de la cornée.

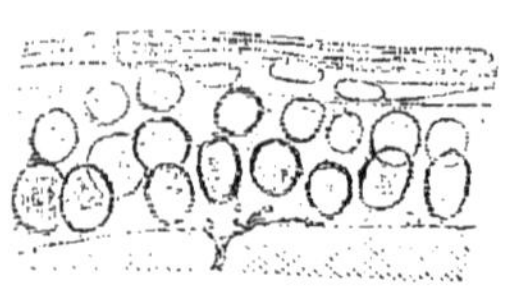

Fig. 54. — Cornée de l'enfant nouveau-né. Coupe perpendiculaire à la surface faite après l'action du chlorure d'or. On y voit une branche perforante se diviser dans l'épaisseur de la membrane basale antérieure, et former au-dessous de l'épithélium plusieurs bourgeons.

La croissance des nerfs à l'intérieur des couches épithéliales paraît se faire sans aucun plan déterminé. Les filets nerveux intra-épithéliaux semblent abandonnés absolument au hasard, et se dirigent à droite ou à gauche, suivant qu'ils trouvent à s'insinuer entre les cellules, absolument comme les racines d'une plante qui s'enfoncent dans le sol, pénétrant suivant la direction de la moindre résistance et contournant les obstacles qu'ils rencontrent sur leur chemin.

Si vous vous reportez aux théories sur le développement du système nerveux que je vous ai exposées au commencement de ces leçons, vous reconnaîtrez que les faits dont je viens de vous entretenir ne s'accordent pas du tout avec la théorie de l'étirement soutenue par Hensen, d'après laquelle le nerf serait un pont filamenteux conservé entre les deux parties d'une cellule, dont l'une serait restée dans les organes centraux, tandis que l'autre serait constamment demeurée à la périphérie.

L'autre théorie dont je vous ai parlé, celle du bourgeonnement des nerfs à partir des centres, s'y adapterait au contraire fort bien et paraît même en tirer une confirmation. Les nerfs croissant constamment du centre à la périphérie pénétreraient, grâce à cette végétation continue, dans les couches les plus antérieures de l'épithélium de la cornée et ne seraient arrêtés dans leur accroissement que par le manque d'un milieu propre à leur conservation.

Lorsque nous étudierons la peau, nous verrons si la disposition des rameaux nerveux périphériques y cadre également avec la théorie de la croissance des nerfs à partir des centres et si nous devons l'adopter de préférence aux autres hypothèses que l'on a faites sur le développement du système nerveux périphérique.

FIN DU TOME SECOND.

PARIS. — IMPRIMERIE ÉMILE MARTINET, RUE MIGNON, 2

LEÇONS SUR LES PHÉNOMÈNES DE LA VIE

COMMUNS AUX ANIMAUX ET AUX VÉGÉTAUX

COURS DU MUSÉUM D'HISTOIRE NATURELLE

Par Claude BERNARD

Membre de l'Institut de France (Académie des sciences),
Professeur de physiologie au Collège de France et au Muséum d'histoire naturelle.

Paris, 1878-1879, 2 vol. in-8, avec fig. interc. dans le texte et 4 pl. gravées. 15 fr.

Séparément : Tome II. 1879, 1 vol. in-8, de 550 p., avec 3 pl. et fig. 8 fr.

LEÇONS DE PHYSIOLOGIE OPÉRATOIRE

Par Claude BERNARD

Paris, 1879, vol. 1 in-8 de 640 pages, avec 116 figures. — 8 fr.

LA SCIENCE EXPÉRIMENTALE

Par Claude BERNARD

Progrès des sciences physiologiques. — Problèmes de la physiologie générale.
La vie, les théories anciennes et la science moderne.
La chaleur animale. — La sensibilité. — Le curare. — Le cœur — Le cerveau
Discours de réception à l'Académie française.
Discours d'ouverture de la séance publique annuelle des cinq Académies.

Deuxième édition.

Deuxième éditon, 1878, 1 vol. in-18 jésus de 449 pages, avec 24 fig. — 4 fr.

BERNARD (Claude). **Leçons de physiologie expérimentale** appliquée à la médecine, faites au Collège de France. Paris, 1855-1856, 2 vol. in-8, avec 100 fig. 14 fr.

— **Leçons sur les effets des substances toxiques et médicamenteuses.** Paris, 1857, 1 vol. in-8, avec 32 fig. 7 fr.

— **Leçons sur la physiologie et la pathologie du système nerveux.** Paris, 1858, 2 vol. in-8, avec 79 fig. 14 fr.

— **Leçons sur les propriétés physiologiques** et les altérations pathologiques des liquides de l'organisme. Paris, 1859, 2 vol. in-8, avec fig. 14 fr.

— **Introduction à l'étude de la médecine expérimentale.** Paris, 1865, in-8 de 400 pages, avec fig. 7 fr.

— **Leçons de pathologie expérimentale.** Paris, 1871, 1 vol. in-8 de 604 p. 7 fr.

— **Leçons sur les anesthésiques et sur l'asphyxie.** Paris, 1874, 1 vol. in-8 de 529 pages, avec fig. 7 fr.

— **Leçons sur la chaleur animale**, sur les effets de la chaleur et sur la fièvre. Paris, 1876, 1 vol. in-8 de 471 pages, avec fig. 7 fr.

— **Leçons sur le diabète et la glycogenèse animale.** Paris, 1877, 1 vol. in-8 de 576 pages. 7 fr.

Claude Bernard et ses œuvres. Notices par Ernest RENAN, Paul BERT et Armand MOREAU. — *Table alphabétique et analytique des œuvres complètes* (18 vol.), par le docteur ROGER de la Coudraie. Bibliographie par Malloisel, 1881, 1 vol. in-8 de 400 p.

— **Précis iconographique de médecine opératoire et d'anatomie chirurgicale.** *Nouveau tirage.* Paris, 1873, 1 vol. in-18 jésus, 495 pages, avec 113 planches, figures noires. Cartonné. 24 fr.

— Le même, figures coloriées. Cartonné. 48 fr.

BEAUNIS. **Claude Bernard.** Paris, 1878, in-8. 1 fr.

FERRAND. **Cl. Bernard et la science contemporaine.** Paris, 1879, in-8. 1 fr.

ENVOI FRANCO CONTRE UN MANDAT SUR LA POSTE.

DE LA LIBRAIRIE J.-B. BAILLIÈRE ET FILS
19, rue Hautefeuille, près le boulevard Saint-Germain, à Paris.

BIBLIOTHÈQUE MÉDICALE

COLLECTION D'OUVRAGES POUR LA PRÉPARATION AUX EXAMENS DU GRADE DE DOCTEUR ET D'OFFICIER DE SANTÉ AUX CONCOURS DE L'EXTERNAT ET DE L'INTERNAT

Dictionnaire de médecine, de chirurgie, de pharmacie, de l'art vétérinaire et des sciences qui s'y rapportent. 14e *édition*, par E. LITTRÉ et Ch. ROBIN. 1 beau vol. gr. in-8 de 1800 pages à 2 colonnes, avec 550 figures............ 20 fr.

1er Examen. — Physique, Chimie et Histoire naturelle médicales.

BUIGNET. Manipulations de physique. 1 vol. in-8, cart. 16 fr.
CAUVET. Histoire naturelle. 2 vol. in-18 jésus. 12 fr.
ENGEL. Chimie médicale. 1 vol. in-18. 8 fr.
GUIBOURT et PLANCHON. Drogues. 4 vol. in-8. 36 fr.
WUNDT et MONOYER. Physique médicale. In-8. 12 fr.

2e Examen. — Anatomie, Histologie, Physiologie.

ANGER. Anatomie chirurgicale. 1 vol. in-8 et atlas. 40 fr.
BEAUNIS. Physiologie. 2 v. in-8, cart. 25 f.
BEAUNIS et BOUCHARD. Anatomie descriptive et embryologie. 1 vol. in-8. 20 fr.
— Anatomie et dissection. In-8. 4 fr. 50
CUYER et KUHFF. Le Corps humain. 2 vol. in-8, avec 27 pl. 75 fr.
DUVAL. Technique. 1 vol. in-18. 4 fr.
FAU. Anatomie artistique. In-8, fig. noires, 4 fr., fig. col. 10 fr.
KUSS et DUVAL. Physiologie In-18. 8 fr.
MOREL et VILLEMIN. Histologie humaine. In-8 et atlas. 16 fr.
ROBIN. Histologie. 1 vol. in-8. 6 fr.
— Microscope, 2e édit. In-8. 20 fr.

3e Examen. — Pathologie externe, Accouchements, Médecine opératoire. Pathologie interne, pathologie générale.

BERNARD et HUETTE. Médecine opératoire. In-18, fig. noires, 24 fr., fig. col. 48 fr.
ARNOULD. Hygiène. 1 vol. gr. in-8.
BOUCHUT. Pathologie générale. In-8. 20 f.
CHAILLY. Accouchements. 1 v. in-8. 10 fr.
CHAUVEL. Opérations. In-18 jésus. 6 fr.
CHRÉTIEN, Nouveaux élémeets de médecine opératoire. 1 vol in-18.
CORLIEU. Aide-mémoire de médecine et de chirurgie. 1 vol. in-18, cart. 6 fr.
DAREMBERG. Histoire des sciences médicales, 2 vol. in-8. 20 fr.
GOFFRES. Bandages. 1 vol. in-18, figures noires 18 fr., fig. col., cart. 36 fr.
GUYON. Chirurgie clinique. In-8. 12 fr.
LAVERAN et TEISSIER. Pathologie et clinique médicales. 2 vol. in-8. 18 fr.
NÆGELÉ. Accouchements. 1 v. in-8. 12 fr.
PÉNARD. Guide de l'accoucheur. In-18. 5 fr.
RACLE, FERNET et STRAUS. Diagnostic médical. 1 vol. in-18. cart. 8 fr.
VALLEIX et LORAIN. Guide du médecin praticien. 5 vol. in-8. 50 fr.
VIDAL (de Cassis). Pathologie externe. 5 vol. in-8. 40 fr.
WOILLEZ. Diagnostic. 1 vol. in-8. 16 fr.

4e Examen. — Hygiène, Médecine légale, Thérapeutique. Matière médical.— Pharmacologie.

ANDOUARD. Pharmacie. 1 vol. in-8. 14 fr.
BRIAND et CHAUDÉ Médecine légale. 2 vol. in-8. 24 fr.
CODEX medicamentarius. 1 v. in-8. 9 fr. 50
FERRAND. Aide-mémoire de pharmacie. 1 vol. in-18, cart. 6 fr.
FERRAND (A.). Thérapeutique. In-18. 8 fr.
FONSSAGRIVES. Thérapeutique. In-8. 7 fr.
GALLOIS. 1200 formules. In-18, cart. 3 fr.
GUBLER. Commentaires thérapeutiques du Codex. 1 vol. in-8, cart. 15 fr.
GUBLER. Cours de thérapeutique. 1 vol. in-8. 9 fr.
HÉRAUD. Plantes médicinales. In-18. 6 fr.
HOFMANN. Médecine légale. In-8. 14 fr.
JEANNEL. Formulaire. 1 vol. in-18. 6 fr.
LÉVY (Michel). Hygiène. 2 v. in-8. 20 fr.
NOTHNAGEL et ROSSBACH. Matière médicale et thérapeutique. 1 vol. in-8. 14 fr.
SOUBEIRAN. Falsifications. 1 vol. in-8, cartonné. 14 fr.

5e Examen. — Clinique externe et obstétricale, Clinique interne, Anatomie pathologique.

CHURCHILL et LEBLOND. Maladies des femmes. 1 vol. in-8. 18 fr.
CRUVEILHIER. Anatomie pathologique. 5 vol. in-8. 35 fr.
DESPRÉS. Chirurgie journalière. In-8. 12 f.
GALLARD. Clinique médicale de la Pitié. 1 vol. in-8. 10 fr.
GILLETTE. Chirurgie journalière des hôpitaux de Paris. 1 vol. in-8, cart. 12 fr.
GOSSELIN. Clinique chirurgicale de la Charité. 3 vol. in-8. 36 fr.
LABOULBÈNE. Anatomie pathologique. 1 vol. in-8, cart. 20 fr.
RINDFLEISCH. Histologie pathologique. 1 vol. in-8. 14 fr.
SIMPSON. Clinique obstétricale et gynécologique. 1 vol. in-8. 12 fr.
TROUSSEAU. Clinique médicale de l'Hôtel-Dieu. 3 vol. in-8. 32 fr.

CLINIQUE MÉDICALE
DE L'HOTEL-DIEU DE PARIS
Par A. TROUSSEAU

PROFESSEUR DE CLINIQUE MÉDICALE DE LA FACULTÉ DE MÉDECINE DE PARIS
Médecin de l'Hôtel-Dieu, membre de l'Académie de médecine.

Cinquième édition

PUBLIÉE PAR LES SOINS DE M. MICHEL PETER
Professeur à la Faculté de médecine, médecin de l'hôpital de la Pitié.

1877. 3 vol. grand in-8 avec portrait de M. TROUSSEAU. — Prix : 32 fr.

CLINIQUE MÉDICALE
DE L'HOPITAL DE LA PITIÉ
Par le docteur T. GALLARD
Médecin de la Pitié

1877. 1 vol. in-8 de 635 pages, avec 25 figures. — 10 fr.

CLINIQUE MÉDICALE DE L'HOTEL-DIEU DE ROUEN
Par le docteur E. LEUDET
Médecin en chef de l'Hôtel-Dieu de Rouen, membre de l'Académie de médecine de Paris, etc.

1874. 1 vol. in-8 de 606 pages. — 8 fr.

GUIDE DU MÉDECIN PRATICIEN
RÉSUMÉ GÉNÉRAL DE PATHOLOGIE INTERNE ET DE THÉRAPEUTIQUE APPLIQUÉE

Par F.-L.-I. VALLEIX
Médecin de l'hôpital de la Pitié.

CINQUIÈME ÉDITION
ENTIÈREMENT REFONDUE ET CONTENANT L'EXPOSÉ DES TRAVAUX LES PLUS RÉCENTS

Par le Dr P. LORAIN
Professeur à la Faculté de médecine, médecin de l'hôpital de la Pitié.

Avec le concours de médecins civils et de médecins appartenant à l'armée et à la marine.

5 VOL. IN-8° DE 950 PAGES CHACUN, AVEC FIGURES. — PRIX : 50 FRANCS.

ÉTUDES DE MÉDECINE CLINIQUE
FAITES AVEC L'AIDE DE LA MÉTHODE GRAPHIQUE ET DES APPAREILS ENREGISTREURS

DE LA TEMPÉRATURE DU CORPS HUMAIN
ET DE SES VARIATIONS DANS LES DIVERSES MALADIES

Par P. LORAIN
Professeur agrégé à la Faculté de médecine, médecin à l'hôpital Saint-Antoine.

Publication faite par les soins du docteur P. BROUARDEL

1877, 2 vol. in-8, avec portrait et planches graphiques........ 30 fr.

DU MÊME AUTEUR :

Le Choléra observé à l'hôpital Saint-Antoine. 1868, 1 volume gr. in-8, 221 pages, avec planches graphiques coloriées. 7 fr.

Le Pouls, ses variations et ses formes diverses dans les maladies. 1870, 1 vol. in-8 de XII-372 pages, avec 488 planches graphiques. 10 fr.

Ouvrages couronnés par l'Institut (Académie des sciences).

De l'albuminurie. Paris, 1860, in-8. 2 fr. 50

LA VIE
ÉTUDES ET PROBLÈMES DE BIOLOGIE GÉNÉRALE

Par E. CHAUFFARD
Inspecteur général de l'enseignement supérieur
Professeur à la Faculté de médecine de Paris.

1878. 1 vol. gr. in-8 de 525 pages.............. 7 fr. 50

ENVOI FRANCO CONTRE UN MANDAT SUR LA POSTE

PARIS. — IMPRIMERIE ÉMILE MARTINET, RUE MIGNON, 2.

DUCHENNE [de Boulogne] (G.-B.). **Du pied plat valgus** par paralysie du long péronier latéral, et du pied creux valgus par contracture du long péronier latéral. Paris, 1860, in-4, 42 pages. 2 fr.

— **Contributions à l'étude du système nerveux** et du système musculaire, au point de vue physiologique et pathologique. Paris. 1 vol. in-8, cartonné. 6 fr.

— **De la paralysie musculaire** pseudo-hypertrophique ou paralysie myo-sclérotique. Paris, 1868. 1 vol. in-8 cartonné. 4 fr.

BIMAR (A.). **Structure des ganglions nerveux.** Anatomie et physiologie. Paris, 1878, in-8, 68 pages. 2 fr.

BIOT (C.). **Étude clinique et expérimentale sur la respiration de Cheyne-Stokes.** Paris, 1878, gr. in-8 de 96 pages. 3 fr.

— **Contribution à l'étude du phénomène respiratoire de Cheyne-Stokes.** Grand in-8, 23 pages. 1 fr.

BYASSON (Henri). **Des matières amylacées et sucrées**, leur rôle dans l'économie. Paris, 1873, gr. in-8 de 112 pages. 2 fr. 50

CADIAT (O.). **Cristallin**, anatomie et développement, usages et régénération. Paris, 1876, in-8 de 80 pages, avec 2 planches. 2 fr. 50

— **Étude sur l'anatomie normale et les tumeurs du sein** chez la femme. Paris, 1876, in-8 de 60 pages, avec 3 pl. et 20 fig. lithog. 2 fr. 50

CUFFER. **Recherches cliniques et expérimentales sur les altérations du sang** dans l'urémie, et sur la pathogénie des accidents urémiques. De la respiration de Cheyne-Stokes dans l'urémie. Paris, 1878, gr. in-8, 80 pages. 2 fr.

DALTON. **Physiologie et hygiène des écoles**, des collèges et des familles, par J. C. DALTON, professeur au Collège des médecins et des chirurgiens de New-York. Paris, 1870, 1 vol. in-18 jésus de 536 pages, avec 68 fig. 4 fr.

DONNÉ (A.). **Cours de microscopie** complémentaire des études médicales, anatomie microscopique et physiologique des fluides de l'économie. In-8 de 550 p. 7 fr. 50

DONNÉ (A.) et FOUCAULT (L.). **Atlas du cours de microscopie**, exécuté d'après nature au microscope daguerréotype, par le docteur A. DONNÉ et L. FOUCAULT. 1 vol. in-folio de 20 planches gravées, avec un texte descriptif. 50 fr.

DUCLOS (F.). **La Vie. Qu'es-tu? D'où viens-tu? Où vas-tu?** In-12 de 204 p. [illegible] fr.

DURAND (A. P.). **Étude anatomique sur le segment cellulaire contractile** et le tissu connectif du muscle cardiaque. Paris, 1879, grand in-8, 115 pages, avec 3 planches. 3 fr. [illegible]0

DUTROCHET. **Mémoires pour servir à l'histoire anatomique et physiologique des végétaux et des animaux.** Paris, 1837, 2 vol. in-8, avec atlas de 30 planches. 6 fr.

FAU (J.). **Anatomie artistique élémentaire**, à l'usage des écoles de dessin, des collèges, des pensions, etc. Sixième édition. Paris, 1880, 1 vol. in-8, avec 17 planches gravées, fig. noires. 4 fr.

— Le même, figures coloriées. 10 fr.

FLOURENS (P.). **Recherches expérimentales sur les fonctions et les propriétés du système nerveux** dans les animaux vertébrés. 2e édition. Paris, 1841, in-8. 3 fr.

— **Cours de physiologie comparée.** De l'ontologie ou étude des êtres. Paris, 1856, in-8. 1 fr. 50

— **Mémoires d'anatomie et de physiologie comparées**, contenant des recherches sur : 1° les lois de la symétrie dans le Règne animal; 2° le mécanisme de la rumination; 3° le mécanisme de la respiration des Poissons; 4° les rapports des extrémités antérieures et postérieures dans l'Homme, les Quadrupèdes et les Oiseaux. Paris, 1844, gr. in-4 avec 8 planches coloriées. 9 fr.

— **Théorie expérimentale de la formation des os.** Paris, 1847, in-8, avec 7 planches n. et col. 3 fr. 50

— **Anatomie générale de la peau et des membranes muqueuses.** 1843, in-4, 104 pages, avec 6 planches coloriées. 6 fr.

— **Recherches sur le développement des os et des dents.** 1841, in-4, 146 p., avec 12 pl. col. 10 fr.

GIBOUX. **Le microphone** et ses applications en médecine. Paris, 1878, in-8, 48 pages, avec fig. intercalées dans le texte. 3 fr.

HANNOVER (A.). **La Rétine de l'homme et des vertébrés**, mémoire histologique et physiologique. 1876, in-4, 214 pages avec 6 pl. gravées. 25 fr.

HUXLEY (Th.). **Éléments d'anatomie comparée des animaux vertébrés**, traduit de l'anglais, revu par l'auteur et précédé d'une préface par Ch. ROBIN. Paris, 1875, 1 vol. in-18 jésus de VIII-530 pages, avec 122 figures. 6 fr.

— **Les sciences naturelles et les problèmes qu'elles font surgir** (*Lay Sermons*), édition française publiée avec le concours de l'auteur et accompagnée d'une préface nouvelle. Paris, 1877. 1 vol. in-18 jésus de 500 pages. 4 fr.

KUSS et DUVAL (Mathias). **Cours de physiologie**, d'après l'enseignement du professeur Kuss. Quatrième édition, complétée par l'exposé des travaux les plus récents. Paris, 1880. 1 vol. in-18 de VIII-758 pages, avec 152 fig. Cart. 8 fr.

LANNEGRACE (Paul). **Terminaisons nerveuses dans les muscles de la langue** et dans sa membrane muqueuse. Paris, 1878, in-8, 88 pages. 2 fr. 50

LEBLOIS (P.). **La vie et le moi.** Paris, 1878, in-18, 72 pages. 2 fr.

— **Études psychologiques.** Paris, 1880. In-8, 71 pages. 1 fr.

LEGROS. **Des nerfs vaso-moteurs.** Paris, 1873. 1 vol. in-8 de 112 pages. 2 fr. 50

MANDL (L.). **Anatomie microscopique**, par le docteur L. MANDL. Ouvrage complet, Paris, 1838-1857, 2 volumes in-folio avec 92 planches. 200 fr.

Le tome Ier, comprenant l'HISTOLOGIE, est divisé en deux séries : *Tissus et organes, Liquides organiques*, est complet en 26 livraisons, avec 52 planches.

Le tome II, comprenant l'HISTOGENÈSE, ou Recherches sur le développement, l'accroissement et la reproduction des éléments microscopiques, des tissus et des liquides organiques dans l'œuf, l'embryon et les animaux adultes, est complet en 20 livraisons, avec 40 planches.

Séparément les livraisons 10 à 26 du tome Ier.

Prix de chaque livraison, composée de 5 feuilles de texte et 2 planches. Prix de la livraison. 5 fr.

MEYER (P.). **Études histologiques** sur le labyrinthe membraneux et plus spécialement sur le limaçon. 1876, 192 p., avec 5 planches coloriées. 10 fr.

MOITESSIER (A.). **La photographie appliquée aux recherches micrographiques.** Paris, 1867, 1 vol. in-18 jésus, 340 pages, avec 30 figures et 3 planches photographiées. 7 fr.

ULLER. **Manuel de physiologie**, par J. MULLER, traduit de l'allemand par A. J. L. JOURDAN, 1e édition, par E. LITTRÉ, avec 320 fig., et de 4 pl. 2 vol. gr. in-8. 20 fr.

PATRIGEON (G.). **Recherches sur le nombre des globules rouges et blancs du sang à l'état physiologique** (chez l'adulte) et dans un certain nombre de maladies chroniques. In-8 de 100 pages, avec 20 pl. de tracés. 4 fr.

PLANTEAU. **Spermatogenèse et fécondation.** Paris, 1880, in-8 avec 2 pl. 3 fr.

POINCARÉ. **Le système nerveux** au point de vue normal et pathologique. Leçons de physiologie professées à Nancy. 2e édit. Paris, 1877, 3 vol. in-8 avec fig. 18 fr.

POUCHET (F. A.). **Théorie de l'évolution spontanée** et de la fécondation dans l'espèce humaine et les mammifères, basée sur l'observation de toute la série animale, par F. A. POUCHET, professeur au Museum d'histoire naturelle de Rouen. Paris, 1847. 1 vol. in-8, 600 pages avec Atlas in-4 de 20 planches coloriées. 36 fr.

REYNIER. **Les nerfs du cœur.** Paris, 1880, 1 vol. in-8. 4 fr.

SCHIFF. **De l'inflammation et de la circulation**, par le professeur M. SCHIFF, traduction de l'italien par le docteur R. GUICHARD DE CHOISITY, médecin adjoint des hôpitaux de Marseille. Paris, 1873, in-8 de 96 pages. 3 fr.

— **La pupille considérée comme esthésiomètre**, traduit de l'italien, par le docteur R. GUICHARD DE CHOISITY. Paris, 1875, in-8 de 34 pages. 1 fr. 25

SCHWARTZ (Ch. Ed.). **Recherches anatomiques et cliniques sur les gaîne, synoviales** de la face palmaire de la main. Paris, 1878, gr. in-8 de 110 pages. avec 3 planches. 3 fr. 50

SERRES (E.). **Anatomie comparée transcendante, principes d'embryogénie**, de zoogénie et de tératogénie. Paris, 1859, 1 vol. in-4 de 942 p., avec 26 pl. 16 fr.

TRUMET DE FONTARCE. **Pathologie clinique du grand sympathique.** Étude basée sur l'anatomie et la physcologie. Paris, 1880, 1 vol. in-8 de 375 pages, avec planches. 7 fr.

ZIÉGLER (Martin). **Atonicité et Zoïcité**, applications physiques, physiologiques et médicales. Paris, 1874, in-12, 182 pages. 3 fr. 50

— **Lutte pour l'existence** entre l'organisme animal et les algues microscopiques. Paris, 1878, in-8, 81 pages. 2 fr. 50

NOUVEAUX ÉLÉMENTS
D'ANATOMIE PATHOLOGIQUE
DESCRIPTIVE ET HISTOLOGIQUE

Par A. LABOULBÈNE

Professeur à la Faculté de médecine, médecin de la Charité

1 vol. in-8 de 1078 pages, avec 208 figures. Cartonné. — 20 fr.

Les acquisitions nouvelles de la science sur l'anatomie pathologique sont si nombreuses, si importantes, qu'on pouvait à bon droit réclamer l'apparition d'un ouvrage qui, s'appuyant sur les recherches des auteurs, se recommanderait de lui-même par la grande autorité de celui qui l'a ècrit. M. Laboulbène vient de combler heureusement cette lacune : adonné depuis de longues années à l'étude de l'anatomie pathologique, mieux que tout autre il devait fixer la science à ce sujet.

M. Laboulbène suit un ordre naturel en traitant les divers appareils les uns après les autres.

Donc, ce livre s'adresse à tous, aux praticiens comme aux savants; les uns et les autres trouveront l'anatomie pathologique exposée avec méthode, clarté, précision, sans partie pris; se défiant des néologismes, dont on abuse tant dans certains livres, des opinions préconçues qui font reculer la science au lieu de la faire marcher en avant, il aime mieux employer des expressions qui, outre leur grand mérite d'être compréhensibles, ne préjugent pas au moins sur la nature des choses.

Ce livre d'anatomie pathologique, signé du nom d'un maître aimé et estimé, fait le plus grand honneur à la médecine française; il est l'exposé clair, net et précis des connaissances acquises; il montre le chemin parcouru et celui qui est encore à parcourir; il indique donc les lacunes à combler, et sera aussi d'un grand secours pour les travailleurs; mais il ne s'adresse pas moins aux praticiens qui s'intéressent toujours à leur science et qui sont attentifs à ses nombreux progrès.

La lésion, dit l'auteur, est parfois difficile ou impossible à saisir; mais, dans la plupart des maladies *sine matéria*, dont on n'a pas encore trouvé la cause matérielle, il est permis de penser que l'avenir le montrera. Nous ne partagerions pas ces espérances que le livre seul de M. Laboulbène, qui marque un grand progrès dans l'histoire de l'anatomie pathologique, nous les inspirerait très certainement.

HENRI HUCHARD.

(*Union médicale.*)

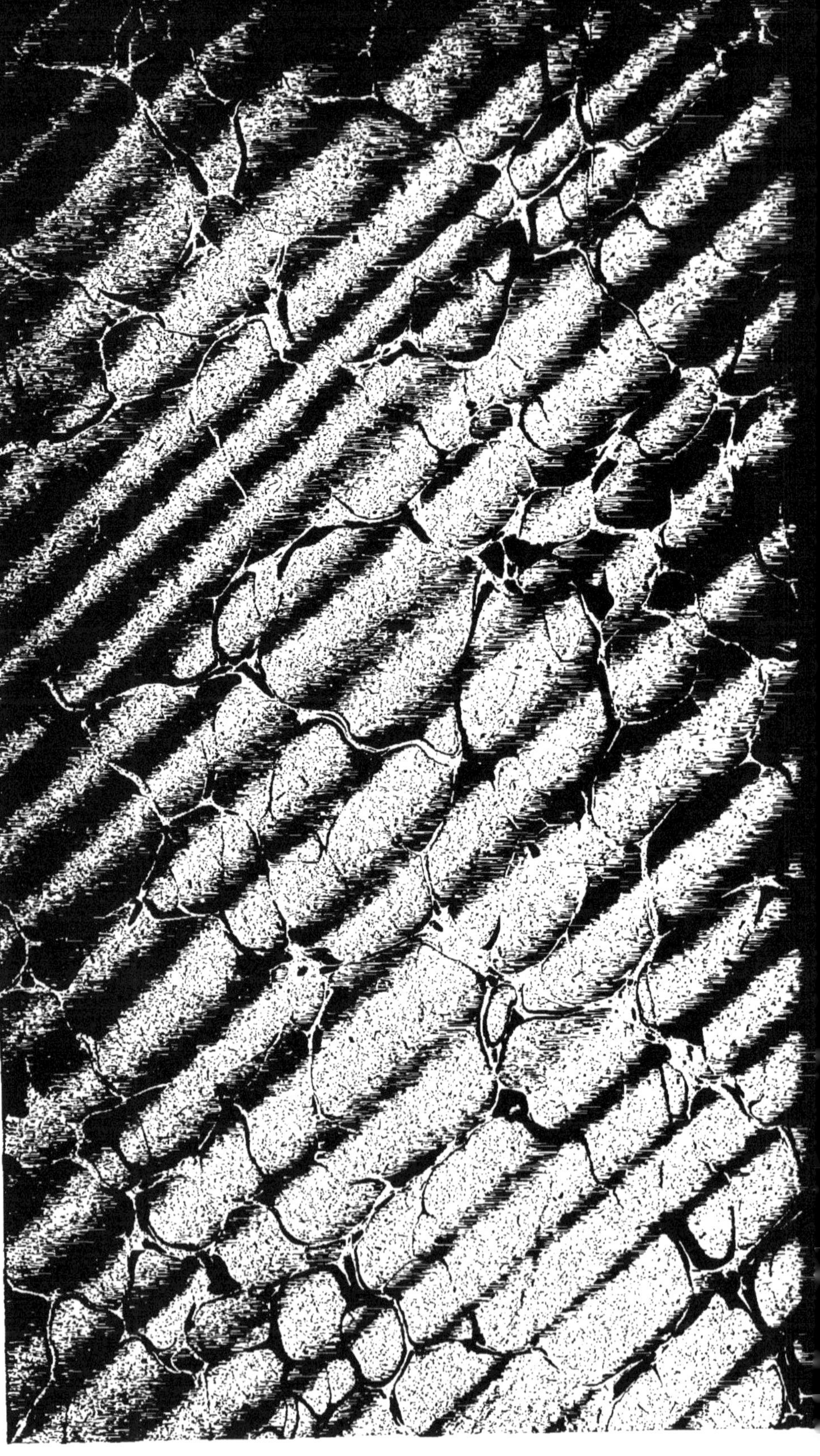

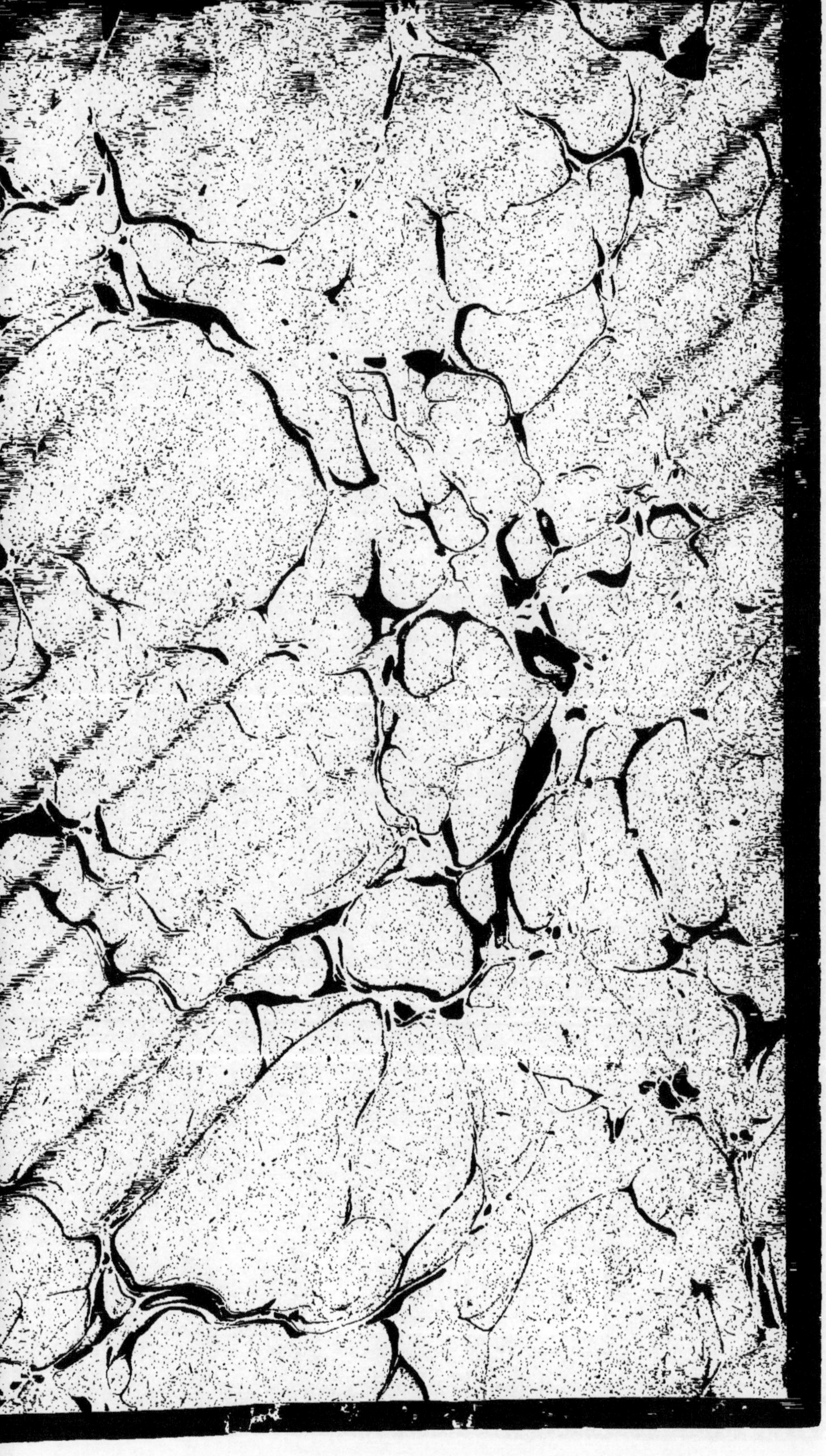

www.ingramcontent.com/pod-product-compliance
Ingram Content Group UK Ltd.
Pitfield, Milton Keynes, MK11 3LW, UK
UKHW020311200726
13857UKWH00001B/148

9 782011 774194